Behandlung psychogener nicht epileptischer Anfälle

Behandlung psychogener nicht epileptischer Anfälle

Philine Senf-Beckenbach, Janine Devine, Matthias Hoheisel

Programmbereich Psychiatrie

Philine Senf-Beckenbach
Janine Devine
Matthias Hoheisel

Behandlung psychogener nicht epileptischer Anfälle

Psychoedukation und Körperwahrnehmung bei Dissoziation (KÖRDIS)

hogrefe

Dr. Philine Senf-Beckenbach
Medizinische Klinik mit Schwerpunkt Psychosomatik
Charité Universitätsmedizin Berlin
Charitéplatz 1, 10117 Berlin
Deutschland
E-Mail: philine.senf@charite.de

Dr. Janine Devine
Medizinische Klinik mit Schwerpunkt Psychosomatik
Charité Universitätsmedizin Berlin
Charitéplatz 1, 10117 Berlin
Deutschland
E-Mail: janine.devine@web.de

Dr. Matthias Hoheisel
Ambulanz für funktionelle neurologische Störungen
Institut für psychogene Erkrankungen
Centrum für Gesundheit – AOK Nordost
Müllerstrasse 143, 13353 Berlin
Deutschland
E-Mail: matthias.hoheisel@email.de

Bibliografische Information der Deutschen Nationalbibliothek
Die Deutsche Nationalbibliothek verzeichnet diese Publikation in der Deutschen Nationalbibliografie; detaillierte bibliografische Daten sind im Internet über http://www.dnb.de abrufbar.

Anregungen und Zuschriften bitte an:
Hogrefe AG
Lektorat Medizin/Psychiatrie
Länggass-Strasse 76
3012 Bern
Schweiz
Tel. +41 31 300 45 00
info@hogrefe.ch
www.hogrefe.ch

Lektorat: Susanne Ristea
Bearbeitung: Dr. Antje Merz-Schönpflug, Eitelborn
Herstellung: René Tschirren
Illustrationen Innenteil: Malte Euler, Berlin
Umschlagabbildung: Getty Images/Image Source
Umschlag: Claude Borer, Riehen
Satz: punktgenau GmbH, Bühl
Druck und buchbinderische Verarbeitung: Finidr s.r.o., Český Těšín
Printed in Czech Republic

1. Auflage 2020

(E-Book-ISBN_PDF 978-3-456-96040-1)
(E-Book-ISBN_EPUB 978-3-456-76040-7)
ISBN 978-3-456- 86040-4
http://doi.org/10.1024/86040-000

Inhaltsverzeichnis

Vorwort 9

Die 4 Modul-Icons 11

Audio-Links und Vorlagen zum Ausdrucken 13

1 Psychogene nicht epileptische Anfälle – Einführung ins Thema 15
1.1 Definition 15
1.2 Epidemiologie und Prognose 16
1.3 Historisches 16
1.4 Aktuelle Therapieansätze 18

2 Zur Entwicklung und Validierung dieses Manuals (KÖRDIS) 21

3 PNES in der Neurologie: Relevantes für die Praxis 23
3.1 PNES im klinisch-neurologischen Alltag 23
3.2 Kommunikation mit an PNES Erkrankten: eine Herausforderung 24
3.2.1 Punkte A und B: Unwillkürliche Entstehung der Symptome 25
3.2.2 Punkte C, D und E: Stigma „psychisch" 26
3.3 Leitlinien zur Behandlung von PNES 28
3.3.1 Phase 1: Initiale Grundversorgung von PNES 29
3.4 KÖRDIS: zwischen erweiterter Grundversorgung und multimodaler Psychotherapie 34

4 Ziele und Inhalte des vorliegenden Programms 37
4.1 Ziele 37
4.2 Struktur des Programms 38

4.3 Kompetenzen der Behandler 38
4.4 Wichtige Hinweise für die Behandler 38
4.4.1 Notwendige Materialien 38
4.4.2 Therapeutische Arbeit 39
4.4.3 Gruppenregeln 40
4.4.4 Umgang mit Anfällen und Dissoziationen während der Gruppensitzung 41
4.4.5 Umgang mit Problemfällen 45

5 Die Module des Programms (KÖRDIS) 47
5.1 Übersicht über die Module 47
5.1.1 Modul Erklärungsmodelle 47
5.1.2 Modul Anfallsregulation 47
5.1.3 Modul Emotion und Kognition 48
5.1.4 Modul Körperwahrnehmung 48
5.2 Modul Erklärungsmodelle 50
5.2.1 Ziel 1: Dissoziationsbegriff verstehen und definieren 50
5.2.2 Ziel 2: Kenntnis des Vulnerabilitäts-Stress-Modells und individualisierte Anwendung 54
5.2.3 Ziel 3: Selbstfürsorge 57
5.2.4 Ziel 4: Stigma 58
5.3 Modul Anfallsregulation 64
5.3.1 Ziel 1: Motivationsförderung 64
5.3.2 Ziel 2: Verständnis des Konzeptes der Trigger 65
5.3.3 Ziel 3: Konzept Spannungskurve und Frühwarnzeichen 67
5.3.4 Ziel 4: Verständnis der multikausalen akuten Anfallsentstehung 68
5.3.5 Ziel 5: Konzept Skills und Erprobung ihres Einsatzes 69
5.4 Modul Emotion und Kognition 72
5.4.1 Ziel 1: Vermittlung eines einfachen Emotionskonzeptes 72
5.4.2 Ziel 2: Wahrnehmung negativer und positiver Kognitionen 78
5.4.3 Ziel 3: Motivationsförderung für individuelle Psychotherapie 82
5.5 Modul Körperwahrnehmung 85
5.5.1 Einführung 85
5.5.2 Allgemeine Hinweise zur Anleitung der Angebote 86
5.5.3 Ziel 1: Wahrnehmungsförderung 87
5.5.4 Ziel 2: Affektregulation 89
5.5.5 Ziel 3: Affekt-motorische Schemata 90
5.5.6 Ziel 4: Modifikationen 92

Handbuch Sitzungen . . . 95

6 Ablauf der Gruppensitzungen . . . 97
6.1 Sitzung 1 . . . 99
6.1.1 Einführung . . . 99
6.1.2 Hauptteil: Theorie . . . 100
6.1.3 Hauptteil: Körperorientierte Angebote . . . 103
6.1.4 Abschluss . . . 108
6.2 Sitzung 2 . . . 109
6.2.1 Einführung . . . 109
6.2.2 Hauptteil: Körperorientierte Angebote . . . 111
6.2.3 Hauptteil: Theorie . . . 113
6.2.4 Abschluss . . . 115
6.3 Sitzung 3 . . . 116
6.3.1 Einführung . . . 116
6.3.2 Hauptteil: Körperorientierte Angebote . . . 117
6.3.3 Hauptteil: Theorie . . . 120
6.3.4 Abschluss . . . 124
6.4 Sitzung 4 . . . 125
6.4.1 Einführung . . . 125
6.4.2 Hauptteil: Körperorientierte Angebote . . . 126
6.4.3 Hauptteil: Theorie . . . 128
6.4.4 Abschluss . . . 131
6.5 Sitzung 5 . . . 132
6.5.1 Einführung . . . 132
6.5.2 Hauptteil: Körperorientierte Angebote . . . 133
6.5.3 Hauptteil: Theorie . . . 138
6.5.4 Abschluss . . . 139
6.6 Sitzung 6 . . . 140
6.6.1 Einführung . . . 140
6.6.2 Hauptteil: Körperorientierte Angebote . . . 141
6.6.3 Hauptteil: Theorie . . . 144
6.6.4 Abschluss . . . 145
6.7 Sitzung 7 . . . 147
6.7.1 Einführung . . . 147
6.7.2 Hauptteil: Körperorientierte Angebote . . . 148
6.7.3 Hauptteil: Theorie . . . 151
6.7.4 Abschluss . . . 152
6.8 Sitzung 8 . . . 153
6.8.1 Einführung . . . 153
6.8.2 Hauptteil: Körperorientierte Angebote . . . 154
6.8.3 Hauptteil: Theorie . . . 157
6.8.4 Abschluss . . . 159

6.9 Sitzung 9 160
6.9.1 Einführung 160
6.9.2 Hauptteil: Körperorientierte Angebote 161
6.9.3 Hauptteil: Theorie 162
6.9.4 Abschluss 164
6.10 Sitzung 10 165
6.10.1 Einführung 165
6.10.2 Hauptteil: Körperorientierte Angebote 166
6.10.3 Hauptteil: Theorie 167
6.10.4 Abschluss 168

Literaturverzeichnis 169

Sachwortverzeichnis 175

Vorwort

Die Diagnose psychogener nicht epileptischer Anfälle (psychogenic non-epileptic seizures = PNES), oft auch als dissoziative Anfälle bezeichnet, ist zwar insgesamt mit einer Inzidenz von ca. 3/100 000 [113] und einer Prävalenz von 2–33/100 000 [10] [107] nur etwa so häufig wie z. B. die amyotrophe Lateralsklerose, allerdings kommt es zu einer Häufung des Krankheitsbildes in bestimmten klinischen Versorgungsstrukturen. Hier sind vor allem die neurologische Notfallversorgung (Rettungsstellen) sowie Epilepsiezentren zu nennen. Jedoch begegnet man dem Krankheitsbild auch sporadisch in den unterschiedlichsten medizinischen und psychologischen Fachdisziplinen.

Patienten mit PNES treten in der neurologischen Klinik oder Praxis auf, manchmal auch in psychotherapeutischen Praxen, beim Allgemeinmediziner oder in psychiatrischen Settings. In neurologischen Praxen oder Kliniken liegt nicht selten eine Komorbidität mit epileptischen Anfällen vor. In der Psychiatrie oder Psychosomatischen Medizin findet man insbesondere Patienten, die im Kontext von Traumafolgestörungen oder auch bei bestimmten Persönlichkeitsstörungen an PNES erkranken.

Wo man Menschen mit psychogenen Anfällen antrifft, ist das klinische Bild eindrücklich. Die Erkrankung übt bisweilen auf Betrachter durch die Heftigkeit sogar eine Faszination aus, was in der historischen Bedeutung des Krankheitsbildes der Hysterie zum Ausdruck kommt. Konkret kommt es oft zu Sturzereignissen, zu unkontrollierten Zuckungen und zu Bewusstseinsstörungen, die psychogene Anfälle manchmal ähnlich wie eine medizinische Notfallsituation aussehen lassen. Dies führt oft zu einer Eskalation, in welche das medizinische Notfallsystem involviert wird.

Es handelt sich jedoch bei psychogenen nicht epileptischen Anfällen nicht um eine Erkrankung, die man mittels Notfalleinsatz behandeln muss, z. B. durch Medikamente oder gar durch Einleiten einer Narkose. Es handelt sich vielmehr um eine psychosomatische Erkrankung, bei welcher die Psychotherapie den Goldstandard der Behandlung darstellt. Dies ist insofern problematisch, als manche Psychotherapeuten sich von der eindrücklich „somatischen“ Präsentation des klinischen Krankheitsbildes abgeschreckt fühlen. Neurologen wiederum, welche oft die Diagnose stellen und somit in der ersten Versorgungsphase involviert sind, erleben die Patienten ebenfalls als schwierig, da sie ja mit den Methoden der klassischen klinischen Neurologie nicht behandelbar sind.

Das vorliegende Buch ist ein interdisziplinärer und umfangreicher **Behandlungsleitfaden für Neurologen, Psychiater, Psychosomatiker und Psychotherapeuten.** Es zielt darauf ab, den aktuellen Stand zur Diagnostik zu vermitteln und ein Gruppentherapieprogramm für den klinischen Einsatz vorzustellen. Damit soll dieses Handbuch dazu beitragen, Schwierigkeiten im Umgang mit Patienten, die dieses Krankheitsbild zeigen, zu verringern, die Anfallsfrequenz zu reduzieren und somit die Versorgungslage für die Betroffenen insgesamt zu verbessern.

Das KÖRperpsychotherapieprogramm für DISsoziative Anfallstörungen KÖRDIS ist ein modularisiertes Behandlungsmanual für Menschen mit PNES-Erkrankung. Es richtet sich an psychotherapeutisch tätige Ärzte und Psychologen/Psychotherapeuten, die mit PNES-Patienten in einem begrenzten Zeitraum nach der initialen Diagnosestellung arbeiten möchten – insbesondere mit dem Ziel einer verbesserten Krankheitsakzeptanz – oder langfristig ambulant bzw. im stationären Setting psychotherapeutisch mit diesen Patienten arbeiten möchten.

In diesem Buch werden alle Behandlungsphasen beschrieben, um ein ideales Behandlungsgesamtbild von der Diagnosestellung und Erstversorgung (häufig in der Neurologie) über das vorliegende Gruppenprogramm bis hin zur ambulanten Psychotherapie (Psychosomatik oder Psychiatrie) zu vermitteln.

Wir hoffen, dass Ihnen das vorliegende Buch den Umgang mit sowie die Diagnostik und die Behandlung von Patienten mit psychogenen nicht epileptischen Anfällen erleichtern wird.

Allgemeiner Hinweis: Wir weisen darauf hin, dass wir im Text die männliche Form aus Gründen der besseren Lesbarkeit benutzt haben. Die Angaben beziehen sich selbstverständlich immer auf beide Geschlechter.

Die 4 Modul-Icons

Modul Erklärungsmodelle

Modul Anfallsregulation

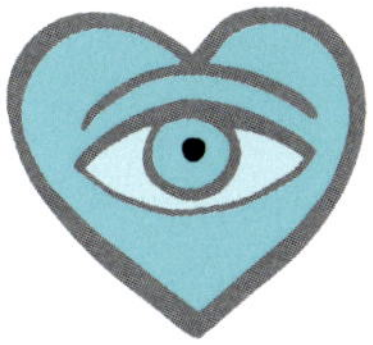

Modul Emotion und Kognition

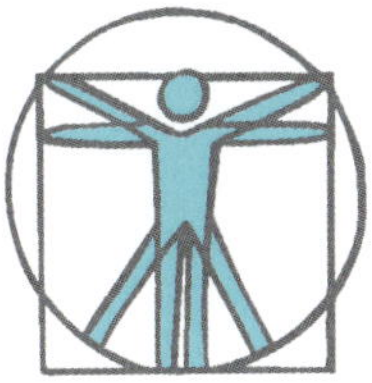

Modul Körperwahrnehmung

Audio-Links und Vorlagen zum Ausdrucken

Zusätzliche digitale Inhalte:

Als Ergänzung für die einzelnen Module liegen mehrere Audio-Dateien zum Download bereit, mit denen die Angebote zunächst mit Hilfestellung wiederholt werden können. Diese sollen dazu dienen, den Patienten die Durchführung der Angebote zwischen den Sitzungen zu erleichtern und die Hemmschwelle für eine regelmäßige Wiederholung zu senken.

Folgende Audio-Dateien stehen nach Einscannen des QR-Codes zur Verfügung oder im eBook als Link bereit:
Audiodatei 01: Wahrnehmungsangebot
Audiodatei 02: Sicheren Boden finden
Audiodatei 03: Schlappohren
Audiodatei 04: Brustraum
Audiodatei 05: Bauchraum
Audiodatei 06: Meisterübung

Folgende Abbildungen aus dem Buch stehen nach Einscannen des QR-Codes oder im eBook als Link für einen Ausdruck zur Verfügung:
Arbeitsblatt 1: Symptomtagebuch (S. 101, Abb. 6-1 im Buch)
Arbeitsblatt 2: Motivationsurkunde (S. 104, Abb. 6-2 im Buch)
Arbeitsblatt 3: Dissoziation illustrieren (S. 115, Abb. 6-3 im Buch)
Arbeitsblatt 4: Trigger-Schema (S. 130, Abb. 6-5 im Buch)
Arbeitsblatt 5: Skills-Liste (S. 140, 147)

1
Psychogene nicht epileptische Anfälle – Einführung ins Thema

1.1
Definition

Ein psychogener nicht epileptischer Anfall (PNES) ist eine zeitlich begrenzte Episode mit Veränderungen im Verhalten, den Bewegungen, Empfindungen oder Sinneswahrnehmungen. Die bewusste Erinnerung an den psychogenen Anfall kann grundsätzlich oder zeitweise fehlen. Psychogene nicht epileptische Anfälle dauern in der Regel wenige Sekunden bis mehrere Minuten, können aber auch deutlich länger (bis zu mehreren Stunden oder gar Tagen) anhalten. Manche Patienten mit PNES zeigen unwillkürliche, z. B. krampfartige oder schüttelnde Bewegungen der Arme, Beine oder des Gesichts und der Mimik, des Kopfes, wodurch eine motorische Schwäche, evtl. auch ein Sturz oder Fall zu Boden resultieren kann. Manche Patienten beißen sich auf die Zunge oder fügen sich während des Anfalls andere Verletzungen des eigenen Körpers zu. Manche Patienten haben eine veränderte Körpersensations- und Gefühlswahrnehmung, manchmal verbunden mit einer Inkontinenz der Blase oder des Darms [66].

PNES können bezüglich der Bewegungen *ähnlich wie epileptische Anfälle aussehen,* sind jedoch nicht Ausdruck einer Epilepsie, welche mit einer erhöhten neurophysiologischen Erregungsfähigkeit von Gehirnarealen einhergeht. Die neurobiologische Forschung zeigt Hinweise auf pathologische Aktivierungsmuster in der funktionellen Bildgebung [1]. Den einzelnen Anfällen liegt jedoch keine umrissene Pathologie im Sinne einer pathologischen kortikalen Erregungssteigerung oder anderer Ursachen transienter Bewusstseinsverluste wie etwa bei Synkopen zugrunde. Jedoch haben ca. 10–30 % der Patienten mit PNES auch eine Epilepsie, d. h. diese Patienten haben sowohl psychogene als auch epileptische Anfälle [9].

Körperlicher Ausdruck psychischen Stresses: PNES und anderen sog. funktionell-neurologischen Störungen wird eine Funktionalität als körperlicher Ausdruck psychischen Stresses zugeschrieben, der anders nicht kommuniziert werden kann. Man geht in diesem Sinne von einer *„Kommunikationsstörung" des Körpers und der Seele* aus [66]. PNES werden auch als eine unwillkürliche Reaktion auf bestimmte Reize von außen oder auf innere Vorgänge interpretiert [36]. Manchmal besteht außerdem ein enger zeitlicher Zusammenhang zwischen organischen Vorerkrankungen – wie z. B. Kopfverletzungen, Infektionen des Gehirns, Tumorerkrankungen oder einer Operation – und dem Beginn der Symptomatik.

Konzepte und Begriffe: Psychogene Körperfunktionsstörungen finden sich bei vielen psychischen Erkrankungen und es gibt mehrere theoretische Modelle, wie diese Funktionsstörungen entstehen. Hierfür werden in der psychosomatisch-psychotherapeutischen Literatur Konzepte wie *„Dissoziation"*, *„Somatisierung"* *oder „Konversion“* verwendet, auf welche wir im Verlauf dieses Buches weiter eingehen werden. Die Verwendung dieser Begriffe ist dabei historisch wie autorenabhängig uneinheitlich. Bei einigen psychischen Erkrankungen tauchen dissoziative Phänomene häufig auf. Patienten mit Borderline-Persönlichkeitsstörungen etwa leiden besonders häufig unter dissoziativen Symptomen [50] [89]. Dissoziationen können aber auch im Kontext von Angsterkrankungen, Depressionen (vor allem Depersonalisation/Derealisation) und Zwangserkrankungen auftreten.

Zur Bezeichnung von PNES werden verschiedene Begriffe verwendet, z. B. dissoziative Anfälle (offizielle Bezeichnung nach ICD-10), dissoziative neurologische Störung mit nicht epileptischen Anfällen (ICD-11, 6B60.4), pseudoepileptische Anfälle, Pseudoanfälle oder funktionelle Anfälle [36].

1.2 Epidemiologie und Prognose

Psychogene nicht epileptische Anfälle stellen eine große Herausforderung in der klinischen Versorgung dar. Vor allem in der Differenzialdiagnostik zu somatischen anfallsartigen Erkrankungen (Synkopen, epileptische Anfälle) spielen PNES eine herausragende Rolle. Ihre Versorgung betrifft interdisziplinär sowohl intensivmedizinisch tätige Ärzte, Neurologen, Psychiater, Psychosomatiker, Internisten als auch Psychotherapeuten.

Prävalenz und Inzidenz: Die Angaben zur Prävalenz und Inzidenz variieren stark. Benbadis und Allen Hauser [10] kalkulierten eine Prävalenz von 2–33 Personen mit PNES je 100000 Einwohner. Die Inzidenz wird auf 1,4–3 pro 100000 Patienten/Jahr geschätzt [10] [107].

Bei insgesamt also nicht besonders hoher Inzidenz kommt es hingegen zu einer Häufung dieser Patienten in speziellen klinischen Einrichtungen, nämlich in Spezialkliniken und -ambulanzen für Anfallserkrankungen. Nach der aktuellen Literatur sind *30 % der stationär behandelten Patienten in Epilepsiezentren* an dissoziativen, nicht epileptischen Anfällen erkrankt [19].

Ungünstige Prognose: Insgesamt gilt die Prognose von PNES im Vergleich zur Prognose epileptischer Anfälle als ungünstig. Nach einer Synopsis von 16 Studien waren nur 37 % nach einem mittleren Follow-up von 39 Monaten anfallsfrei [102]. In einer Untersuchung von Lempert waren nach 2 Jahren 41 % der Betroffenen in ihrer Anfallsfrequenz unverändert [71], in einer weiteren Studie erhielten Betroffene 4 Jahre nach Diagnosestellung zu 40 % wieder eine Antiepileptikatherapie [93]. Dies führt im klinischen Alltag oft zu Frustration, da Patienten mit PNES den Anschluss an eine psychosomatische Weiterbehandlung nicht finden und wiederholt in den Epilepsiezentren gesehen werden, ohne dass eine Vermittlung in die psychotherapeutische Behandlung gelingt.

1.3 Historisches

Früheste Schriften: Phänomene wie das Auftreten anfallsartiger Störungen der Motorik, der Sinnesfunktionen oder des Bewusstseins ohne zugrunde liegende organische Erkrankung werden bereits in frühen Dokumenten vom Beginn des letzten Jahrtausends als Krankheitsbild erwähnt. In diesen Dokumenten (teilweise als altägyptische Papyrusrollen bezeichnet, hierfür gibt es jedoch keine substanziellen Belege) werden vor allem Frauen beschrieben, die von nicht organischen Leiden befallen waren, die jedoch organischen Leiden sehr ähnlich sind: Hierzu zählen Lähmungen, Mutismus, Erstickungsanfälle oder Wahrnehmungsstörungen [34]. Das führende Erklärungsmodell dieser frühen Schriften zur Entstehung derartiger Beschwerden war die sog. „Hystera-Wanderung“[1] [34].

1 Hystera = Gebärmutter. Im antiken Griechenland wurde die Bildung „hysterischer“ Symptome irrtümlicherweise auf die Wanderung der Gebärmutter zurückgeführt.

Mittelalter: Im Mittelalter wurden organische Körperbeschwerden ohne körperliche Ursache vor allem in einem religiösen, ideologisierten Kontext begriffen, indem Betroffene als „von bösen Mächten (Teufel) besessen" stigmatisiert wurden. Die Verbrechen der Inquisition im Zuge von exorzistischen Praktiken (sog. Teufelsaustreibungen) sind hinreichend bekannt und historisch aufgearbeitet. Nichtsdestotrotz spielt diese dunkle Assoziation von unklaren Stürzen, Bewusstseinsverlusten oder psychischen Zuständen (sowohl organischen als auch funktionellen Ursprungs) in manchen Kulturen und ideologischen Verbünden bis heute eine Rolle: Die Theorie einer fremden Macht, welche die Kontrolle über einen Körper übernimmt und diesen fremdsteuert, um Böses in der Welt zu verbreiten, scheint ängstigend und faszinierend zugleich zu sein [13].

„Hysterie": Um 1900 wurde vor allem aus der Fachdisziplin der Neurologie heraus die Aufmerksamkeit auf die unklare Krankheit mit dem Namen „Hysterie" gelenkt. Ähnlich wie heute stand hier vor allem auch ein Versorgungsproblem im Vordergrund: In Paris kämpfte man mit übervollen neurologischen Kliniken, da damals eine Häufung der sog. Hysterie eintrat. Der Neurologe Jean-Martin Charcot (1825–1893) schätzte die Hysterie als eine vererbte, organisch bedingte Erkrankung ein. Er untersuchte mit präzisen Methoden Hunderte von Patientinnen und studierte sie auf wiederkehrende Phänomene, die eine anatomisch-funktionelle Zuordnung des Beschwerdebildes liefern würden [24]. Gemäß der Überlieferung kam Charcot jedoch letztlich zu der Erkenntnis, dass es sich nicht um eine organisch-neurologische Erkrankung handelte, denn eine einheitliche, anatomisch zuzuordnende Semiologie ergab sich nicht. Hingegen mehrten sich die Hinweise auf eine Entwicklung der hysterischen Symptome als eine Folge von Unfällen oder von „seelischen Schocks" [34]. Der Arzt Pierre Janet (1859–1947), ein direkter Schüler Charcots, beschrieb erstmalig den Mechanismus der Dissoziation als Abspaltung bestimmter Gehirnareale aus Schutz vor quälenden Gedankeninhalten. Heute beziehen sich die Klassifikationssysteme im Wesentlichen auf diesen von Janet geprägten Dissoziationsbegriff. Zu Beginn des 20. Jahrhunderts hatte auch der Arzt Sigmund Freud (1856–1939) mit seinem Strukturmodell der Psyche und des Unbewussten großen Einfluss auf das Verständnis nicht organisch bedingter Körperbeschwerden. Seine Studien zur Hysterie sind weithin bekannt.

Stressforschung: Mit zunehmenden Erkenntnissen in der Biochemie und der Physiologie im Laufe des 20. Jahrhunderts erweiterte sich die Forschung immens, was sich im Kontext von körperlichen Beschwerden – wie PNES – ohne direkte körperliche Ursache vor allem in der sog. Stressforschung widerspiegelt [31]. Zunehmend wurden hormonelle, adaptive Systeme ins Zentrum der Forschung gerückt, um auch psychologische Prozesse wie körperliche Anpassungsleistungen an psychische Belastungen darzulegen.

Während die Verhaltensforschung und die Stressforschung seit dem 20. Jahrhundert eine Blütezeit erlebten, blieb die naturwissenschaftliche Weiterentwicklung der psychodynamischen Modelle zur Entstehung von Konversionsreaktionen etwas weniger produktiv. In den 1970er-Jahren wurde die Hysterie als Erkrankung aus den Klassifikationssystemen (auch aus Gründen der Stigmatisierung des weiblichen Geschlechts) herausgenommen und auch die Konversion wurde letztlich nur als eine Unterform der dissoziativen Störungen klassifiziert. Danach setzte sich ein auf der Stressforschung basierendes Modell der Dissoziation zunehmend durch.

„Funktionelle Körperbeschwerden": Erst im 21. Jahrhundert erwachte erneut ein Interesse an dem klinischen Phänomen, das 100 Jahre zuvor als Hysterie Gegenstand umfangreicher Forschung gewesen war. Jedoch auch rund 100 Jahre später entstand dieses Interesse nicht nur aus der Psychiatrie heraus, sondern verortete sich dort, wo die Erkrankung auch klinisch nach wie vor häufig auftritt: innerhalb der Neurologie. Während der letzten Jahrzehnte beschäftigen sich zunehmend Arbeitsgruppen innerhalb der Neurologie mit dem Phänomen dissoziativer Körperbeschwerden, wobei vor allem die sich körperlich manifestierenden Formen (analog zu der damals von Charcot untersuchten Hysterie) im Fokus stehen, weil sie in der Neurologie klinisch relevant sind und häufig auftreten. Terminologisch werden diese Störungen hier meist als funktionelle Körperbeschwerden bezeichnet, da die Begriffe Dissoziation und Konversion letztlich bereits theoriegeleitete Erklärungsmodelle in sich tragen, welche jedoch keine experimentell-wissenschaftliche Grundlage aufweisen.

Fazit: Psychogene nicht epileptische Anfälle stellen ein klinisch hochrelevantes Krankheitsbild in der neurologischen Versorgungslandschaft von heute dar. Gleichzeitig stehen sie – wie oben beschrieben – in einer historischen Tradition der Erforschung der Zusammenhänge von Körper und Seele, welche bis heute viele ungelöste Fragen für die Gesamtheit sogenannter psychischer Erkrankungen aufwirft.

1.4 Aktuelle Therapieansätze

In den letzten Jahren sind mehrere Studien zur Wirksamkeit psychotherapeutischer Maßnahmen für Patienten mit PNES publiziert worden. Sie sind Ausdruck eines allgemeinen Trends zu mehr Forschung im Bereich spezifischer Therapien für Patienten mit PNES und anderen funktionell-neurologischen Körperbeschwerden (s. Kap. 1.3).

In einem Cochrane-Review wurden alle Studien zur Behandlung von PNES, welche bis Februar 2014 publiziert wurden, zusammengefasst [76]. Insgesamt wurden 46 Studien in diesem Review hinsichtlich ihrer Güte und Aussagekraft für eine evidenzbasierte Empfehlung beurteilt, davon gingen 12 Studien als RCT-Studien in den narrativen Review ein (RCT: randomized controlled trial). Lediglich eine Studie wurde in diesem Review von 2014 in ihrer Methodik als qualitativ hochwertig eingeschätzt. In dieser Studie zeigte sich eine signifikante Reduktion der Anfallsfrequenz durch psychologische Interventionen [41].

Englischsprachige Behandlungsprogramme: Seit 2014 wurden nun umfangreiche RCT-Studien zur Behandlung von Patienten mit PNES in multizentrischen Settings in England, Wales und Schottland [44] sowie in Amerika (Rhode Island, Kalifornien und Ohio [63]) durchgeführt. Sie belegen hochwertig die Wirksamkeit des in diesen Studien eingesetzten englischsprachigen Behandlungsprogramms [67]. Die sich inhaltlich auf die kognitiv-behaviorale Verhaltenstherapie beziehenden Programme wurden u.a. in Kombination mit einem selektiven Serotonin-Wiederaufnahmehemmer (SSRI) angewandt [63]. In diesen Studien konnten sowohl mit als auch ohne Medikation nun wiederholt eine signifikante Reduktion der Anfallsfrequenz und eine Zunahme der Lebensqualität für die Interventionsgruppen des Behandlungsprogramms festgestellt werden. Die Ergebnisse der CODES-Studie, einer multizentrisch angelegten Untersuchung des Behandlungsprogramms von Goldstein in Großbritannien, werden aktuell untersucht und dürfen zeitnah erwartet werden (http://doi.org/10.1186/ISRCTN05681227). Diese bisher untersuchten englischsprachigen Therapieprogramme umfassen psychoedukative Elemente in modularisierter Form [41] [44] [64] [67].

Erstes deutschsprachiges Behandlungsprogramm: In Deutschland existieren bislang zwar spezifische stationäre Behandlungsangebote für Menschen mit PNES: Hier sind vor allem die Epilepsiezentren in Bernau bei Berlin, das Epilepsiezentrum Kehl-Kork sowie das Epilepsiezentrum in Bielefeld (Bethel) zu nennen, welche seit den 1990er-Jahren spezielle stationäre

Angebote für PNES-Patienten entwickelt haben. Bis 2019 existierte jedoch kein strukturiertes und spezifisches deutschsprachiges Behandlungsprogramm für an PNES erkrankte Menschen in manualisierter Form, das in einer randomisiert kontrollierten klinischen Studie in seiner Wirksamkeit getestet wurde. Das vorliegende Manual ist somit das erste deutschsprachige störungsspezifische, strukturierte und manualisierte Behandlungsprogramm zur Behandlung von Menschen mit psychogenen nicht epileptischen Anfällen.

2 Zur Entwicklung und Validierung dieses Manuals (KÖRDIS)

Wer in epileptologischen Schwerpunkteinrichtungen tätig ist, der wird die Erfahrung gemacht haben, dass die Diagnose von PNES dort zum klinischen Alltag gehört. Meist ist es hier möglich, eine sichere Diagnose zu stellen, und die Betroffenen werden demnach in der Regel mit einer festen Diagnose entlassen: Es liegt keine Epilepsie vor, sondern eine psychogene Anfallserkrankung.

„Circulus vitiosus“: Nachdem die Betroffenen in die Weiterbehandlung in der Psychosomatik oder der Psychiatrie empfohlen worden sind, stellt sich jedoch ein „Circulus vitiosus“ ein: Die Betroffenen kommen sehr oft auf verschiedenen Wegen wieder in die Epilepsiezentren zurück. Gerade das dramatische körperliche Erscheinungsbild der Anfälle, welches die Umstehenden meist in große Bedrängnis, Angst und Panik bringt, trägt dazu bei, dass Betroffene sehr häufig wieder in neurologischen Kliniken behandelt werden – auch wenn sie zuvor bereits ebendort als neurologisch gesund diagnostiziert wurden und mit einem Behandlungsauftrag in die Psychiatrie oder die Psychosomatik weitergeleitet worden sind.

Gefahren von Notfallbehandlungen: Sobald ein Anfall in der Öffentlichkeit auftritt, wird häufig ein Notarzteinsatz durch Umstehende initiiert. Dies führt dann letztlich zu einer Fehlbehandlung (Versuch, den Anfall medikamentös zu unterbrechen in Kongruenz mit dem Vorgehen bei einem epileptischen Anfall), was wiederum Risiken für die Betroffenen birgt (Blutungen, Nebenwirkungen von Medikamenten, systemische Reaktionen auf Intubation wie z. B. akutes Lungenversagen etc.). Studien haben gezeigt, dass die gegenüber der Allgemeinbevölkerung *erhöhte Letalität* von PNES aus den überdurchschnittlich häufig auftretenden medizinischen Interventionen im Rahmen einer Notfallbehandlung resultiert [58]. Dies unterstreicht die Gefahr, welche eine Fehlbehandlung für PNES-Patienten darstellt.

Probleme bei der psychotherapeutischen Weiterbehandlung: Im ambulanten psychotherapeutischen Setting bestehen ebenfalls häufig Vorbehalte, aber auch reale Probleme in der Behandlung von PNES-Patienten. Ein Anfall während einer Behandlungssitzung kann z. B. die Länge einer Sitzung ungünstig hinauszögern und damit das Tagesprogramm durcheinanderbringen. Auch hier stellen sich oft Überforderung und Sorge ein, wenn es zum Vollbild eines psychogenen Anfalls kommt, ob dieses so körperlich-expressive Geschehen psychotherapeutisch überhaupt behandelt werden kann. Dies führt insgesamt dazu, dass bei der Vermittlung von PNES-Patienten in eine ambulante psychotherapeutische Weiterbehandlung regelhaft Probleme auftreten. Die Erfahrung zeigt, dass es überdurchschnittlich häufig zu einer von vorneherein ausbleibenden Kontaktaufnahme oder zu Behandlungsabbrüchen im Verlauf kommt.

Akzeptanz der Patienten: Die zentrale Frage bei der Erstellung dieses Manuals war: Wie kann die Herausforderung gelingen, die Akzeptanz der an PNES erkrankten Patienten für psychotherapeutisches Arbeiten zu erhöhen und eine tragfähige Arbeitsbeziehung herzustellen? Und kann dies auch in einem ambulanten Setting gelingen?

Ambulanz für dissoziative Anfälle: Vor der Erstellung dieses Manuals waren bereits im Rahmen einer interdisziplinären Zusammenarbeit zwischen der neurologischen sowie der psychosomatischen Klinik der Charité Universitätsmedizin Berlin einige Projekte zur Verbesserung der ambulanten Versorgung von PNES-Patienten etabliert worden: 2015 wurde die Ambulanz für dissoziative Anfälle gegründet, welche sich schnell eine wichtige Verteiler-Funktion zwischen der neurologischen Erstbehandlung sowie der langfristigen, weiterführenden psychosomatisch-psychotherapeutischen Behandlung sicherte.

Das Behandlungsmanual: Angelehnt an das englischsprachige Vorbild eines manualisierten Behandlungsleitfadens wurde in den folgenden Jahren dann an der Charité im Rahmen einer mehrjährigen durch Stiftungen finanziell geförderten, randomisiert kontrollierten klinischen Studie das vorliegende Behandlungsmanual entwickelt (Förderung durch die Else Kröner-Fresenius-Stiftung sowie durch die Heidehof Stiftung; Registrierung der Studie im Deutschen Register für klinische Studien unter der Nr.: DRKS 00014251). Bei der Auswahl der Autoren wurde vor allem auf das Ineinandergreifen von einer neurologisch-epileptologischen sowie auch einer psychosomatisch-psychotherapeutischen Expertise geachtet: Unter anderem wurden ein Autor mit neurologischer und körperpsychotherapeutischer Expertise (Dr. Matthias Hoheisel) sowie eine Autorin mit psychosomatischem kognitiv-verhaltenstherapeutischem Schwerpunkt (Dr. Janine Devine) von der Erstautorin Dr. Philine Senf-Beckenbach, die als Fachärztin für Neurologie die Ambulanz für dissoziative Störungen der Charité mit aufgebaut hat, eingebunden. Zu der Relevanz eines integrierten körperpsychotherapeutischen Ansatzes wird in Kap. 5.5 Stellung genommen.

Folgende relevante Quellen wurden somit bei der Erstellung des vorliegenden Manuals herangezogen: Viele theoretische Interventionsstrategien leiten sich aus verhaltenstherapeutischen Behandlungsansätzen, wie z. B. der Dialektisch-Behavioralen Borderline-Therapie (DBT) nach Linehan [73], der kognitiven Verhaltenstherapie [5] [6] [7] [32] [33] [109] und der psychodynamisch fundierten Körperpsychotherapie „Funktionelle Entspannung" [37] [68] [104] ab.

Die körperorientierten Angebote „Basisübung", „Schlappohren", „Gruppeninteraktion" und „Innere Räume" wurden aus dem von Dr. Dorothee Schweitzer, Dr. Ingrid Herholz und Dr. Sabine Wurzbacher geschriebenen Ausbildungsmanual zur Stressprävention übernommen [104]. An einzelnen Stellen wurden sie für das vorliegende Programm angepasst. Wir danken den Autorinnen für die Erlaubnis zur Nutzung der Angebote und ihren Rückmeldungen zu unseren Ausarbeitungen. Die „Meisterübung" hat Matthias Hoheisel bei Dr. Silke Witt-Wulf kennengelernt. Eine mögliche Urheberschaft, Umarbeitungen und Verschriftlichungen sind – wie bei so vielen körperorientierten Angeboten – nicht mehr nachzuvollziehen.

Das vorliegende Behandlungsprogramm KÖRDIS wurde für die Durchführung einer randomisierten und kontrollierten Studie ausgearbeitet. Die Studie wurde durch eine finanzielle Förderung durch die Else Kröner-Fresenius-Stiftung (2016_A178) sowie die Heidehof Stiftung (59087.01.2/16, 17 und 18) realisiert. Erste Ergebnisse der Studie wurden 2020 publiziert [105].

Die Rechte des Manuals lagen während des Studienzeitraums bei der Charité Universitätsmedizin Berlin, wurden jedoch im August 2019 im Rahmen einer schriftlichen Übertragungsvereinbarung zwischen dem Zentrum für translationale Forschung der Charité und dem Autorenteam des vorliegenden Manuals vollständig an das Autorenteam übertragen.

3 PNES in der Neurologie: Relevantes für die Praxis

3.1 PNES im klinisch-neurologischen Alltag

Erstkontakt und Behandlung: Wie in Kap. 2 bereits beschrieben, findet der Erstkontakt und auch die Behandlung von PNES-Patienten überproportional häufig in neurologischen Kliniken und Praxen statt. Epidemiologische Daten zeigen, dass in der neurologischen Erstversorgung (Rettungsstelle, Praxis) bis zu 30 % der Patienten an funktionellen (dissoziativen) Körperbeschwerden leiden [110]. Zu diesem Drittel der vorstelligen Patienten gehören auch die an PNES erkrankten Patienten. Selbstverständlich finden sich Patienten mit funktionellen Körperbeschwerden auch in psychiatrischen und psychosomatischen Kliniken. Hier sind vor allem die im Kontext von Traumafolgestörungen auftretenden psychischen Alterationszustände (Intrusionen, Derealisation, Depersonalisation, Abwesenheiten, Fugue) zu nennen. Jedoch werden gerade die körperlichen Funktionsstörungen (Lähmungen, Sensibilitätsstörungen, Sinnesfunktionsstörungen oder eben Anfälle) aufgrund ihrer oft plötzlich auftretenden Semiologie, die an neurologische (Notfall-) Situationen erinnert, meist primär in die neurologische Betreuung triagiert.

Spezifische Aspekte der Versorgung: Da das Krankheitsbild also in der Neurologie so eine hohe Frequenz mit entsprechend skizzierten Problemen aufweist, widmet sich dieses Kapitel spezifischen Aspekten der Versorgung von PNES-Patienten im klinisch-neurologischen Alltag. Wir hoffen, dass die Inhalte dieses Kapitels bei der wichtigen ersten Phase der Diagnosestellung sowie der Weitervermittlung in die adäquate Therapie gerade für neurologisch tätige Ärzte eine Ergänzung zu der klinisch-neurologischen Arbeit darstellen und dass für die Diagnostik, aber auch für die Behandlung dieser herausfordernden Patienten hierdurch neue Impulse gegeben werden.

Fallbeispiel

Eine alltägliche Konfrontation

Jeder Neurologe kennt diese Situation: Man wird in die Rettungsstelle gerufen aufgrund eines Notfalls. Eine junge Frau/ein Mann wurde „krampfend" aufgefunden, der Anfall ließ sich notärztlich nicht unterbrechen. In der Rettungsstelle wird man von einer aufgeregten Traube an Menschen erwartet, welche sich um das Krankenbett scharen. Hier liegt eine junge Frau (oder ein junger Mann), die Augen geschlossen, und wirft sich im Bett hin und her. Eine verzweifelte Notärztin hat schon mehrere Injektionen von Benzodiazepinen verabreicht, was den Anfall jedoch nur mittelmäßig eindämmen konnte. Die Vitalparameter sind stabil.

Bei der neurologischen Statuserhebung kommt man schon ins Grübeln: Ist das wirklich ein epileptischer Anfall? Wirkt die Patientin nicht irgendwie „wach"? Wirkt der Anfall am Ende wie „gemacht"? Und oft hört der Anfall dann so plötzlich auf, wie er gekommen ist. Manchmal erwachen Betroffene regelrecht wie aus dem Nachtschlaf, schauen sich um und reagieren prompt und orientiert. Auch hier die skeptische Frage: Kann es sich um ein neurologisches Problem handeln? Nach einer ausführlichen Diagnostik, welche regelhaft eine Bildgebung vom Kopf, eine Elektroenzephalografie, eine Blutentnahme, kardiologische Diagnostik sowie ggf. auch eine Lumbalpunktion beinhaltet, stellt sich heraus: Die Patientin oder der Patient hat „nichts". Weder eine Entzündung noch eine strukturelle Läsion im Gehirn, auch keine epileptische Aktivität oder eine Elektrolytentgleisung kann den Anfall erklären. Er/sie ist somit „gesund" – bzw. es liegt keine neurologische Krankheit vor.

Oft ist es eine Tatsache, dass ebensolche Patienten jedoch schon mit einer seit Jahren bestehenden Epilepsiediagnose in die Klinik kommen. Nicht selten nehmen sie seit Jahren Medikamente gegen Epilepsie ein, oftmals sogar mehrere sog. Antikonvulsiva auf einmal. Sie haben oft umfangreiche Krankenhausaufenthalte hinter sich, manche befanden sich auch schon mehrmals auf Intensivstationen. Nun stellt sich also nach einer gründlichen Diagnostik (wie in unserem fiktiven Beispielfall) heraus: Der/die Patient/in ist neurologisch gesund! Es handelt sich – wahrscheinlich – um eine psychische Erkrankung.

Da die Krankheit selbst allerdings sehr körperlich abläuft und die Betroffenen diese auch als explizit körperliche Krankheit erleben, entsteht hier nun regelhaft eine schwierige Situation. Als Neurologe freut man sich: Sie sind gesund! Sie haben nichts Schlimmes! Die Betroffenen denken: Ich werde nicht ernst genommen! Ich habe doch etwas!

3.2 Kommunikation mit an PNES Erkrankten: eine Herausforderung

Diagnosevermittlung: Oft bestehen in neurologischen (Akut-)Kliniken zeitlich begrenzte Rahmenbedingungen. Die Diagnose wird meist in einer regulären Visitensituation vermittelt, d.h., dass mehrere Ärzte um das Bett des Betroffenen stehen, oft in einem Mehrbettzimmer, in welchem andere Patienten anwesend sind und ggf. Pflegepersonal den Raum betritt und weitere Störungen auftreten. Meist ist die Visite nach 15 Minuten auch schon wieder vorbei. Es ist naheliegend, hier die Schwierigkeiten zu erkennen. Es verwundert nicht, dass Studien zeigen konnten, dass Neurologen Patienten mit funktionellen Körperbeschwerden als „schwierig" und „herausfordernd" einstufen [90]. Schließlich wird hier gefordert, einer Person, die unter Umständen seit Jahren mit einer neurologischen Diagnose lebt und von Ärzten mit entsprechenden Medikamenten versorgt wird, zu erklären, dass die Diagnose falsch ist und dass generell keine körperliche Erkrankung (sondern eine psychische Krankheit) vorliegt. Und dies soll unter zeitlichen, ökonomischen und strukturellen Bedingungen geschehen, die für diese Gesprächssituation nicht angelegt sind.

Relevanz für Behandlung und Prognose: Der Moment der Diagnosevermittlung ist jedoch *sehr entscheidend* für die weitere Behandlung und letztlich somit auch die Prognose der betroffenen Patienten. Es konnte in Studien belegt werden, dass die Anfallsfrequenz bei PNES-Patienten signifikant absank, wenn die erstbehandelnden Neurologen vor Übermittlung der Diagnose eine Schulung durchlaufen hatten und demnach kompetent und umfangreich über die Diagnose aufklärten [77].

Daher soll das vorliegende Kapitel dazu dienen, Neurologen für die Kommunikation mit PNES-Erkrankten zu sensibilisieren, und einen

Leitfaden vermitteln, wie die Kommunikation mit den PNES-Betroffenen gestaltet werden kann, um deren Krankheitsverständnis und ihre Behandlungsmotivation und damit auch ihre Prognose zu verbessern.

Grundsätze für die Kommunikation: Im Folgenden werden wir einige grundlegende Aspekte der Kommunikation mit an PNES Erkrankten darlegen, um diese dann im Weiteren einzeln auszuführen. Folgende Grundsätze können für die Kommunikation mit PNES-Patienten formuliert werden:

A. Möglichst keine (negative) Bewertung der Symptome vornehmen. PNES-Patienten sind in Not, auch wenn sie nicht unmittelbar lebensbedroht sind.
B. Reflektieren, wenn Gefühle des „Genervtseins“ im Kontakt mit PNES-Patienten aufkommen, und sich als Behandler bewusst emotional regulieren, d.h. nicht genervt reagieren.
C. Negativ-Aussagen bzgl. der Diagnose wie „Sie haben nichts“ oder „Sie sind gesund“ vermeiden. PNES-Patienten haben eine Krankheit, welche oftmals schwerer zu behandeln ist als z.B. eine Epilepsie.
D. Erläutern eines biopsychosozialen Erklärungsmodells, welches sowohl körperliche als auch psychologische und soziale Aspekte in die Erklärung mit einbezieht. Anregungen und Hinweise hierzu finden Sie im Modul „Erklärungsmodelle“ (Kap. 5.2).
E. Stellen Sie – wenn vorhanden – Informationsmaterial zur Verfügung (Patientenbroschüren zum Download: https://psychosomatik.charite.de/forschung/stress_assoziierte_erkrankungen/funktionelle_neurologische_stoerungen/).

3.2.1 Punkte A und B: Unwillkürliche Entstehung der Symptome

In einem Vortrag auf dem Kongress der deutsch-österreichisch-schweizer Gesellschaft für Epileptologie (2018) zeigte die Wissenschaftlerin Selma Aybek ein Video, um die Vorstellung ihrer wissenschaftlichen Arbeit zur Erforschung der Ursachen funktionell-neurologischer Störungen einzuleiten. In diesem Video war eine Vogelmutter zu sehen, welche in der Nähe des Nests mit ihren Jungen auf dem Boden liegt und eine erstaunliche Szene inszeniert: Sie „tut so“, als habe sie sich den Flügel verletzt und schlägt unkoordiniert um sich, während ihr Rumpf seltsam starr erscheint. Dieses Video zeigt ein Phänomen, welches offenbar generell bei Vögeln beobachtet werden kann. Es wird als „Verleiten“ bezeichnet und stellt eine Art Notfallprogramm dar, mit dem Bodenfeinde (also potenziell auch Menschen) vom Nest abgelenkt werden sollen. Das Elterntier entfernt sich dabei vom Nest und lockt den Eindringling fort [12]. Der Altvogel zieht also die Aufmerksamkeit des Feindes durch Vortäuschung von Verletzungen auf sich und lockt diesen durch Auslösung des Beutefangverhaltens (da er als Verletzter eine leichte Beute darstellt) vom Nest fort, um letztlich seine Brut zu schützen [12].

Interessant ist hierbei der folgende Aspekt: Das vorgetäuschte verletzte Verhalten wirkt sogar bei einem Vogel in dem im Vortrag gezeigten Video „vorgespielt“ – obwohl ein Vogel selbst ja durch die fehlende Selbstbewusstheit nicht in der Lage ist, vorsätzlich (also mit bewusst hinterlistiger Absicht) etwas vorzutäuschen. Es handelt sich hier um ein unbewusst ablaufendes Schutzprogramm, das letztlich in einer Stresssituation, nämlich der Abwendung von Bedrohung der eigenen Brut, automatisch abläuft.

Schutzmechanismus: Ähnlich wie bei dem gezeigten Vogel kann man sich – sehr vereinfacht und sicherlich wissenschaftlich nicht untermauert – die Situation bei PNES-Patienten vorstellen: Auch wenn es teilweise bei der Beobachtung dissoziativer Anfälle so wirken kann, als würden die Patienten bewusst etwas vortäuschen, so ist doch zunächst wichtig, dass es sich hier *nicht um eine bewusste Vortäuschung* handelt, sondern um ein automatisch ablaufendes Schutzprogramm des Gehirns (bzw. des Körpers), welches in Momenten von größtem innerem Stress eingeleitet wird. Das Symptom wirkt „gemacht“ oder „gespielt“, aber wichtig ist: Die Patienten handeln aus einer tief sitzenden Not heraus. Sie haben in diesem Moment keine anderen „Werkzeuge“ in ihrem Repertoire an kommunikativen Techniken, als über das Körpersymptom in Kontakt zur Umwelt zu treten. Letztlich ist das Körpersymptom ein ähnlich instinktiver Schutzmechanismus zur Abwendung der massiven (inneren wie äußeren) Bedrohungen, die den Patienten selbst nicht bewusst sind.

Stephen Porges hat mit seinen Forschungen zur Polyvagal-Theorie nachgewiesen, dass neben den bekannteren autonomen Bereitstellungsreaktionen von Mobilisation (Kampf, Flucht), sozialem Engagement (Augenkontakt, Kommunikation) auch eine dritte über das autonome Nervensystem vermittelte Reaktionsmöglichkeit besteht: der „Totstellreflex“, welcher einer dissoziierten Immobilisation entspricht [86].

Wenn man sich diesen (vereinfachten) Sachverhalt vor Augen führt, dann fällt es sicher leichter, mit Betroffenen zu kommunizieren, denn man kann das im ersten Eindruck vorgetäuschte Verhalten als einen Ausdruck einer existenziellen inneren Bedrohung verstehen. Hierdurch wird das Geschehen besser verständlich, bzw. man kann den Krankheitswert des Geschehens anerkennen, auch wenn letztlich keine organisch bedingte körperliche Ursache vorliegt.

Merke

PNES-Patienten spielen ihre Anfälle nicht bewusst vor, sondern diese entstehen aus einer großen Not heraus. PNES-Patienten haben im Moment des Anfalls keine anderen kommunikativen Werkzeuge parat, mit der Umwelt in Kontakt zu treten.

3.2.2 Punkte C, D und E: Stigma „psychisch“

Häufig erleben PNES-Patienten es als irritierend oder sogar als verletzend, wenn man ihre Beschwerden als „psychisch“ bezeichnet. Es kommt nicht selten im Arzt-Patienten-Gespräch zu der Diskussion um die Körperlichkeit der Symptome: Patienten erleben die Bezeichnung „psychisch“ oft als gleichwertig mit *„eingebildet“*. Sie fühlen sich in ihren realen körperlichen Beschwerden nicht gesehen und/oder nicht ernst genommen. Dies kann zu unangenehmen Diskussionen führen, in welchen sich dann wiederum auch die behandelnden Ärzte unwohl fühlen. Denn wenn tatsächlich keine organische Ursache vorliegt, weshalb ist es dann gerade für diese Patienten so schwierig, eine psychische Ursache der körperlichen Beschwerden zumindest in Betracht zu ziehen? Ist es nicht sogar eine Entlastung zu wissen, dass man keine schwerwiegende körperliche Erkrankung hat, sondern „nur“ eine psychische Problematik, die sich körperlich auswirkt?

Entstehung dissoziativer Störungen: Im Kontext dieser Schwierigkeiten ist es hilfreich, sich noch einmal die Konzepte zur Ätiologie dissoziativer Störungen vor Augen zu führen: Wie oben beschrieben, geht man bei psychogenen Reaktionen davon aus, dass eine Art automatisches „Schutzprogramm“ im Gehirn abläuft, welches in bedrohlichen Situationen eine Reizabschirmung bewirken soll. Bei den bedrohlichen Situationen handelt es sich initial oft um externe Bedrohungen, wie z. B. aversive frühe Lebenserfahrungen. Allerdings entkoppelt sich der Mechanismus im Verlauf von den real im Externen entstehenden Bedrohungen und verlagert sich bei Entstehung einer dissoziativen Störung zunehmend in ein Problem innerer Bedrohung um. Das bedeutet, dass bei einer dissoziativen Erkrankung nicht mehr bei jedem Anfall ein äußerer Trigger für Stress/Bedrohung klar erkennbar ist, sondern ein geringer äußerer Trigger oftmals schon reicht, um eine innere Bedrohung auszulösen, vor welcher sich der Mensch dann automatisch zu schützen versucht.

Offenbar ist in diesen Momenten die innere Bedrohung so existenziell, dass es in der prä-bewussten Entscheidungsfindung für das „Körpersystem“ die bessere Alternative zu sein scheint, das Symptom (wie z. B. einen psychogenen Anfall) auszuhalten, als sich mit der inneren Bedrohung zu konfrontieren. In diesem Sinne kann man das historische Konversions-Modell von Freud heranziehen: Die innere Bedrohung muss verdrängt werden, da sie nicht aushaltbar erscheint. An ihrer Stelle tritt das Symptom auf, worüber der Umwelt kommuniziert werden kann, dass eine Bedrohung vorliegt und dass großes Leid vorhanden ist. Hierüber kann Zuwendung und Versorgung gesichert werden, ohne dass man sich der tatsächlichen inneren Bedrohung stellen muss, denn diese scheint so zerstörerisch zu sein, dass (in der inneren Vorstellungswelt) äußere Zuwendung und Versorgung sowieso nicht ausreichend helfen können.

Man kann also annehmen, dass gerade bei Patienten mit dissoziativen (funktionellen), psychogenen Körperbeschwerden eine große Schwierigkeit besteht, diese auch zu benennen. Denn sobald die psychische Ursache benannt wird, droht das „Schutzprogramm" vor der inneren (psychischen) Bedrohung zusammenzubrechen. Das Körpersymptom wird als „bloßes Schutzsystem" entlarvt, und die dahinterliegende (psychische) Bedrohung droht ans Tageslicht zu kommen. Im Zuge dieser Annahme ist eine Studie aus dem Jahr 2010 interessant: Diese konnte zeigen, dass Patienten, welche an einer funktionellen (also dissoziativen/psychogenen) Lähmung der Beine litten, in rund 25 % der Fälle angaben, dass vermutlich auch psychische Faktoren (Stress, Sorgen) einen Einfluss auf die Entstehung der Symptome haben. Die anderen 75 % der Betroffenen gingen von einer rein körperlichen Ursache aus. In einer Kontrollgruppe von tatsächlich organisch Erkrankten (Beinlähmung aufgrund anderen neurologischer Erkrankungen wie z. B. Rückenmarkserkrankungen) gaben hingegen rund 56 % der Betroffenen an, dass sie sich vorstellen könnten, dass Stress und Sorgen bei der Entstehung der Symptome einen Einfluss hatten [111]. In diesen Daten zeigte sich also, dass gerade funktionell (dissoziativ) Erkrankte sich besonders schwer tun, den Begriff „psychisch" zu akzeptieren bzw. psychische Ursachen für die Erkrankung anzunehmen.

Zurückhaltend vorgehen: Grundsätzlich ist daher gerade im Erstgespräch darauf zu achten, die psychischen Ursachen der körperlichen Symptome nur zurückhaltend zu benennen. Es empfiehlt sich, Begriffe wie „funktionell" oder „dissoziativ" zu verwenden, um hier eine Kränkung des Patienten zu vermeiden bzw. um seine Angst vor der möglicherweise unbewusst vorliegenden inneren psychischen Bedrohung nicht zu schüren, denn hierdurch wird letztlich das körperliche Symptom (die Abwehr der inneren psychischen Bedrohung) verstärkt.

Simultandiagnostik: Andererseits vertreten wir die Meinung, dass es durchaus hilfreich ist, schon in den ersten Kontakten mit an PNES Erkrankten die psychische Genese durchaus *auch direkt anzusprechen*. Dies kann idealerweise im Zuge der Erläuterung eines multimodalen psychosomatischen Krankheitskonzeptes geschehen (s. Kap. 5.2). Im Sinne der Simultandiagnostik sollten neben den notwendigen körperlichen diagnostischen Maßnahmen auch von vornherein psychische diagnostische Mittel und ggf. die frühe Kooperation mit Psychosomatikern, Psychiatern oder Psychotherapeuten angestrebt werden.

Kein Agieren um das Symptom: Aus unserer Sicht besteht die Gefahr, dass Arzt und Patient anderenfalls gemeinsam in ein Agieren rund um das Symptom geraten, was letztlich für die Prognose des Patienten nicht förderlich ist. Oft begegnen uns im klinisch-neurologischen Zusammenhang Anfallspatienten, die seit Jahren mit Antiepileptika behandelt werden, obwohl eine psychogene nicht epileptische Entität der Anfälle bei genauer klinischer Diagnostik eindeutig ist. Das Gleiche gilt für Patienten mit sog. „stroke mimics" oder anderen funktionell-neurologischen Störungen. Hier stellt sich gelegentlich die Frage, wie es passieren konnte, dass hier die psychogene Genese übersehen wurde. Eine mögliche Antwort hierauf kann auch in der Eindringlichkeit liegen, mit welcher die Betroffenen auf die Behandlung ihres Körpersymptoms drängen. Gepaart ist dies sicherlich auch mit dem generellen Wunsch nach „Absicherung" im juristischen Sinne, dass bloß nichts „Echtes" (= Körperliches) übersehen werde. Letztlich ist die Gefahr für Patienten mit funktionell-neurologischen Störungen jedoch groß, an den Folgen einer nicht zielführenden Behandlung (Nebenwirkungen von Medikamenten, iatrogene Verletzungen bei invasiven Maßnahmen) zu leiden. In einer prospektiven Untersuchung von 2012 konnte gezeigt werden, dass 24 PNES-Patienten innerhalb von 6 Monaten 66 Krankenhaustage, 8 Kopf-MRT (Magnetresonanztomografie des Kopfes), 24 Kopf-CT (Kernspintomografie des Kopfes), 7 EEG (Elektroenzephalogramm) sowie 28 Video-EEG (Langzeit-Video-Elektroenzephalogramme) in Anspruch nahmen [91]. Hieran wird deutlich, was mit „Agieren um das Symptom" mit entsprechend überbordender, kostenintensiver Diagnostik gemeint ist.

Merke

Wir halten es für wichtig, schon von Anfang an auch eine psychogene (funktionelle) Ursache im Sinne der Simultandiagnostik mit in Betracht zu ziehen. Unnötige Diagnostik sollte vermieden werden, die Patienten sollten auch schon in den frühen Phasen ihrer Erkrankung mit einer möglichen psychogenen Ursache der Beschwerden konfrontiert werden (im Sinne eines multiätiologischen Krankheitsmodells) und besonders sollte darauf geachtet werden, dass ein gemeinsames „Agieren um das Symptom" mit übermäßiger Diagnostik vermieden wird.

3.3 Leitlinien zur Behandlung von PNES

Publikationen: Zum aktuellen Zeitpunkt existiert keine deutschsprachige evidenzbasierte Leitlinie zur Behandlung von psychogenen nicht epileptischen Anfällen. 2019 wurde allerdings eine Leitlinie zur Behandlung von funktionellen Körperbeschwerden der Arbeitsgemeinschaft der Wissenschaftlichen Medizinischen Fachgesellschaften e. V. (AWMF) publiziert [97]. Diese Leitlinie bezieht sich neben somatoformen Beschwerden bzw. die in der ICD-11 als „somatische Belastungsstörung" klassifizierten Beschwerden (wie chronifizierte Schmerzsyndrome, funktionelle Beschwerden des oberen und unteren Gastrointestinaltraktes, der Geschlechtsorgane sowie vegetative Funktionen) auch auf neurologische funktionelle Störungen wie PNES.

In der englischsprachigen Literatur wurden 2013 zwei Behandlungsempfehlungen zum Management von PNES-Patienten von der Internationalen Liga gegen Epilepsie (ILAE) publiziert [62] [65].

Die Leitlinie des AWMF sowie die beiden Behandlungsempfehlungen der Internationalen Liga gegen Epilepsie bilden zusammengenommen eine hilfreiche Anleitung, wie man sich PNES-Patienten im klinisch-neurologischen Alltag sinnvoll nähern kann. Grob zusammengefasst befinden sich die beiden Leitlinien in ihren Empfehlungen weitgehend in Übereinstimmung. Die folgenden Inhalte dieses Kapitels beziehen sich auf alle drei genannten Publikationen, wobei versucht wurde, die für die Praxis relevanten Aspekte der Behandlung von PNES-Patienten zusammenzufassen.

Phasen der Versorgung: In der Leitlinie des AWMF [97] wird das Vorgehen von Erstkontakt über die Diagnostik bis hin zur Behandlung in 3 Phasen unterteilt:

- die initiale Grundversorgung,
- die erweiterte Grundversorgung sowie
- die multimodale Behandlung, Psychotherapie und/oder Rehabilitation.

Zur Darlegung einer sinnvollen Versorgung psychogener Anfallspatienten ist eine Strukturierung der Vorgehensweise in diese 3 Phasen hilfreich, weswegen wir die Phasen in ihren

Grundzügen und Titeln (initiale und erweiterte Grundversorgung sowie multimodale langfristige Behandlung) für unsere Empfehlungen übernommen haben.

Abbildung 3-1 stellt die Phasen dar, wobei hier die Empfehlung der jeweiligen Phase auf das Krankheitsbild der psychogenen nicht epileptischen Anfälle angepasst wurde.

In Folgenden möchten wir die Phase in der Versorgung näher erläutern, die vor allem für die Neurologie wichtig ist.

3.3.1 Phase 1: Initiale Grundversorgung von PNES

Die Phase 1 beinhaltet die Simultandiagnostik auf körperlicher und psychologischer Ebene, das Stellen einer Positiv-Diagnose sowie anschließend die Kommunikation der Diagnose.

Simultandiagnostik: Somatische Diagnostik

Anamnese und klinische Untersuchung

Die meisten Patienten mit PNES befinden sich im Alter zwischen 20 und 30 Jahren, wenngleich auch Kinder, Jugendliche und Ältere mit PNES-Erkrankungen durchaus vorkommen. Weiterhin besteht bei ca. 10–30 % der PNES-Patienten eine komorbide Epilepsie. 50 % der PNES-Erkrankten berichteten über eine vorherige milde Verletzung des Kopfes (z. B. Sturz auf den Kopf). Des Weiteren werden in den vorliegenden Daten bis zu 70 % komorbide psychische Erkrankungen bei PNES-Patienten beschrieben, weswegen es unbedingt notwendig ist, gezielt danach zu fragen [62].

Anfallsfrequenz: Die Anfallsfrequenz ist bei PNES-Patienten *höher* als bei Epilepsiepatienten [55]. Wiederholte Krankenhausbesuche mit sichtbaren, stark konvulsiven Anfällen und täglich auftretende konvulsive Anfälle lassen eine PNES-Diagnose vermuten [62] [95]. Weiterhin werden oft Trigger, welche eigentlich mit spezifischen Epilepsiesyndromen assoziiert sind, als Trigger für PNES angegeben – wie z. B. Fotostimulation oder Hyperventilation. Darüber hinaus zeigte sich in Studien, dass chirurgische Eingriffe oder andere medizinische Situationen als Trigger für nicht epileptische Anfälle fungieren können.

Antikonvulsiva: Eine Studie zeigte, dass eine transiente Besserung (oder gar ein transientes Verschwinden) von PNES durch Antikonvulsiva-Gabe bei 40 % der Patienten auftrat [83]. Dies ist besonders wichtig, denn der Rückschluss liegt nahe, dass es sich um eine Epilepsie handelt, wenn nach Gabe eines Antikonvul-

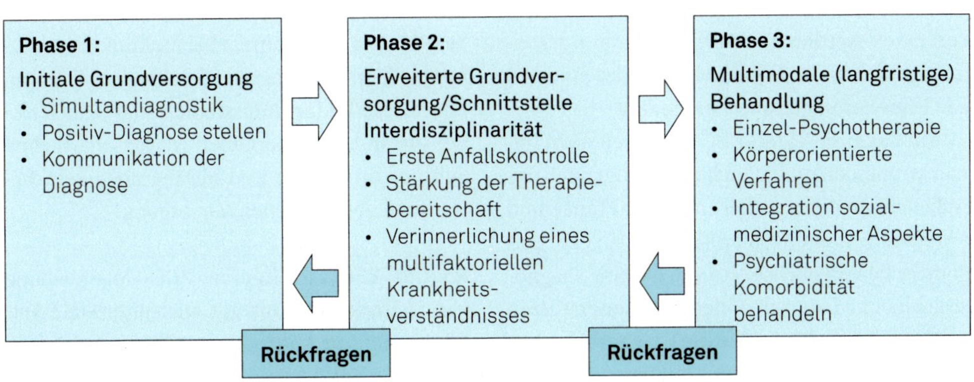

Abbildung 3–1: Phasen der klinischen Versorgung von PNES-Patienten [65] [97].

sivums plötzlich keine Anfälle mehr auftreten. Letztlich sind hier jedoch die Anfallssemiologie sowie die Ergebnisse der somatischen Untersuchungen für die Diagnosestellung entscheidend.

Für eine ausführliche klinische Unterscheidung zwischen psychogenen und epileptischen Anfällen sei auf Kap. 4.4.4 (Umgang mit Anfällen und Dissoziationen) verwiesen. Hier sei besonders das klinische Instrument von De Paola erwähnt, welches 6 klinische Merkmale zusammenfasst, anhand welcher (basierend auf klinischen Daten) relativ sicher zwischen epileptischen Anfällen und PNES unterschieden werden kann [22].

Apparative Untersuchungen

Langzeit-Video-EEG: Das Aufzeichnen eines Anfalls mit Langzeit-Video-EEG stellt den diagnostischen Goldstandard dar. Hierbei kann die Semiologie des Anfalls in zeitlicher Korrelation zur Ableitung eines Oberflächen-EEGs (oder unter Zuhilfenahme von Sphenoidal-Elektroden) beurteilt werden. Nicht alle epileptischen Anfälle sind jedoch anhand der EEG-Kurve mit ausreichender Sicherheit als solche einzuschätzen. Hierfür sind neben den unvermeidlichen Artefakten durch die Bewegungen der Patienten mitunter auch lokalisatorisch bedingte Einschränkungen in der oberflächlichen Ableitung des EEG verantwortlich. Die differenzialdiagnostische Einschätzung kann weiterhin auch durch den Vergleich von mehreren Anfällen verbessert werden. Die Aufgabe dieser Beurteilung gehört in die Hände eines in der (Video-) EEG-Bewertung erfahrenen Teams.

Ein Langzeit-Video-EEG ist jedoch nicht immer vorhanden und manchmal gelingt auch das Aufzeichnen eines Anfalls nicht. LaFrance und Mitarbeiter stellten daher Kriterien für eine diagnostische Vorgehensweise vor, die eine Diagnose auch ohne Langzeit-Video-EEG unterstützen soll [62]. Hierbei teilen sie die Diagnosevergabe in 4 Stufen ein, in Abhängigkeit von den vorliegenden diagnostischen Belegen:

- **Mögliche PNES-Erkrankung:** typische Anamnese/Anfallsbeschreibung sowie unauffälliges Routine-EEG
- **Wahrscheinliche PNES-Erkrankung:** Videodokumentation (z.B. mit Mobiltelefon) mit typischer Anfallssemiologie, gesehen durch Neurologen ohne epileptologische Expertise, sowie unauffälliges Routine-EEG
- **Klinisch gesicherte PNES-Erkrankung:** Videodokumentation (z.B. mit Mobiltelefon) mit typischer Anfallssemiologie, gesehen durch Neurologen mit epileptologischer Expertise, sowie unauffälliges Routine-EEG
- **Dokumentierte PNES-Erkrankung:** Videodokumentation mit typischer Anfallssemiologie und EEG-Ableitung (Video-EEG), gesehen durch Neurologen mit epileptologischer Expertise [62]

Bildgebung: Eine Bildgebung vom Kopf ist hilfreich, wenn es um die Erstdiagnostik unklarer Anfallsereignisse geht. Hier ist vor allem die *MRT* zentral, welche auch feinere Strukturen – insbesondere die Temporalregion – beurteilbar macht. Die meisten Patienten mit PNES haben unauffällige Bildgebungsbefunde. Wie bei jeder diagnostischen Untersuchung mit einer hohen Rate an Zufallsbefunden sollte durch einen erfahrenen Untersucher eine Korrelation des Befundes mit dem klinischen Phänomen erfolgen.

Es gibt neuere Studien zu funktioneller Bildgebung, welche Auffälligkeiten in den funktionellen Verbindungsstrukturen zwischen motorischen, sensorischen und limbischen Netzwerken bei PNES (und allgemein bei funktionellen neurologischen Störungen) detektieren konnten [25]. Diese Bildgebungsstudien sind jedoch bisher nur in experimentellen wissenschaftlichen Settings im Einsatz und bislang noch kein Bestandteil der klinischen Versorgung.

Routine-EEG: Eine Routine-EEG-Untersuchung kann hilfreich sein, um ggf. auch interiktale Auffälligkeiten zur Abgrenzung epileptischer Ereignisse zu detektieren. Generell ist wichtig, dass ein Routine-EEG nur einen Ausschnitt darstellt.

Somit beweist ein unauffälliges EEG nicht das Vorliegen einer funktionellen Störung. Anders herum ist es aber auch so, dass bis zu 2–4 % der EEG-Untersuchungen von normalen Gesunden Auffälligkeiten aufweisen, die epilepsietypischen Potenzialen ähnlich sehen [46]. Insofern sind auch unspezifische Auffälligkeiten in einer EEG-Aufzeichnung kein Beweis für das Vorliegen einer Epilepsie. Hier ist besondere Vorsicht geboten, denn nicht selten wird eine (unspezifische) Auffälligkeit in einem Routine-EEG als Beweis herangezogen, dass eine Epilepsiediagnose vorliegt, was konsekutiv dann meist zum Einsatz eines Medikamentes führt.

Merke

Die Beurteilung der Anfallssemiologie durch ein ausführliches Anamnesegespräch ist im Vergleich zum Routine-EEG das besser geeignete Instrument in der Unterscheidung zwischen epileptischen Anfällen und PNES [94].

Serologische Marker: Bezüglich serologischer Marker zur diagnostischen Unterscheidung zwischen epileptischen und psychogenen Anfällen sind vor allem die *Serum-Creatinkinase* (CK) und das Prolaktin untersucht worden. Für die CK besteht eine gute unterstützende Aussagekraft bei der Differenzierung von generalisiert tonisch-klonischen Anfällen gegenüber PNES und Synkopen, wenn der Wert 12–15 Stunden nach dem Ereignis abgenommen wird. Für fokale epileptische Anfälle gilt dieser Zusammenhang nicht [84]. Für *Prolaktin* ist die diagnostische Wertigkeit insbesondere aufgrund der notwendigen Einschränkungen umstritten.

In einigen Studien konnte ein erhöhtes basales *Cortisol im Speichel* bei Patienten mit PNES im Vergleich zu gesunden Kontrollen gemessen werden [4]. Diese Messungen sind bisher jedoch nur in wissenschaftlichen Zusammenhängen untersucht worden und haben noch keinen Eingang in die klinische Diagnostik und Versorgung erlangt. Außerdem erfolgte hier auch ein Vergleich mit gesunden Kontrollen und nicht mit Epilepsiepatienten, weshalb dieser Wert für die differenzialdiagnostische Entscheidung nicht relevant ist.

Simultandiagnostik: Psychologische Diagnostik

Insgesamt ist zu betonen, dass es bisher keine gut validierten Daten gibt, eine PNES-Erkrankung auf der Basis psychologischer Testinstrumente sicherzustellen. Insofern bleiben die Empfehlungen zur Durchführung psychologischer Diagnostik (und insbesondere psychometrischer Testungen) im Bereich *geringer Evidenz*. Es ist aber in jedem Fall sinnvoll, eine *psychosomatische Anamnese* durchzuführen und die Aspekte der Gesprächsführung zu beachten. Weiterhin ist – im Sinne der Simultandiagnostik – vom Zeitpunkt der Diagnosestellung an eine interdisziplinäre Zusammenarbeit mit den psychosomatischen, psychiatrischen und psychotherapeutischen Kollegen sinnvoll.

Anamnese und psychopathologischer Befund

Anfallsbeschreibung: Mehrere Arbeiten haben gezeigt, dass die genaue linguistische Beachtung von Anfallsbeschreibungen sehr hilfreich für die Einordnung von Anfallsereignissen sein kann. Patienten mit PNES fällt es gegenüber Patienten mit epileptischen Anfällen deutlich schwerer, eine zusammenhängende Darstellung der Ereignisse zu formulieren [103]. Die Beschreibungen sind oft vage oder Patienten zeigen eine geringere Motivation, ihre Anfälle überhaupt schildern zu wollen [85]. Es kann auch in der Anamneseerhebung darauf geachtet werden, ob z. B. Patienten dazu tendieren, die Bezeichnung der Beschwerden als „psychisch“ als Affront zu erleben. Dies kann u. U. ein Hinweis auf eine psychogene Ursache der Beschwerden sein, gemäß der konversionsneurotischen Theorie verdrängter unbewusster innerer Bedrohungen, für welche das Symptom eine Schutzfunktion hat (s. Kap. 3.2.2).

Psychosomatische und psychiatrische Vorerkrankungen: Weiterhin sollte bei der Anamneseerhebung erfragt werden, ob Patienten bereits in ihrer Vorgeschichte unter nicht organisch erklärbaren körperlichen Beschwerden gelitten haben (z.B. andere dissoziative Symptome, Reizdarmsyndrom, chronische Schmerzen unklarer Ursache, Schwindel, Störungen der Sinnesorgane). Des Weiteren sollte gezielt nach psychiatrischen Vorerkrankungen (Depression, Angststörungen, posttraumatische Belastungsstörungen, Borderline-Persönlichkeitsstörungen, vorherige psychiatrische Klinikaufenthalte, vorangegangene psychotherapeutische Behandlungen) gefragt werden, da die Patienten diese eventuell nicht von sich aus erwähnen, um nicht in die „Psycho-Schublade" gesteckt zu werden (s. Kap. 3.2.2). Ein Wissen über derartige Vorerkrankungen ist aber im Kontext der Gesamtbeurteilung wichtig. Es ist außerdem sinnvoll, gezielt nach subtileren Anzeichen für Dissoziation zu fragen, denn sollten diese vorliegen, macht dies eine PNES-Diagnose ebenso wahrscheinlicher. Hier sind vor allem *Derealisation und Depersonalisation* zu nennen, aber auch kurze Abwesenheiten oder paroxysmale Störungen der Sinnesorgane.

Biografische psychosomatische Anamnese: Darüber hinaus sollte eine ausführliche biografische psychosomatische Anamnese erfolgen. Zur Erhebung empfiehlt sich hier ein *offener Fragestil,* der nicht suggestiv ist. Es ist z.B. günstiger, offen nach der Kindheit zu fragen als gezielt nach aversiven Ereignissen („Können Sie mir ein paar Stichworte zu Ihrer Kindheit geben? Wie haben Sie diese in Erinnerung?" ist hilfreicher als „Wurden Sie als Kind von ihren Eltern geschlagen?"). Eine biografische Anamnese sollte auch das Erfragen aversiver Ereignisse/Traumata (Verlust von Bezugspersonen, Gewalt- und Missbrauchserfahrungen, anhaltende konflikthafte Zustände mit engen Bezugspersonen, chronisch belastende Situationen im Arbeitsumfeld) umfassen, da diese als besonders relevant für die Störungsgenese gelten. Hier ist mit der nötigen Sensibilität vorzugehen. Es geht nicht darum, dass der Patient diese Ereignisse umfassend schildert, sondern dass der Diagnostiker diese abstrakt exploriert und deren Relevanz für dissoziative/posttraumatische oder andere Symptome im Blick hat. Letztlich ist davon auszugehen, dass der Patient im Falle eines guten Vertrauensverhältnisses am ehesten von selbst auf die für ihn (bewusst oder unbewusst) relevanten Themen zu sprechen kommt – ein gezieltes „Nachbohren" hinsichtlich psychischer Belastungsfaktoren (im Sinne der inneren Bedrohung) ist nicht sinnvoll.

Merke

Bei der psychopathologischen Befunderhebung sind vor allem die oben bereits erwähnten subtilen dissoziativen Phänomene sowie Zeichen psychiatrischer Komorbiditäten wichtig. Hierzu zählen affektive Beeinträchtigungen wie Depressivität und Angstsymptomatik, posttraumatische Belastungsstörungen, Persönlichkeitsstörungen und Zeichen für eine Emotionsregulationsstörung wie selbstverletzendes Verhalten, schädigender Konsum psychotroper Substanzen oder akute Suizidalität oder Suizidalität in der Vorgeschichte.

Psychometrische Tests

Persönlichkeit: Es gibt Hinweise, dass PNES vermehrt mit dem Vorliegen von Persönlichkeitsstörungen vom Typ Cluster B nach dem DSM-5 (histrionische, narzisstische und Borderline-Persönlichkeitsstörung) assoziiert sind [8]. Insofern kann eine Persönlichkeits-Testung mittels eines strukturierten klinischen Interviews (SKID II) sinnvoll sein. Letztlich ist aber die diesbezügliche Datenlage noch unvollständig. Weiterhin ist zu betonen, dass das

Vorliegen von PNES oder anderen funktionell-neurologischen Störungen nicht automatisch das Vorliegen einer Persönlichkeitsstörung bedeutet.

Emotionsverarbeitung: Einige Studien konnten Schwierigkeiten in der Emotionsverarbeitung bei PNES-Patienten darlegen [123]. Insofern kann eine gezielte psychometrische Testung hier sinnvoll sein, um einen „weichen“ Marker zu erhalten, der sowohl für die Diagnose als auch für die weiterführende Therapie von Relevanz ist. Hier bietet sich im deutschsprachigen Raum z.B. der Selbstbeurteilungsfragebogen zur emotionalen Kompetenz an [96].

Bindungsverhalten: Eine Studie von 2018 konnte einen Zusammenhang zwischen einer rechtsseitigen hippokampalen Volumenminderung und einem unsicheren Bindungsstil bei 26 Patienten mit PNES nachweisen. Die gesunden Kontrollen wiesen diesen Zusammenhang nicht auf und waren insgesamt sicherer gebunden in den angewendeten Selbstbeurteilungsinstrumenten zur Erhebung des Bindungsstils. Insofern kann eine Erhebung des Bindungsstils sinnvoll sein. Hier ist vor allem das „Adult Attachment Projective Picture System“ zu nennen [38], welches sich als Fremdeinschätzungsinstrument dazu eignet, unbewusste, strukturelle Aspekte der Bindungsorganisation reliabel und valide zu erfassen. Des Weiteren gibt es Selbsteinschätzungsinstrumente zur Erfassung von Bindungsmerkmalen, die eher das bewusstseinsnahe Erleben von nahen Beziehungen operationalisieren. Hier sind z.B. die „Adult Attachment Scale“ oder das „Experience in Close Relationship Inventory“ zu nennen.

Posttraumatische Belastungsstörungen: Viele Studien konnten den Zusammenhang von aversiven Lebensereignissen und dem Auftreten dissoziativer Symptome (und damit auch funktioneller neurologischer Beschwerden wie PNES) aufzeigen [75]. Insofern ist es sinnvoll, die allgemeine Anamneseerhebung durch spezifische Instrumente zur Erfassung posttraumatischer Belastungsstörungen (akut wie chronisch) einzusetzen. Im deutschsprachigen Raum existiert z.B. das Essener Traumainventar [114].

Positiv-Diagnose stellen

Bereits in Kap. 3.2 wurde ausführlich erläutert, welche Schwierigkeiten in der Kommunikation mit an PNES erkrankten Patienten auftreten können. Zur Verbesserung der Akzeptanz der Diagnose durch die Patienten ist es wichtig, dass eine Positiv-Diagnose gestellt wird. Negativ-Diagnosen wie „Sie sind neurologisch gesund“ oder „Sie haben nichts Körperliches“ sollten unbedingt vermieden werden. Sie entsprechen auch nicht den Tatsachen, denn die Patienten leiden ganz real körperlich an entsprechenden Funktionseinschränkungen.

Es existiert eine anhaltende wissenschaftliche Debatte über die *Bezeichnung der Erkrankung* als „psychogene nicht epileptische Anfälle (PNES)“. Diese Bezeichnung beinhaltet ja in sich schon eine Negativ-Diagnose („nicht epileptisch“) und wird daher von einigen Spezialisten kritisch gesehen. Es wird propagiert, lieber den Begriff der „funktionellen Störung“ (FND) zu verwenden, um hier Klarheit bezüglich der unmissverständlichen Anerkennung des Leidensdrucks der Betroffenen zu signalisieren.

Letztlich ist allerdings davon auszugehen, dass nicht die Betitelung der Krankheit den Unterschied macht, sondern dass vielmehr die *innere Haltung* des behandelnden Arztes hier entscheidend ist. Wenn dieser es schafft, sich empathisch, offen und interessiert mit dem an PNES erkrankten Patienten auseinanderzusetzen, dann wird es wahrscheinlicher, dass der Patient die Diagnose annehmen kann, was eine gute Voraussetzung für eine weitere Behandlung darstellt.

Kommunikation der Diagnose

Angehörige einbeziehen: Grundsätzlich sollte bei der Kommunikation der Diagnose auf eine *ruhige und entspannte Atmosphäre* geachtet werden. Idealerweise sollte ein Raum mit Sitzmöglichkeit zur Verfügung stehen, Störungen während des Gesprächs sollten – wenn möglich – vermieden werden. Es ist sinnvoll, Angehörige des Betroffenen bei dem Gespräch einzubeziehen. Gerade bei PNES ist die Belastung für das Umfeld oft immens, da die Anfälle ja häufig einen ganzen „sozialen Kosmos" einbeziehen.

Multiätiologisches Modell: Neben den allgemeinen Hinweisen zur Gesprächsführung (Kap. 3.2) verweisen wir bezüglich der Kommunikation der Diagnose insbesondere auf Kap. 5.2 „Modul Erklärungsmodelle" (hier vor allem Ziel 1 und Ziel 2). In diesem Kapitel wird hilfreiches Hintergrundwissen zur Entstehung dissoziativer Symptome vermittelt. Weiterhin wird ein allgemeines psychosomatisches Ätiologiemodell zur Entstehung körperlicher Beschwerden unter Einbezug psychischer und körperlicher Faktoren erläutert. Es empfiehlt sich, zur Erläuterung der Diagnose ebenfalls auf ein multiätiologisches Entstehungsmodell Bezug zu nehmen.

Patientenbroschüre: Es existiert eine Patientenbroschüre für den deutschen Sprachraum, die auch in Englisch, Arabisch und Französisch verfügbar ist und auf der Internetseite der Ambulanz für dissoziative Anfälle der Charité Universtitätsmedizin in Berlin heruntergeladen werden kann (https://psychosomatik.charite.de/forschung/stress_assoziierte_erkrankungen/funktionelle_neurologische_stoerungen/). Bei der Vermittlung der Diagnose kann auf diese Broschüre Bezug genommen werden.

> **Merke**
>
> Grundsätzlich sollte nach Vermittlung der Diagnose eine engmaschige Begleitung zur Organisation der weiteren Behandlung erfolgen.

Nach der Diagnosevermittlung ist eine psychosomatische/psychotherapeutische Weiterbehandlung empfehlenswert. Diese kann z.B. eine Teilnahme an dem vorliegenden Gruppenprogramm oder eine ambulante Einzelpsychotherapie sein. Bei klinisch stark beeinträchtigten Patienten ist auch eine stationäre Behandlung sinnvoll, ggf. können auch Maßnahmen wie eine psychosomatische (oder berufliche) Rehabilitationsbehandlung notwendig sein. Adressen und Vermittlungsstellen finden sich ebenfalls in der Patientenbroschüre der Charité Universitätsmedizin Berlin.

3.4 KÖRDIS: zwischen erweiterter Grundversorgung und multimodaler Psychotherapie

Das Gruppentherapieprogramm „KÖRDIS" stellt ein *modularisiertes Behandlungsmanual* für Menschen mit PNES-Erkrankung dar. Hauptsächlich richtet es sich an psychotherapeutisch tätige Ärzte und Psychologen, die mit PNES-Patienten in einem begrenzten Zeitraum nach der initialen Diagnosestellung arbeiten möchten, insbesondere mit dem Ziel einer *verbesserten Krankheitsakzeptanz*.

Das Manual richtet sich aber auch an Neurologen, Psychiater, Allgemeinärzte und Psychotherapeuten, die interessiert sind, ihr Wissen und ihre diagnostische und therapeutische Kompetenz zu PNES zu erweitern und somit ihr Behandlungsspektrum auszuweiten. Viele Inhalte können sowohl im Erstkontakt als auch im weiteren Behandlungsverlauf von Patienten mit PNES für den Behandler hilfreich sein und im klinischen Alltag genutzt werden. Insofern zielt das vorliegende Buch darauf ab, in allen 3 Phasen der Behandlung Hilfestellung zur Verbesserung der Versorgung von Patienten mit PNES zu bieten. **Abbildung 3-2** zeigt eine Übersicht, in welchen Kontexten KÖRDIS in den verschiedenen Phasen angewendet werden kann.

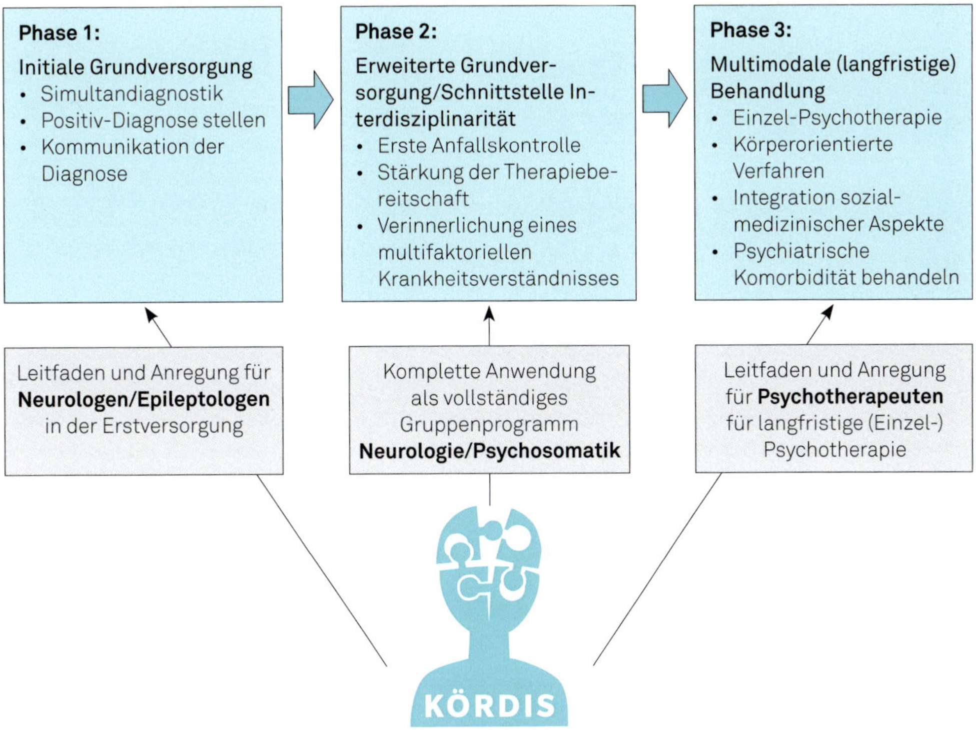

Abbildung 3–2: Anwendungsbereiche von KÖRDIS bezogen auf die Behandlungsphasen von PNES-Patienten (1. Grundversorgung durch Neurologen/Epileptologen, Selbsthilfe für Betroffene; 2. interdisziplinäre Schnittstellenversorgung; 3. langfristig kausale Therapie durch Psychotherapeuten).

4 Ziele und Inhalte des vorliegenden Programms

4.1 Ziele

Das vorliegende Manual wurde in Kooperation mit der Ambulanz für dissoziative Anfälle der Charité Berlin entwickelt. Es zielt darauf ab, die Versorgung und Behandlung dieser spezifischen Patientengruppe zu verbessern. Der ideale Zeitpunkt zur Durchführung des Manuals ist die Zeit nach der Diagnosestellung von PNES, welche die Patienten häufig in einem Epilepsiezentrum oder einer neurologischen/psychiatrischen Klinik verbringen (Phase 2 der Behandlung, s. Kap. 3.3). Mit der Teilnahme an einer Behandlungsgruppe sollen die Vermittlung und der Übergang aus einem diagnostischen (in der Regel Neurologie/Psychiatrie) in ein therapeutisches Setting (Psychotherapie) erleichtert werden.

Spezifische Behandlungsziele sind:

- die Reduktion der Häufigkeit von PNES durch
  - ein Verständnis für die Funktionalität des Anfallsgeschehens
  - die bewusste Wahrnehmung von Triggern
  - das Erlernen körperorientierter Bewältigungsstrategien
  - die Verbesserung der Körper- und Gefühlswahrnehmung
  - Erlernen von Fertigkeiten zur Spannungsregulation („Skills“)
  - die Wahrnehmung von anfallsbezogenen Gedanken (Kognitionen)
- die Verbesserung der Lebensqualität durch
  - die Förderung einer Tagesstruktur, Selbstfürsorge, Schlafhygiene etc.
  - die Annahme der Diagnose
  - die Förderung der Therapiemotivation
  - die Förderung der Motivation und Selbstwirksamkeitserwartung, die PNES regulieren/reduzieren zu können.

Merke

Das Hauptziel des Manuals ist eine (temporäre) Reduktion der Anfallsfrequenz, wodurch kurzfristig eine bessere Alltagsfähigkeit erzielt werden kann. Hierdurch kann wiederum eine individuelle Psychotherapie effektiver eingeleitet werden, was die langfristige Prognose verbessern kann.
Die im Manual beschriebene Intervention stellt keine vollständige Psychotherapie dar! Es handelt sich um ein körperorientiertes, psychoedukatives Kurzzeitprogramm, welches den Patienten helfen soll, ihre Dissoziation besser zu regulieren. Ein weiteres Ziel ist es, die Bereitschaft für die Aufnahme einer individuellen Psychotherapie zu erhöhen und durch die reduzierte Dissoziation die anschließende psychotherapeutische Arbeit zu erleichtern.

Dieses Manual enthält insbesondere keine Einheit zur Medikation und keinen Fokus auf soziorehabilitative Maßnahmen. Für die diagnostische Einordnung, organische Ausschlussdiagnostik und Medikationseinstellung sowie die Förderung der Teilhabe am Arbeitsleben empfehlen wir eine Kooperation mit Neurologen/Psychiatern, Sozialarbeitern und Psychotherapeuten.

4.2 Struktur des Programms

Das vorliegende Manual ist strukturiert, gegenwartsorientiert und modularisiert, sodass sich die Behandler in allgemeinen Modulen (Kap. 5) in die jeweilige Thematik einlesen können und dann zur spezifischen Therapiesitzungsvorbereitung einen konkreten Sitzungsablauf mit Therapiematerialien (Kap. 6) nutzen können.

Das Manual gliedert sich in folgende Module:

- Erklärungsmodelle
- Anfallsregulation
- Emotion und Kognition
- Körperwahrnehmung

Merke

Die Module dieses Programms sind nicht hierarchisch gegliedert. In jeder Sitzung werden Teile aller Module kombiniert und können unterschiedlich gewichtet werden. Die Inhalte der Module werden in Kap. 5 dargelegt. Dabei werden den Modulen Symbole zugeordnet, die auch in Kap. 6 bei der Besprechung der einzelnen Therapiesitzungen verwendet werden und die Modulzugehörigkeit der jeweiligen Inhalte und Angebote der Sitzungen anzeigen.

4.3 Kompetenzen der Behandler

Eine spezielle Schulung für das vorliegende Manual ist bis zum Zeitpunkt der Drucklegung noch nicht etabliert. Wir empfehlen, dass dieses Programm von psychotherapeutisch, psychiatrisch und neurologisch vorgebildetem Fachpersonal durchgeführt wird. Die Komplexität des Krankheitsbildes und der häufigen Komorbiditäten (z. B. Epilepsien, Traumafolgestörungen oder Persönlichkeitsstörungen) erfordert spezifische Kompetenzen aus beiden Fachbereichen. Wo dies nicht durch den Ausbildungshintergrund einer Person gewährleistet werden kann, empfiehlt sich die gemeinsame Behandlung durch *zwei* Behandler.

Des Weiteren empfehlen wir, dass die Behandlung in Kooperation mit einem epileptologisch geschulten Neurologen erfolgt, um bei Anfällen differenzialdiagnostische Sicherheit (auch als sicherheitsvermittelndes Therapeuten-Modell den Patienten gegenüber) zu haben. Zudem empfiehlt es sich, für potenziell schädigende Verhaltensweisen (Selbstverletzung, Suizidalität, retraumatisierende Flashbacks, Suchtverhalten) einen Ansprechpartner für weitergehende Interventionen (Medikation, stationäre Einweisung etc.) zu etablieren (z. B. Kooperation mit stationärer psychiatrisch-psychosomatischer Klinik).

Idealerweise wird das Programm mit einem leitenden Behandler und einem Co-Behandler durchgeführt, da PNES und andere akute Symptome während der Sitzung verstärkte Aufmerksamkeit benötigen können.

4.4 Wichtige Hinweise für die Behandler

4.4.1 Notwendige Materialien

Für die Durchführung des Programms sollte ein ruhiger, heller Raum zur Verfügung stehen. Folgende Materialien sollten in diesem Raum bereitstehen:

- Flipchart mit Filzstiften
- ausreichend Stühle (Stuhlkreis)
- evtl. Yogamatten in der Anzahl der Teilnehmer (alternativ auch Stühle möglich)

- ein gesonderter Raum mit einer Liegemöglichkeit (Patientenliege) für Teilnehmer, die während der Sitzung dissoziieren
- Skills-Notfallkoffer (Ausführung s. Kap. 5.3.5 „Modul Anfallsregulation – Ziel 5" und Kap. 6, Sitzung 6)
- Buntstifte und Kugelschreiber

Wir empfehlen, die Therapie im Stuhlkreis durchzuführen. Im Rahmen der Angebote zur Körperwahrnehmung kann von dieser Anordnung abgewichen werden. Zum Ende einer jeden Sitzung sollte jedoch die Anordnung im Stuhlkreis wiederhergestellt werden.

4.4.2 Therapeutische Arbeit

Grundsätzlich kann die therapeutische Arbeit mit dem vorliegenden Manual mit verschiedenen Kommunikationstechniken bestritten werden:

- Referieren
- Besprechen der Symptomtagebücher
- gemeinsames Erarbeiten von Therapieinhalten
- gemeinsame Übungen
- Rekapitulieren

Die jeweiligen didaktischen Hinweise sind als Leitfaden gedacht. Es ist immer legitim und manchmal explizit erforderlich, von den didaktischen Vorgaben des Manuals abzuweichen und zwischen den didaktischen Stilen zu wechseln. Im Folgenden werden die genannten didaktischen Methoden des Manuals genauer vorgestellt.

Referieren

Beim Referieren steht der Aspekt der Informationsvermittlung durch den Behandler im Vordergrund. Das Ziel ist es hierbei, den Patienten aufzuklären und ihm Wissen über seine Erkrankung zu vermitteln. Der Patient sollte im Idealfall „Experte" seiner eigenen Erkrankung werden. Die didaktische Herausforderung stellt hier die Verständlichkeit und die Anpassung der Informationsvermittlung an das Tempo und Reflexionsniveau sowie die Motivation der Gruppenteilnehmer dar.

Besprechen der Symptomtagebücher

Die Besprechung der Symptomtagebücher ist zentraler Bestandteil jeder Sitzung. Die Teilnehmer werden zu Beginn jeder Sitzung gebeten, ihr Symptomtagebuch vorzulesen. Der Behandler versucht, das Bedürfnis der Patienten zu erfassen, sich mitzuteilen. Dies ist bereits eine Unterstützung zur Selbstregulation. Hierbei ist es bedeutsam, alle Teilnehmer einzuladen, eine wohlwollende, akzeptierende Grundhaltung gegenüber den Anfallstagebuchinhalten der anderen Teilnehmer einzunehmen. Es geht dabei um die Beobachtung und die Förderung des eigenen Erkennens von Veränderungsansatzpunkten („Aha, ich spüre immer xyz, bevor der Anfall losgeht" ...), um im weiteren Therapieprozess gemeinsam zu überlegen, was hilfreich sein kann, um den Anfallsprozess zu regulieren. *Vorschnelle Ratschläge* des Behandlers oder der anderen Teilnehmer sollten *unterbunden* werden (Ratschläge können „erschlagen"!), da diese meist nicht helfen bzw. der Teilnehmer das Gefühl bekommt, etwas falsch zu machen, d. h. sich potenziell schämen könnte.

Bei der Besprechung der Hausaufgabe gilt es, als Behandler die Balance zu finden, jedem Teilnehmer genügend Raum zu geben und gleichzeitig die Zeit gut im Auge zu behalten. Es empfiehlt sich, jedem Teilnehmer ca. 3 Minuten einzuräumen, ggf. kann der Co-Behandler die Zeit im Blick haben, damit der Behandler sich auf interessierte Nachfragen fokussieren kann und in späteren Sitzungen auch einen Impuls für die nächste Hausaufgabe setzen kann. Hier gilt, dass „weniger mehr ist", d. h. ein guter Veränderungsimpuls ist besser als mehrere Ideen gleichzeitig, die entweder schnell wieder vergessen werden oder den Patienten überfordern.

Gemeinsames Erarbeiten von Therapieinhalten

Ein wichtiger Schwerpunkt ist das gemeinsame Erarbeiten von Therapieinhalten. Es sollte kein „Frontalunterricht" stattfinden, damit die Patienten die Therapiesituation möglichst nicht mit einer Schulsituation assoziieren und den Eindruck gewinnen, sie könnten etwas „Falsches" oder „Richtiges" sagen. Erwartungsdruck sollte möglichst vermieden werden. Es geht darum, dass die Patienten eigenmotiviert lernen, aber vor allem sich auch psychisch entwickeln, was nicht durch Druck, sondern nur über ein freundliches Fördern und Fordern möglich ist. Eine Technik, um eigene Einsichten zu fördern, ist der sokratische Dialog, d.h. die Interventionskunst, dass der Patient die Einsicht aus eigener Reflexion entwickelt, die er als Therapieziel vor Augen hat. Dies geschieht durch Fragen an den Patienten, die den Reflexionsprozess fördern [98].

Merke

Eine häufig empfohlene Technik des vorliegenden Manuals ist die Erstellung einer Mind-Map (**Abb. 4–1**). Hier sammelt der Behandler Kommentare und Begriffe an einer Flipchart zu einem bestimmten Thema erst einmal kommentarlos. Im Anschluss kann gemeinsam über das Ergebnis der Sammlung diskutiert werden.

Gemeinsame Übungen

Gemeinsame Übungen dienen dazu, das referierte oder gemeinsam erarbeitete Wissen direkt in die Praxis zu übersetzen und erfahrbar zu machen. In dieser therapeutischen Arbeit löst sich die Struktur „Dozent - Zuhörer" auf und die Gruppe agiert idealerweise als eine Einheit. Der Behandler sollte hier initial das Übungsangebot anleiten, im Verlauf der Durchführung dann - je nach Gruppenkohäsion und Gruppenkompetenz der Teilnehmer - den Teilnehmern mehr oder minder strukturierend und helfend beiseite stehen. Bei entsprechend gut reflektierten Teilnehmern ist es sinnvoll, dass der Behandler möglichst wenig in den Prozess eingreift.

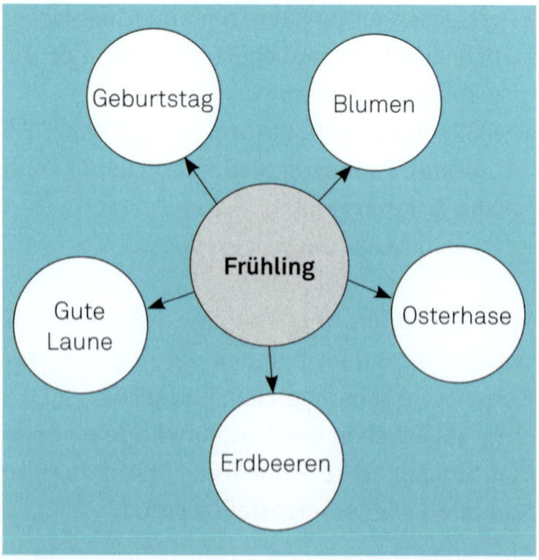

Abbildung 4–1: Beispieldarstellung einer Mind-Map zum Thema „Frühling".

Rekapitulieren

Meist am Ende einer jeden Gruppensitzung steht ein gemeinsames Rekapitulieren des gewonnenen Wissens, der neuen Einsichten und der in den Übungen gelernten Inhalte der Gruppensitzung. Hierbei sollte der Behandler im Idealfall Impulse für das gemeinsame Rekapitulieren geben in Form von Fragen an die Gruppe (offene Fragen, z.B. „Was nehmen Sie mit?", „Was war wichtig heute?"). In diesen Punkt fällt auch das Besprechen der Vorbereitung der nächsten Stunde.

4.4.3 Gruppenregeln

Die Gruppenregeln sind von dem Buch der verhaltenstherapeutischen Gruppenpsychotherapie nach Fiedler [35] inspiriert und gehen auch auf die Gruppenregeln bei Traumafolgestörungen von Strauß und Mattke [112] zurück. Sie dienen dem Zweck, dass jeder Teilnehmer sich wertgeschätzt fühlt und alle möglichst gleichermaßen von der Therapie profitieren können.

Es empfiehlt sich, wenn nötig im Laufe des gesamten Therapieprogramms immer wieder auf die Gruppenregeln Bezug zu nehmen.

Regeln

Gruppenregeln im Einzelnen

- **Schweigepflicht:** Was in der Gruppe besprochen wird, bleibt in der Gruppe.
- **Gegenseitige Hilfe:** Bitte lassen Sie einander ausreden. Konstruktive Bemerkungen gegenüber anderen sind hilfreich. Kritik ist positiv und konstruktiv zu formulieren.
- **Jeder hat das Recht, sich in der Gruppe mitzuteilen oder zu schweigen.**
- **Alle Teilnehmer bekommen die Möglichkeit, etwas zu sagen:** Auch wenn es manchmal schwer fällt, sich zurückzuhalten, ist es für die anderen fair, wenn nicht einer die ganze Stunde alleine spricht. Der Behandler (und ggf. ein Co-Behandler oder in jeder Sitzung neu ausgewählter Patient) achtet darauf, dass jeder Zeit hat sich zu äußern.
- **Es ist erlaubt, Schwierigkeiten zu haben:** Es gibt keine Fehler, sondern nur Herausforderungen: Schwierigkeiten sind eine Chance zur Veränderung, wenn sie offen und konstruktiv besprochen werden können. Jeder wird im Laufe des Programms Schwierigkeiten haben, die es zu bewältigen gilt.
- **Pünktlichkeit:** Um Pünktlichkeit wird gebeten, da es für die Gruppe einschließlich des Behandlers störend sein kann, wenn einzelne Teilnehmer verspätet in die Gruppe „platzen".
- **Ich-Botschaften:** Bitte sprechen Sie über sich und Ihre eigenen Gefühle und Eindrücke in Ich-Form, auch bei Kritik oder Rückmeldung der Gruppenteilnehmer. Diese Regel ist zentral für eine gute Kommunikation und hilft, Meinungsverschiedenheiten konstruktiv auszutragen und zu lösen. Missverständnisse (in Du-Form) können dadurch vermieden oder ausgeräumt werden.

4.4.4 Umgang mit Anfällen und Dissoziationen während der Gruppensitzung

Es ist grundsätzlich möglich und sogar wahrscheinlich, dass es während einer Gruppensitzung zu einem psychogenen nicht epileptischen Anfall bei einem der Teilnehmer kommt. In jeder Situation während der Therapie können Anfälle getriggert werden. Um in diesem Fall adäquat reagieren zu können, empfehlen wir ein aufmerksames Lesen dieses Kapitels.

Merke

Ein psychogener nicht epileptischer Anfall stellt grundsätzlich keine körperlich bedrohliche Situation dar.

Es kann während eines psychogenen nicht epileptischen Anfalls weder zu einem Herzstillstand noch zu Atemversagen oder Ähnlichem kommen, sodass ein Anfall im Rahmen einer PNES-Erkrankung generell kein Grund ist, einen Notarzt oder die Feuerwehr zu verständigen. Vorsicht ist allerdings geboten, wenn bei einem der Teilnehmer sowohl eine Epilepsie als auch eine PNES-Diagnose vorhanden sind. Da eine Epilepsie und PNES eben auch gemeinsam auftreten können, empfiehlt es sich, beim Vorgespräch für das Gruppenprogramm zu klären, ob Teilnehmer dabei sind, die auch unter epileptischen Anfällen leiden. Hilfreich ist es, zu wissen, welche Form epileptischer Anfälle bei dem Patienten dokumentiert worden ist, um diese später leichter einschätzen zu können. Wenn hier Unklarheit besteht, so empfehlen wir eine Rücksprache mit dem behandelnden Neurologen oder mit einer neurologischen Klinik, in welcher der entsprechende Teilnehmer behandelt wurde.

Im Kontext einer spezialisierten Klinik (Epilepsiezentrum, psychosomatische Epileptologie, neurologische, psychiatrische Kliniken) ist die Teilnahme von Patienten, welche regelmäßig epileptische Anfälle (neben PNES) haben, möglich, da hier eine angemessene Versorgung beim Auftreten epileptischer Anfälle gewährleistet ist. Grundsätzlich können Patienten mit einer komorbiden Epilepsie von dem vorliegenden Therapieprogramm profitieren.

Erfassen und Beurteilen des Anfallsgeschehens: eindeutig dissoziativ?

Grundsätzlich ist es herausfordernd, zwischen epileptischen Anfällen und PNES rein anhand des Anfallsgeschehens zu unterscheiden. Eine absolut eindeutige Unterscheidung kann bei manchen Konstellationen, wie bei frontotemporalen Anfallsmustern, schwierig bleiben. Daher sollte bei den Teilnehmern des vorliegenden Programms bereits vorher grundsätzlich gesichert sein, dass wirklich psychogene Anfälle vorliegen und nicht etwa regelhaft epileptische Anfälle auftreten. Falls beide Erkrankungen gleichzeitig vorhanden sein sollten, so ist dies im Vorhinein mit dem jeweiligen Behandler zu besprechen. Die Aufnahme von Patienten, welche sowohl häufig epileptische Anfälle als auch PNES haben, ist möglich. Dies ist jedoch nur im klinischen Kontext (z. B. Epilepsiezentrum, neurologische oder psychiatrische Klinik) empfehlenswert und wird im ambulanten Setting bzw. bei unzureichender Erfahrung im Umgang mit epileptischen Anfällen, nicht empfohlen (etwa in der psychotherapeutischen Praxis).

Im Allgemeinen gilt Folgendes: Sollte bisher keine Epilepsie bekannt sein, so ist bei Auftreten eines Anfalls in erster Linie von einem psychogenen nicht epileptischen Anfallsgeschehen auszugehen. Es ist extrem unwahrscheinlich, dass während der Therapie ein neuer epileptischer Anfall ohne vorherige Epilepsiediagnose auftritt. Natürlich kann grundsätzlich auch immer eine andere plötzliche Krankheit auftreten, welche eine Bewusstlosigkeit hervorruft. Dies sollte mitbedacht werden und bei Unklarheit müssen selbstverständlich die entsprechenden weiteren differenzialdiagnostischen Maßnahmen/Abklärungen durch den Facharzt/Notarzt erfolgen. Insgesamt ist jedoch im Kontext der Grunderkrankung das Auftreten dissoziativer Phänomene wahrscheinlicher.

Thematisieren des Anfalls: Wir möchten explizit darauf hinweisen, dass während der Sitzung auftretende Anfälle auch eine Chance zur Anwendung der in den Sitzungen gelernten Inhalte sind. Wenn ein Anfall auftritt, sollte er wohlwollend und mit Empathie in der Gruppe aufgefangen werden. Wenn sich die Möglichkeit ergibt, so kann auch in der Gruppenarbeit versucht werden, konstruktive Vorschläge zur Anwendung von Übungen, Skills oder Ähnlichem an den betroffenen Patienten heranzutragen.

Differenzierungshilfen: **Abbildung 4-2** zeigt eine 6-Punkte-Karte, die von De Paola und Mitarbeitern zum Zweck der „Bedside“-Diagnostik zur Unterscheidung epileptischer und psychogener nicht epileptischer Anfälle entwickelt wurde [22]. Die Karte kann genutzt werden, um sich einen groben Überblick über den Anfall zu verschaffen, und hilft, diesen besser beurteilen zu können.

Letztlich kann – wie oben bereits erwähnt – von einem nicht ärztlichen Psychotherapeuten nicht erwartet werden, sicher zwischen den jeweiligen Anfallstypen zu unterscheiden. Wichtig ist jedoch hier erneut der Hinweis, dass das Auftreten eines PNES während der Therapie bei einem Patienten, welcher mit PNES vordiagnostiziert ist, sehr viel wahrscheinlicher ist als das Neuauftreten eines epileptischen Anfalls (zu Patienten mit Komorbidität s. oben). Sicher ist es hilfreich für die Sicherheit des Behandlers im Umgang mit den Patienten, sich mit dem Muster besonders gefährdender und oft eindeutiger zu identifizierender generalisierter tonisch-klonischer Anfälle vertraut zu machen. Hierfür bietet etwa die International League against Epilepsy entsprechend evidenzbasiertes Schulungsmaterial an.

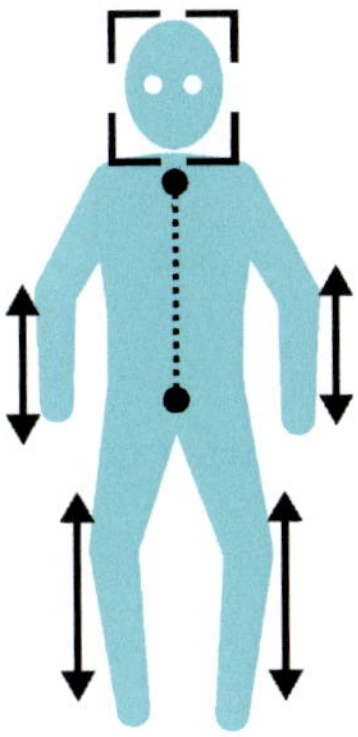
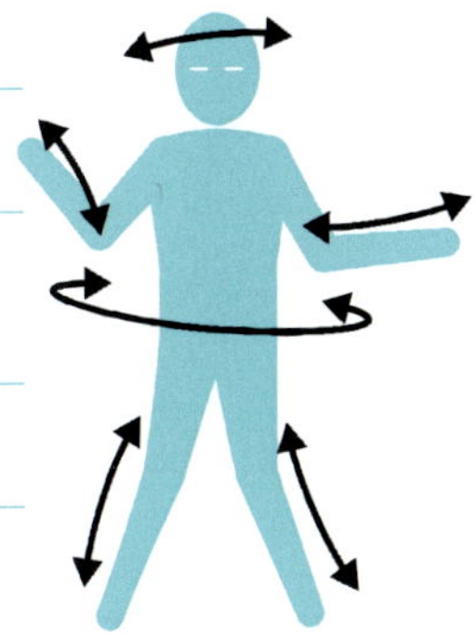

Sechs Zeichen, die für epileptische Anfälle sprechen	Sechs Zeichen, die für nicht epileptische Anfälle sprechen
Augen	
geöffnet	geschlossen
Kopf	
bewegt sich nicht/ zu einer Seite geneigt	bewegt sich von einer Seite zur anderen
Extremitäten	
Bewegungen gleich-sinnig/in die gleiche Richtung	Bewegungen in entgegengesetzte Richtungen
Körper (Achse)	
gerade/nach vorne gebeugt	Opisthotonus, bogenförmig
Körper (Bewegung)	
keine Drehung	ausgeprägte Drehung im Bett
Entwicklung	
nicht unterbrochen/ kontinuierlicher Verlauf	unterbrochen/ fluktuierender Verlauf

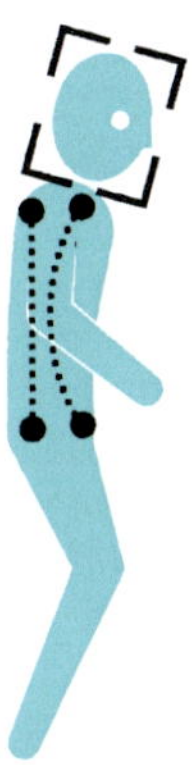
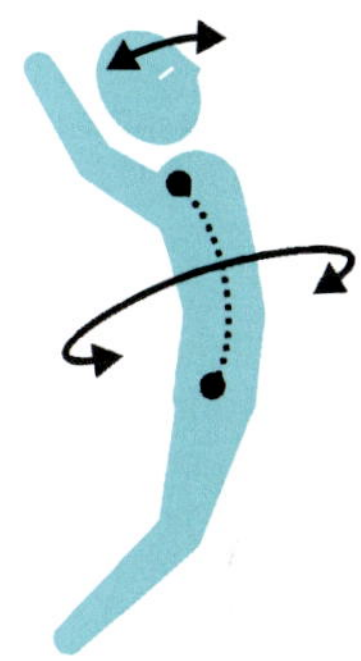

Abbildung 4–2: 6-Punkte-Bedside-Tool zur Beurteilung von ätiologisch unklaren Anfällen [22] (wir danken Luciano De Paola für die Abdruckgenehmigung).

Vorgehen bei Anfällen in der Sitzung

Abbildung 4–3 zeigt ein Diagramm, das man als Vorlage benutzen kann, sollte ein Anfall während einer Sitzung auftreten. Wir empfehlen, sich bei jedem in der Sitzung auftretenden Anfall anhand dieses Schemas zu orientieren, damit der Umgang mit den Anfällen während des Therapieprogramms eine klare Struktur aufweist.

Häufige Formen psychogener nicht epileptischer Anfälle

Seit der Einführung des (Langzeit-)Video-EEG im Kontext der prächirurgischen Epilepsiediagnostik hat eine Vielzahl von Studien versucht, objektiv zu erfassende Kriterien für die Differenzierung von PNES und anderen Differenzialdiagnosen zu erarbeiten. Eine gute

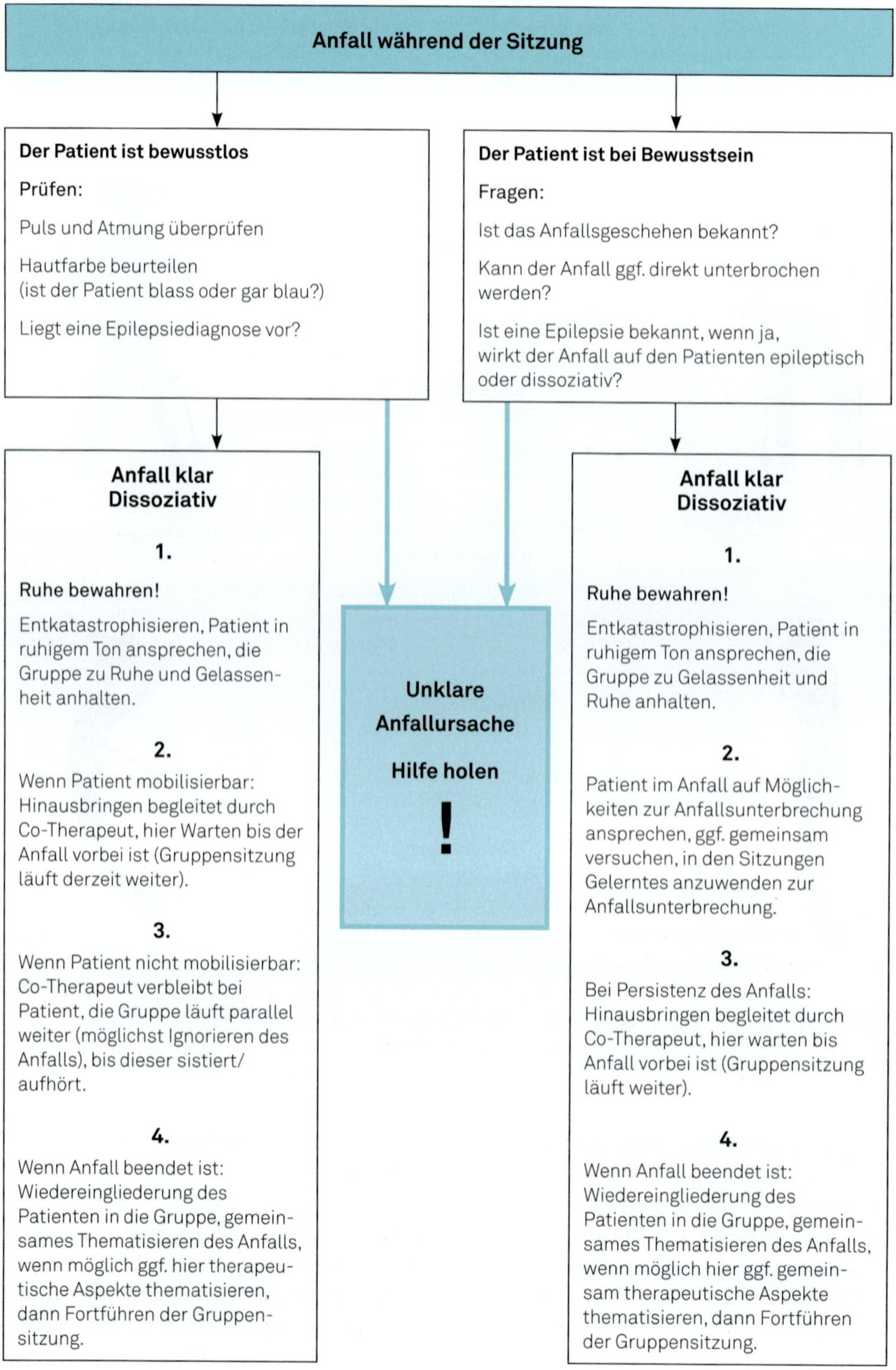

Abbildung 4–3: Handlungsschema beim Auftreten von Anfällen.

Übersicht hierzu findet sich etwa bei Reuber [92]. Für den klinischen Gebrauch ist die Beobachtung hilfreich, dass es sich bei PNES zumeist um verschiedene Symptom-Cluster handelt, die jedoch nicht beliebig zusammen auftreten.

Die von Hübsch 2011 erarbeitete Unterscheidung von 5 häufig anzutreffenden Phänotypen epileptischer Anfälle ist für eine Zuordnung klinischer Phänomene besonders nützlich und enthält in der Bezeichnung bereits das beobachtete Muster [52]:

- Anfälle mit sog. dystonen Bewegungsmustern und mit Primitivgesten
- Bewegungsarmut mit erhaltener Reaktivität
- Pseudosynkope
- Bewegungssturm mit Hyperventilation und Aura
- verlängerte Attacke mit axialer Dystonie

Innerhalb der automatisierten Cluster-Analyse konnte überdies bei ca. 60 % der Patienten festgestellt werden, dass ausschließlich ein einziger Anfallstyp vorlag.

Über die auch von Dritten zu beobachtenden „großen" Anfälle hinaus können bei Patienten „milde" Formen von Derealisations- oder Depersonalisationserleben vorliegen, die ausschließlich mit subjektiven Symptomen einhergehen. Häufige Schilderungen umfassen ein Gefühl der Entfremdung von der umgebenden Umwelt, die als „unwirklich" wahrgenommen wird, oder das Gefühl der Entfremdung von den eigenen Gedanken und Emotionen.

4.4.5 Umgang mit Problemfällen

Hinausgehen eines Teilnehmers während der Gruppensitzung

Grundsätzlich ist das Verlassen der Gruppe natürlich jederzeit möglich (z.B. für einen Gang zur Toilette o.Ä.), aber es wird empfohlen, mit den Patienten zu besprechen, dass sie vor dem Verlassen der Gruppe kurz dem Behandler den Grund mitteilen.

Sollte es aus einer emotionalen Situation oder gar einem Konflikt heraus zu einer Entfernung eines Teilnehmers während der Gruppensitzung kommen, dann empfehlen wir folgendes Vorgehen: Der Co-Behandler sollte nach dem Patienten schauen gehen und sich nach seinem Wohlbefinden erkundigen. In einem fokussierten Gespräch sollte geklärt werden, weshalb es zum Verlassen der Gruppe kam. Dann sollte versucht werden, sich mit dem Patienten auf ein Vorgehen zu einigen. Hier kommen insbesondere folgende Varianten in Betracht: Es kann verhandelt werden, dass der Patient eine Weile außerhalb der Gruppe verbleibt und dann nach einer festgelegten Zeit (z.B. 15 Minuten) wieder in die Gruppe hineinkommt. Wenn dies nicht möglich ist, so sollte ggf. vereinbart werden, dass der Patient außerhalb der Gruppensituation wartet und am Ende an der Abschlussbesprechung der Sitzung teilnimmt. Wenn der Patient nicht wieder in die Gruppe hineingehen möchte (auch nicht für die Abschlussrunde), so empfiehlt es sich, eine feste Absprache für die nächste Gruppensitzung zu treffen. Zudem sollte der Gruppe kurz mitgeteilt werden, warum der Patient gegangen ist, da ein Fortbleiben die Gruppe verunsichern kann. Grundsätzlich sollte darauf geachtet werden, dass jeder Teilnehmer mindestens 8 von 10 Sitzungen zumindest in großen Teilen absolviert, um eine Wirksamkeit des Programms zu gewährleisten.

Umgang mit Fehlterminen

Wir empfehlen eine klare Regelung für den Umgang mit Fehlterminen zu treffen, z.B. dass maximal 2 Fehltermine mit vorheriger Abmeldung möglich sind, aber dass bei weiteren Fehlterminen der Ausschluss aus dem Therapieprogramm folgt, weil dann zu viel Inhalt verpasst wird.

Verletzung von Gruppenregeln

Analog zu den allgemeinen Empfehlungen zur Gruppentherapie veranschaulichen wir hier das Vorgehen beim Verletzen der Gruppenregeln durch einen oder mehrere Teilnehmer.

Die Verletzung der Gruppenregeln sollte zu einem passenden Zeitpunkt innerhalb der Gruppe thematisiert werden. Hierbei sollte darauf geachtet werden, dass die Kritik der anderen Gruppenteilnehmer konstruktiv bleibt und der betroffene Teilnehmer nicht persönlich angegriffen wird.

Falls mehrere Teilnehmer die Gruppenregeln verletzen bzw. es zum Streit zwischen einzelnen Gruppenteilnehmern kommt, dann sollte ebenfalls zunächst versucht werden, die Situation aus der Gruppe heraus zu verstehen und Lösungen zu entwickeln. Wenn dies nicht möglich ist, dann kann auch eine Klärung des Konflikts nach Beenden der eigentlichen Gruppensitzung mit den Behandlern und teilnehmenden Patienten sinnvoll sein.

Als letzte Instanz (bei wiederholten, nicht klärbaren Störungen der Gruppe) kann auch einem Teilnehmer die Gruppenfähigkeit abgesprochen werden. Vorher sollten jedoch mehrfache Versuche einer Klärung in der Gruppe selbst sowie innerhalb des Behandlerteams mit dem Betroffenen erfolgt sein.

Verschlechterung oder Entwicklung akuter Symptome bei einem Gruppenteilnehmer

Beim Auftreten akutmedizinischer oder akutpsychiatrischer Symptome (Suizidalität, Suchtverhalten/Intoxikation, starke depressive Entwicklung, Panikattacken, selbstverletzendes Verhalten, psychotische Entwicklung) sollte der Patient außerhalb des Gruppen-Settings (vor oder nach der Gruppe, bei sehr akuten Problemen auch außerhalb der Gruppe, aber während der Gruppenzeit) dazu aufgefordert werden, sofort einen Arzt aufzusuchen. Im ambulanten Setting erfolgt dies gemäß den normalen Zugangswegen über die nächste Rettungsstelle, im stationären Setting sollte der behandelnde Psychiater hinzugezogen werden.

5 Die Module des Programms (KÖRDIS)

5.1 Übersicht über die Module

Im Folgenden finden Sie einen Überblick über die 4 Module des vorliegenden Gruppenprogramms, die im Anschluss ausführlich beschrieben werden.

5.1.1 Modul Erklärungsmodelle

Im Modul „Erklärungsmodelle“ wird psychoedukativ das Vulnerabilitäts-Stress-Modell vermittelt. Ziel ist es, gemeinsam ein für die Patienten annehmbares Störungsmodell zu erarbeiten. Dies führt idealerweise zu einer besseren Akzeptanz und Integration der manchmal als „Gegner“ oder „Fremdkörper“ empfundenen Störung: Gegebenenfalls kann die Arbeit mit einem Störungsmodell bereits antidissoziative Wirkung entfalten. Weiterhin wird das Thema „Stigma“ besprochen. Um vulnerabilisierende Faktoren, d.h. das allgemeine Stresslevel, zu verringern und die Patienten zu stabilisieren, wird zudem an einer allgemeinen Stressreduktion durch die Verbesserung der Selbstfürsorge (Schlaf/Essen) gearbeitet.

5.1.2 Modul Anfallsregulation

Im Modul „Anfallsregulation“ ist zunächst die Vermittlung von Wissen um Trigger und Fertigkeiten (Skills) zur Hemmung bzw. Verhinderung eines psychogenen nicht epileptischen Anfalls zentral. Hierbei ist es von größter Bedeutung, die Fähigkeit zu trainieren, achtsam den Körper sowie die Körperreaktionen, Gefühle und Gedanken, die als Trigger fungieren, wahrzunehmen. Dem folgt das Erlernen von Fähigkeiten (Skills), um gezielt das Auftreten von Anfällen zu vermeiden.

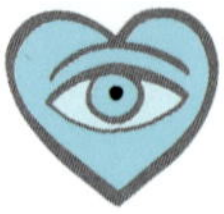

5.1.3
Modul Emotion und Kognition

Im Modul „Emotion und Kognition“ werden die Patienten angeregt, sich mit Gefühlen (Emotionen) und Gedanken (Kognitionen) auseinanderzusetzen, die im Rahmen von PNES eine Rolle spielen können. PNES kann dazu dienen, unterschiedliche, möglicherweise sehr starke Affekte abzuspalten. Wie in Kap. 3.2 bereits beschrieben, sind manche Affekte frühbiografisch oder durch das Erleben von Traumata entstanden und werden als Schutz in Form eines psychogenen Anfalls abgespalten. Der Modulteil „Emotion“ dient dazu, den Patienten die Rolle von Gefühlen bei der Auslösung und Aufrechterhaltung der psychogenen Anfälle zu vermitteln und sie zum Wahrnehmen dieser anzuregen. Vertiefend kann mit den Patienten auch therapeutisch an der Gefühlsregulation gearbeitet werden.

Des Weiteren können dysfunktionale Kognitionen (Gedanken) im Rahmen eines Anfalls auftreten, die die Anfallswahrscheinlichkeit verstärken, indem sie die o.g. Gefühle und die physiologische Erregung steigern. Der Modulteil „Kognition“ dient dazu, den Patienten die Rolle der Gedanken bei der Anfallsauslösung und -aufrechterhaltung zu vermitteln und ihre Neugier zu wecken, ihre Gedanken vor und nach einem Anfall wahrzunehmen. Vertiefend kann mit den Patienten auch an einer Veränderung der dysfunktionalen Gedanken, z. B. mittels kognitiver Umstrukturierung, gearbeitet werden.

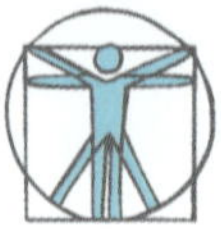

5.1.4
Modul Körperwahrnehmung

Die Patienten nehmen an diesem Programm teil, weil sie ein körperliches Symptom haben. Daher liegt es nahe, körperorientierte Techniken zur Symptombesserung anzuwenden.

Zentral für den hier vorgestellten körperorientierten Ansatz ist die Förderung einer verbesserten Körperwahrnehmung. Insbesondere emotionale Zustände können sowohl in ihrer psychischen als auch somatischen Qualität erlebt werden. Dies ist besonders zur Wahrnehmung einer herabgesetzten Anfallsschwelle hilfreich. Gleichzeitig können einzelne körperorientierte Techniken und individuell entwickelte Möglichkeiten zur Verbesserung von Halt, Abgrenzung, Erdung und Selbstregulation genutzt werden, um selbstwirksam beginnende Anfälle zu unterbrechen.

Das Modul Körperwahrnehmung spielt in diesem Manual eine sehr wichtige Rolle, da neben der theoretischen Bearbeitung der Technik auch in jeder Sitzung aktive Angebote gemacht werden, um die theoretischen Inhalte des Moduls direkt für die Patienten erfahrbar zu machen. Die Angebote finden Sie in der jeweiligen Sitzungsbeschreibung in Kap. 6 „Ablauf der Gruppensitzungen“.

Merke

Wie in Kap. 4.2 bereits erwähnt, sind die Module des Programms nicht hierarchisch gegliedert, sondern es kommen in jeder Sitzung unterschiedliche Anteile eines Moduls vor. Die den Modulen zugeordneten Symbole erleichtern in der Beschreibung der einzelnen Therapiesitzungen in Kap. 6 die Zuordnung der Inhalte/Angebote zu den Modulen. Dies soll eine Verknüpfung der theoretischen Inhalte mit den praxisnahen Anwendungen ermöglichen.

5.2 Modul Erklärungsmodelle

Kurzbeschreibung: In diesem Modul sollen dem Patienten psychoedukativ der Begriff Dissoziation, die Diagnose der psychogenen nicht epileptischen Anfallsstörung sowie das Vulnerabilitäts-Stress-Modell vermittelt werden. Ziel ist es, zusammen mit dem Behandler mit den jeweiligen störungsauslösenden und -aufrechterhaltenden Informationen des Patienten zu arbeiten. Weiterhin werden die Bereiche Selbstfürsorge und das Thema Stigmatisierung bei Anfallserkrankungen besprochen.

5.2.1 Ziel 1: Dissoziationsbegriff verstehen und definieren

Was bedeutet der Begriff „Dissoziation"?

Der Begriff der Dissoziation wird klinisch momentan sehr weitreichend benutzt und beschreibt einen Mechanismus, der bei verschiedenen psychischen Erkrankungen auftreten kann. In den letzten Jahren gewann er vor allem im Bereich der Traumafolgestörungen an Bedeutung, aber auch Konversionssymptome, atypische Angststörungen oder eine depressive Grübelneigung mit Abwesenheitszuständen können einen dissoziativen Zustand hervorrufen. Im folgenden Abschnitt wird der Begriff näher beleuchtet. Es werden mehrere Thesen diskutiert, welche in der Forschung mit Dissoziation in Zusammenhang gebracht wurden.

Dissoziation als Abspaltungsprozess: Dissoziation versus Assoziation

Der Begriff „Dissoziation" stammt aus dem Lateinischen und bedeutet „Abspaltung, Trennung". Er geht in seiner Beschreibung psychischer Phänomene auf den Mediziner, Philosophen und Psychologen Pierre Janet (1859–1947) zurück. In Abgrenzung von der Triebtheorie Freuds entwickelte Janet damals ein Modell der Dissoziation, welches das heutige Verständnis von Dissoziationen stark geprägt hat. Er verstand Dissoziation als eine Überflutungsreaktion bei überfordernden Gedächtnisinhalten, welche nicht prozessiert werden können und damit abgespalten werden. Sobald dieses Abspalten häufiger notwendig ist, wird es zu einer „Angewohnheit" des Gehirns und damit fest als Abwehrfunktion im Gehirn verankert. In diesem Sinne ist auch die folgende Definition von Fiedler zu sehen:

> „Dissoziation ist der Verlust der psychischen Integration des Erlebens und Handelns. Zumeist handelt es sich um die kurzzeitige Unterbrechung der eigenen Bewusstheit, des Gedächtnisses, des Identitätserlebens oder der Wahrnehmung der Umwelt. (...) Der Verlust von integrativen Funktionen (...) des Bewusstseins stört, verändert oder verhindert die Erfahrung der Ganzheitlichkeit der eigenen Person." [34]

Gemäß dieser Definition stellt der dissoziative Vorgang also eine Art *„Zersplitterung“* der eigenen Bewusstheit, des Gedächtnisses, oder – im Extremfall – des Identitätserlebens dar. Alternativ kann hier auch der psychoanalytisch geprägte Begriff der „Fragmentierung“ benutzt werden, welcher im psychoanalytischen Sinne eine Abspaltung von bedrohlichen, nicht zu bewältigenden Konfliktsituationen meint, die durch eine Regression des Selbst mit konsekutiv verminderter Kohäsion einhergehen [78].

Psychopathologisch ist vor allem die den schizophrenen Störungen zugeordnete „Ich-Störung“ als Merkmal psychotischer Prozesse abzugrenzen. Hier ist der Entstehungsmechanismus entscheidend: Entsteht die Abspaltung/Zersplitterung vorwiegend aufgrund biografisch begründeter Zusammenhänge (neben der biologischen Prädisposition), dann handelt es sich um Dissoziation. Wenn die Abspaltung des „Ichs“ im Rahmen der Entwicklung einer schizophrenen Erkrankung beobachtet wird, dann handelt es sich um eine (psychiatrisch verstandene) Ich-Störung. Natürlich sind die Grenzen oft fließend und die klinische Unterscheidung schwierig, sodass jedes Symptom im individuellen Zusammenhang beurteilt werden sollte.

Merke

Dissoziation (lateinisch dissociare = trennen, spalten, auflösen, entzweien) kann als eine kurzzeitige Abspaltung von Gedächtnisinhalten, Bewusstheit oder Körperfunktionen verstanden werden. Im Extremfall stellt sich eine Zersplitterung des Identitätserlebens dar. Dissoziation kann hier gegensätzlich zu Assoziation (lateinisch associare = verbinden, vereinigen mit) verstanden werden.

Dissoziation als Normalzustand: Jedes Gehirn kann dissoziieren!

Akute Überforderung: Jeder Mensch verfügt über die Fähigkeit, Eindrücke im Alltag, die als störend, überfordernd oder unwichtig erlebt werden, zu ignorieren, auszublenden oder seinen Bewusstseinszustand zu verändern [106]. Dies entspricht einer gesunden Schutzfunktion des Gehirns, welche „anspringt“, wenn eine Überforderungssituation eintritt. Diese Überforderungssituation kann sehr individuell getriggert werden (auch bei Gesunden). Es gibt allerdings eine gewisse Schwelle, bei der „jedes Gehirn“ dissoziiert. Als Beispiel können Berichte von Menschen, welche einen Autounfall erlitten, dienen. Nicht selten berichten Menschen von solchen Situationen verfremdet, sie haben z.B. das Gefühl gehabt, „wie ein Roboter“ funktioniert zu haben. Teilweise werden *Derealisations- oder Depersonalisationsphänomene* berichtet, und im Extremfall besteht eine mnestische Lücke für das gesamte Ereignis, obwohl die betroffene Person in der Situation wach, adäquat und ggf. in die Hilfestellung für andere Verletzte mit eingebunden war. Diese Reaktion des Gehirns kann als eine akute Schutzfunktion verstanden werden, welche bei einer emotionalen Überforderung eintritt.

Nach einem biopsychosozialen Krankheitsverständnis ist davon auszugehen, dass eine Neigung zur Abwehr überfordernder Emotionen *angeboren* ist, sodass manche Menschen früher zu einer abwehrenden Reaktion bei emotional fordernden Situationen neigen als andere, welche mit einer diesbezüglich großen Resilienz ausgestattet sind (hier seien z. B. Menschen mit stark traumatisierenden Lebenserfahrungen und ohne psychische Erkrankungen erwähnt, welche keine Psychopathologie entwickeln und aufgrund ihrer Beschwerdefreiheit wenig in wissenschaftliche Untersuchungen eingehen).

Chronische Traumatisierung: In der Forschung konnte ein häufiger Zusammenhang von chronischer Traumatisierung (Gewalterfahrungen, sexueller Missbrauch, emotionale Vernachlässigung) und dissoziativen Störungen nachgewiesen werden [60] [61] [101]. Dies lässt – in Analogie zum oben aufgeführten Beispiel der *akuten Dissoziation* – vermuten, dass es eine *chronische Dissoziation* zu geben scheint, welche sich als bewähr-ter Mechanismus im Gehirn festigt, sobald chronische emotionale Überforderungszustände eintreten. Besonders bei chronischer Traumatisierung in der Kindheit ergibt sich für Kinder eine Loyalitätsproblematik: Das Kind, welches auf den elterlichen Schutz angewiesen ist, will sich gleichzeitig vor dem Täter schützen. Diese oft in hohen Spannungszuständen resultierende Situation kann z. B. über eine dissoziative Distanzierung gelöst werden.

Drama-Dreieck: Dieser Gedanke findet sich stark schematisch vereinfacht, jedoch gut visuell nachvollziehbar, in dem sog. „Drama-Dreieck“ nach Karpman wieder (**Abb. 5-1**) und wird von Liotti in seinen Abhandlungen zu Dissoziation und Trauma aufgegriffen [59] [74]. Hierin wird verdeutlicht, dass eine traumatische Erfahrung besser verarbeitet werden kann, wenn die drei Leitfiguren des Dramadreiecks durch drei unterschiedliche Personen repräsentiert werden: der Täter/die Täterin, der Beschützer/die Beschützerin und das Opfer. Sobald jedoch zwei der Figuren von nur einer realen Person übernommen werden (z. B. der Täter ist auch der Beschützer, im Falle von elterlicher Gewalt gegen Kinder), so kann diese Aufhebung der Triangulierung nicht prozessiert werden und muss demnach abgespalten werden.

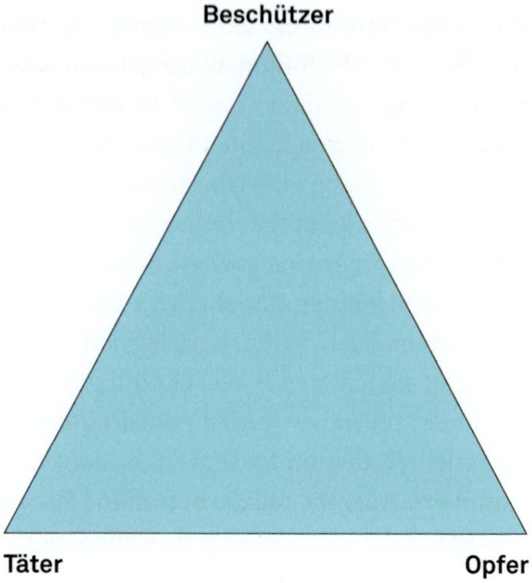

Abbildung 5–1: Drama-Dreieck [59].

Schutzfunktion: Im Falle einer emotional überfordernden Situation also, ob akut oder chronisch, dient der Mechanismus der Dissoziation im Sinne einer Abspaltung als Schutzfunktion und hat damit eine direkte Relevanz für das psychische (und physische) Überleben der betroffenen Person. Dieser Aspekt leitet zum nächsten wichtigen Punkt über, nach dem Dissoziation einen wichtigen Schutzmechanismus darstellt, der in gewissen Lebenslagen sinnvoll oder sogar überlebenswichtig ist.

Merke

Zusammenfassend wird angenommen, dass bei Menschen mit PNES der Dissoziationsmechanismus nicht wie beim Gesunden nur in Extremsituationen anspringt, sondern auch schon bei geringeren, individuell unterschiedlichen Triggern die „Dissoziationsschwelle" überschritten wird.

Individuelle Trigger: Trigger für das Überschreiten der Dissoziationsschwelle können bestimmte emotionale Situationen sein, z. B. das Gefühl von Ohnmacht oder Körperkontakt, je nach dem entsprechenden biografischen Zusammenhang, in dem eine Dissoziation ursprünglich nötig war und somit entstanden ist. Meist sind die Trigger den Betroffenen nicht bekannt, sodass es ein Ziel dieses Programms ist, dass Patienten lernen, diese Trigger zu erkennen, um dann lernen zu können, auf sie anders als mit einem psychogenen Anfall zu reagieren.

Neurobiologie der Dissoziation

Es gibt bisher wenige Studien, welche neurobiologische Grundlagen dissoziativer Vorgänge im Gehirn untersuchen. Grundsätzlich stellt sich hier das „Henne-Ei-Problem", da unser Gehirn außerordentlich plastisch ist und sich an häufig auftretende Aktivierungsmuster auch anatomisch anpasst. Insofern ist es schwierig zu unterscheiden, ob sich regelmäßige dissoziative Symptome in einer Veränderung der Gehirnarchitektur niederschlagen oder ob bestimmte angeborene anatomische Abweichungen dissoziative Verarbeitungsmechanismen begünstigen [39].

Theorie der emotionalen Dysregulation: Eine interessante Theorie zur Neurobiologie der Dissoziation beinhaltet das „Modell der emotionalen Dysregulation" [70]. Die Grundlage dieser Theorie bildet eine Untersuchung an Patienten mit posttraumatischer Belastungsstörung mit und ohne Dissoziation [70]. Hier konnte nachgewiesen werden, dass Patienten, die eine posttraumatische Belastungsstörung (PTBS) mit Dissoziation zeigten, im Moment der Dissoziation keine gesteigerte Aktivierung des sympathischen Anteils des vegetativen Nervensystems aufwiesen. Vielmehr zeigte sich sogar eine *„Down-Regulation"* von emotionalem Empfinden im Sinne einer Unterdrückung einer starken Emotionalität. Im Gegensatz dazu zeigten die Patienten, welche eine PTBS ohne Dissoziation, aber mit Intrusionen

(„Flashbacks") hatten, im Zuge dieser Intrusionen eine gesteigerte Sympathikusaktivität, d.h. ein *„Hyperarousal"*. Hier kam es zu einer übermäßig gesteigerten Emotionalität.

Infolge der Studie wurde die Theorie der emotionalen Dysregulation bei Dissoziation entwickelt (**Abb. 5–2**). Diese geht davon aus, dass die dissoziative Symptomatik durch eine Überregulation des limbischen Systems („Ort der Gefühle") durch den präfrontalen Kortex („Ort der Kontrolle") entsteht – also eine *„frontale Kontrolle von überschießenden limbischen Gefühlsreaktionen"* stattfindet. Im Gegensatz dazu geht intrusives Wiedererleben mit einer Unterregulation des Frontalhirns einher und einer gleichzeitig höheren Aktivierung der emotionsverarbeitenden Strukturen im limbischen System [39] [70].

5.2.2 Ziel 2: Kenntnis des Vulnerabilitäts-Stress-Modells und individualisierte Anwendung

Erklärungsmodelle psychogener nicht epileptischer Anfälle

Im Folgenden werden Erklärungsmodelle für PNES erläutert, die für den Behandler als Hintergrundwissen gedacht sind. Nach einem kurzen historischen Überblick über verschiedene Erklärungsmodelle von PNES wird ein aktuelles Modell vorgestellt.

Es existiert eine Vielzahl von Erklärungsversuchen für PNES, die nach Brown und Reuber in vier Modellansätzen zusammengefasst werden können [18]:

- Basierend auf den Arbeiten von Janet (s. Kap. 1.3 und Kap. 5.2.1) zur „Hysterie" aus dem 19. Jahrhundert können PNES als sensomotori-

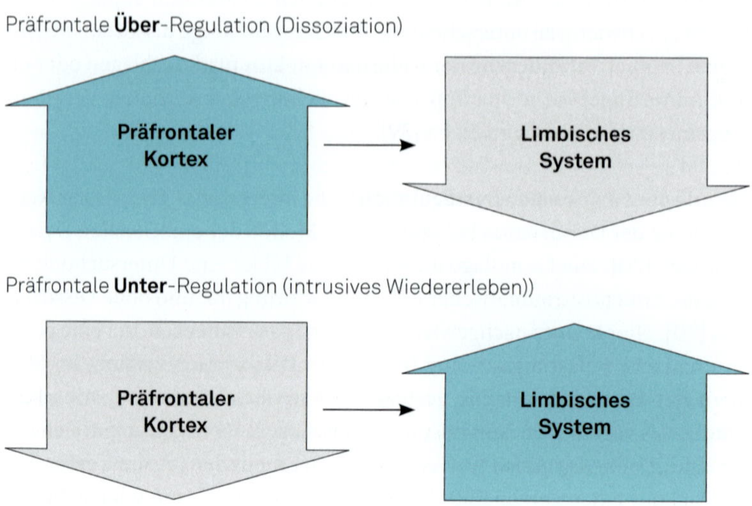

Abbildung 5–2: Modell der emotionalen Dysregulation [70].

sche Flashbacks verstanden werden, die auftreten, wenn dissoziiertes, d. h. *verdrängtes seelisches Material* vergangener traumatischer Erlebnisse ins Bewusstsein drängt [16]. Dieses Verständnis entspricht der Konzeptualisierung der posttraumatischen Belastungsstörung (PTBS) [48].

- Ein psychogener Anfall kann aber auch als ein *genetisch angelegtes biologisches Verhaltensmuster* verstanden werden, welches in Reaktion auf eine akute Bedrohung als *Schutz* ausgeführt wird, um physiologische Erregung zu regulieren oder eine biologische Regeneration zu ermöglichen [80]. In diesem Sinne kann ein psychogener Anfall als ein veränderter Bewusstseinszustand, angesehen werden, wobei die Angst sich dem Bewusstsein entzieht.
- Basierend auf den Arbeiten von Freud zur Konversion und späteren psychodynamischen Theorien zur Somatisierung kann ein psychogener Anfall auch als *körperlicher Ausdruck emotionalen Distresses* oder innerpsychischer Konflikte konzeptualisiert werden. Dieses Konzept entspricht weitgehend dem Begriff der Konversion, welcher im DSM-V auch zur Erfassung von funktionellen Bewegungsstörungen (und somit auch psychisch ausgelösten Anfällen) benutzt wird. Der Anfall als konversionsneurotische Reaktion ermöglicht es dem Individuum hiernach, Stress auszudrücken oder Probleme zu lösen, ohne die emotionalen Ursachen oder Konflikte anerkennen/bewältigen zu müssen [17].
- Lerntheoretiker verstehen psychogene Anfälle im Rahmen von PNES als ein *modellhaft gelerntes Verhalten,* welches z. B. durch selbst erlebte epileptische Anfälle oder die Beobachtung von Anfällen im sozialen Umfeld oder in den Medien gelernt sein kann. Es wird als Verhalten angesehen, welches über klassische und/oder operante Konditionierung aufrechterhalten wird. Ein Krankheitsgewinn wäre z. B. ein möglicher aufrechterhaltender (operant verstärkender) Faktor für psychogene Anfälle.

Erklärungsmodell für die Arbeit mit den Patienten

Um gemeinsam mit den Patienten in den Gruppensitzungen ein Erklärungsmodell zu erarbeiten, empfiehlt sich die Verwendung von einfachen, allgemeingültigen Krankheitsmodellen. Hier bietet sich das Vulnerabilitäts-Stress-Modell in einer leicht abgeänderten Form an, welches im Folgenden vorgestellt wird.

Resilienz und Vulnerabilität (Anforderung und Bewältigung)

Mit dem Begriff der *Resilienz* wird die relative Widerstandsfähigkeit einer Person gegenüber pathogenen Lebensumständen und Ereignissen bezeichnet. Damit verbunden ist die individuelle Fähigkeit, in Belastungssituationen handlungsfähig zu bleiben und in einer angemessenen Zeit auch schwere Belastungen oder Traumatisierungen zu bewältigen [69].

Nach Noeker und Petermann [81] sind an der Entwicklung von Resilienz verschiedene Faktoren beteiligt:

- personale Ressourcen (Stressverarbeitung, Selbstregulation, Motivation, Lernen)
- das Familiensystem (Bindung, Erziehung)
- das soziale Netzwerk (Schule, Peergroups, Freunde, Verwandte, Bekannte, Kollegen)
- gesellschaftlich-kulturelle Faktoren (Normen, Werte)

Das Konzept der *Vulnerabilität* basiert auf dem Vulnerabilitäts-Stress-Modell von Spring [108]. Es definiert für die Entstehung psychiatrischer Erkrankung einen Schwellenwert, ab dem eine klinische Symptomatik entsteht. Dieser Schwellenwert integriert den Einfluss dreier Wirkfaktoren auf die Entstehung von Pathologie:

- biologische,
- soziale und
- psychische Wirkfaktoren.

Das Vulnerabilitäts-Stress-Modell

Vulnerabilität plus Stress: Das Vulnerabilitäts-Stress-Modell, welches auf Spring [108] zurückgeht, gilt als einer der wichtigsten Ansätze zum psychosomatischen Verständnis der Krankheitsgenese. Durch dieses Modell erklärt sich eine episodenhafte oder auch paroxysmale Exazerbation der vorhandenen Störung aus einem Zusammenwirken verschiedener Einflussfaktoren heraus. Zentral ist hier die Annahme, dass zur Entwicklung einer Störung sowohl eine vorhandene Vulnerabilität als auch das Vorhandensein von Stress nötig sind. Sobald diese Faktoren eine bestimmte Belastbarkeitsgrenze überschreiten, tritt eine Pathologie ein. Wenn diese triggernden Faktoren nicht oder nur geringfügig vorhanden sind, kann eine Pathologie zwar genetisch angelegt sein, sie muss aber nicht zum Ausbruch kommen (**Abb. 5-3**).

Schwellenwert: Da die Anfälle bei PNES sich vor allem durch ihr paroxysmales Auftreten auszeichnen, eignet sich die Erarbeitung der Ätiogenese anhand des Vulnerabiliäts-Stress-Modells besonders gut. Gerade die Arbeit mit dem Schwellenwert, ab welchem der Anfall auftritt, ist für das ätiologische Verständnis sehr hilfreich. Das Modell kann auch analog zum in der Epileptologie benutzten Begriff der „Anfallsschwelle" benutzt werden: Der Begriff der „Anfallsschwelle" beinhaltet das Wissen, dass jeder Mensch ab einer bestimmten Belastungsgrenze (anhaltender Schlafentzug, traumatische Ereignisse, Noxen wie Alkohol ...) die sog. Anfallsschwelle überschreitet und mit einem psychogenen Anfall reagiert. Bei Menschen mit Epilepsie ist diese Anfallsschwelle lediglich heruntergesetzt, was mit einer erhöhten Anfallsbereitschaft einhergeht.

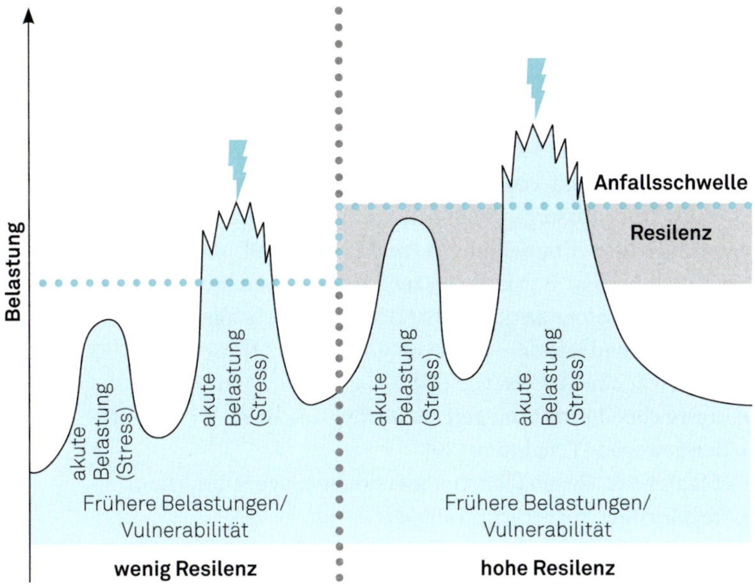

Abbildung 5–3: Das Vulnerabilitäts-Stress-Modell (angepasst für Menschen mit psychogenen nicht epileptischen Anfällen).

Merke

Die Überschreitung der „Dissoziationsschwelle" im Vulnerabilitäts-Stress-Modell kann analog zum Überschreiten der „Anfallsschwelle" bei Epilepsiepatienten verstanden und erklärt werden.

Toleranzfenster: Dieser Aspekt kann bei der Erörterung des Entstehungsmodells psychogener Anfälle mit den Patienten besprochen werden. Er eignet sich außerdem, um Patienten zu vermitteln, dass es ein bestimmtes Toleranzfenster der Erregung gibt, welches nicht verlassen werden sollte. Um das Verbleiben in diesem Toleranzfenster zu üben, bieten sich körperorientierte Interventionen besonders an. Wenn angenommen wird, dass psychogene Anfälle ähnlich wie epileptische Anfälle getriggert werden, wenn eine „Anfallsschwelle" übertreten wird, unterstreicht dies die *Ernsthaftigkeit und auch die Körperlichkeit* der Anfälle. Wenn der Behandler dies den Patienten vermitteln kann, fühlen sich die Patienten in aller Regel in ihrer Not durch die Unkontrollierbarkeit und die erlebte Körperlichkeit der Anfälle ernst genommen.

5.2.3 Ziel 3: Selbstfürsorge

In einer Studie von Hoeschel [51] wurde gezeigt, dass Patienten mit einer emotional instabilen Persönlichkeitsstörung im Vergleich zu gesunden Kontrollen eine deutlich reduzierte tägliche *Trinkmenge* hatten und dass die

Menge der Flüssigkeitsaufnahme negativ mit dem Auftreten dissoziativer Phänomene korrelierte [51]. Eine andere Studie zeigte die Bedeutung von *Schlafmangel und schlechter Schlafqualität* für das Erleben von Dissoziation [119].

In diesem Modul soll somit neben der Erläuterung eines Erklärungsmodells zur Entstehung von Dissoziation auch die Notwendigkeit einer ausreichenden Selbstfürsorge thematisiert werden. Dies entspricht im Wesentlichen auch den Empfehlungen von Priebe [89], die sich intensiv mit psychoedukativen Behandlungsansätzen bei Patienten mit dissoziativen Störungen auseinandergesetzt hat. Hier sollten vor allem folgende Aspekte im Vordergrund stehen:

- ausreichende Trinkmenge [51]
- ausreichend Schlaf mit guter Schlafhygiene [119]
- ausgewogene Ernährung [89]
- Meiden von Noxen (Nikotin, Alkohol, sonstige Substanzen)
- regelmäßige körperliche Tätigkeit
- regelmäßige Ruhephasen/Einhalten von Pausen

Bezüglich einer möglichen Pharmakotherapie der Dissoziationen existieren bisher vereinzelt Studien zu Opioid-Antagonisten, Serotonin-Antagonisten sowie Medikamenten mit Einfluss auf das Glutamatsystem. Die Datenlage ist insgesamt jedoch inkonsistent, sodass keine Behandlungsempfehlungen abgeleitet werden können (zur Übersicht s. [87]).

5.2.4 Ziel 4: Stigma

Stigmatisierung

Ein Anfall stellt meist ein einschneidendes Erlebnis für die Betroffenen, aber auch für die Angehörigen dar. Wahrscheinlich kann man den psychogenen Anfall als die dramatischste Form dissoziativer Phänomene bezeichnen. Das plötzliche Stürzen und die unkontrollierten Zuckungen, welche einen Anfall ausmachen (epileptisch wie dissoziativ), lösen bereits seit Jahrhunderten „dunkle Assoziationen" aus. Mancher Zeuge eines psychogenen Anfalls fantasiert eine fremde Macht, welche die Kontrolle über den Körper übernehme, was historisch zu einigen dramatischen Entwicklungen im Umgang mit den „Fallsüchtigen" führte. Hier sind exemplarisch die im Mittelalter dominierende Idee einer im religiösen Kontext verstandenen Besessenheit durch teuflische Mächte, aber auch die Freud'sche Theorie einer unbewussten Agitation verdrängter sexueller Wünsche zu nennen.

In der heutigen Realität ist der Schock meist erst einmal sehr groß: ein Anfall! Es hat sich eine Situation ereignet, die nicht selten Gefühle von Verzweiflung, Scham, Wut, Ärger und Verwirrtheit bei Betroffenen und Angehörigen nach sich zieht. Psychogene Anfälle kommen zwar auch vor, wenn niemand dabei ist, allerdings ist es häufiger so, dass psychogene Anfälle gerade in besonders sozial exponierten Situationen auftreten. Meist ist ein kleiner „sozialer Kosmos" in das Anfallsgeschehen involviert (Schulklasse, Arbeitsteam, erweiterte Familie, Umstehende im Supermarkt). Der Grund, warum psychogene Anfälle häufig in sozial exponierten Situationen auftreten (was wiederum zur Katastrophisierung der Anfälle durch das „Mitagieren" des gesamten Umfelds führt), wird im Folgenden anhand des aus der Lerntheorie stammende SORKC-Modells [57], welches in der Verhaltenstherapie wegweisend war, erklärt. Es wurde von Priebe [89] auf die Genese dissoziativer Symptome übertragen. Zentral sind hierbei positive und negative soziale Reize und Verstärker, die Anfälle auslösen und aufrechterhalten können.

Aufrechterhaltung von Anfällen: Das SORKC-Modell angepasst nach Priebe et al.

SORKC steht für die Begriffe Stimulus, Organismus, Reaktion, Kontingenz und Consequence. Die Untergliederung in diese 5 Variablen/Aspekte eines Anfalls kann zum Verständnis der Auslösung und der Aufrechterhaltung eines Anfalls hilfreich sein. Das SORKC-Modell konzeptualisiert, dass ein Reiz (Stimulus) einen psychogenen Anfall im Organismus auslöst, wobei mit Organismus der aktuelle physiologische Zustand des Individuums gemeint ist. Dann kommt es zur Anfallsreaktion, die in einer bestimmten Kontingenz, d.h. Zeitachse der Verstärkung, abläuft. Des Weiteren kann bei der Genese und Aufrechterhaltung die Konsequenz, die ein solcher Anfall hat, zentral sein.

Nach Priebe [88] sind 3 Faktoren zur Aufrechterhaltung dissoziativer Phänomene wichtig:

- Faktor 1: die kurzfristige Reduktion der aversiven Emotion
- Faktor 2: positive Folgen der Dissoziation wie Zuwendung (sekundärer Krankheitsgewinn)
- Faktor 3: negative Konsequenzen wie Wut über den Kontrollverlust

Zu Faktor 1: Die kurzfristige emotionale Entlastung (lerntheoretisch ist dies das Wegfallen einer unangenehmen Konsequenz; hier: Emotion, Ȼ-), welche durch einen psychogenen Anfall entsteht, kann eine Funktion eines Anfalls sein. Wenn ein Anfall eben diese Funktion hat, dann erhöht sich mit dem wiederholten Erleben von Entlastung durch den Anfall auch dessen Auftretenswahrscheinlichkeit; d.h. das Erleben emotionaler Entlastung durch den Anfall hat einen den Anfall verstärkenden Effekt.

Hier finden sich inhaltliche Überschneidungen zum konversionstheoretischen Model, dass nämlich „unverdautes", d.h. *narrativ nicht hinreichend transformiertes Material* vorliegt, das in einem abgespaltenen Kompartiment der Psyche verbleibt, sich aber durch eine Abspaltung des Körper-Selbst vom Gesamt-Selbst dann über diesen Umweg Ausdruck verschafft. Hierdurch kann eine Entlastung von den zugrunde liegenden aversiven Emotionen entstehen, welche die *bessere Kompromisslösung* darstellt, als die aversiven Emotionen selbst anzugehen (d.h. das Vorhandensein der Symptomatik ist der bessere Kompromiss im Vergleich zur Bewusstwerdung der aversiven Emotionen) [124].

Zu Faktor 2: Gerade aufgrund der Heftigkeit der Anfälle erfahren Betroffene in der Regel große Zuwendung (lerntheoretisch ist dies das Vorliegen einer positiven Konsequenz; hier: C+). Diese kann emotional und instrumentell (z.B. das Interesse von Angehörigen und Freunden) oder versorgend wie auch materiell sein (z.B. die Fürsorge durch medizinische Systeme, Kranken-/Rentenkassen). In jedem Fall ist eine Anteilnahme in der Regel die direkte Folge eines Anfalls, was eine positive Verstärkung der Symptomatik nach sich ziehen kann. In diesem Punkt findet sich möglicherweise eine Antwort für die Frage, weshalb psychogene Anfälle gehäuft in sozial exponierten Situationen auftreten, da hierdurch positive Verstärker aktiviert werden. Aus diesem Grunde sollte dieser Punkt aus unserer Sicht dringend thematisiert werden, auch wenn dies nicht einfach ist, da die Gefahr einer als vorwerfend empfundenen Haltung (Interpretation als Simulation, um Anteilnahme zu erfahren) durch den Patienten besteht.

Merke

Der 2. Aspekt des SORKC-Modells kann eine Erklärung liefern, weshalb es besonders in sozial exponierten Situationen zu PNES kommt.

Zu Faktor 3: Negative Folgen eines Anfalls (extern: Arbeitsplatzprobleme, Stigmatisierung, intern: Wut, Ärger, Trauer) können ebenfalls als Verstärker fungieren, da eine Art Negativ-Spirale in Gang gesetzt werden kann. Negative Emotionen verstärken die innere Anspannung und damit auch die negativen Triggersituationen, welche wiederum zu dissoziativen Reaktionen führen können.

Auf dem Boden dieser Theorie der Aufrechterhaltung durch versorgende Zuwendung empfehlen wir, die folgenden Aspekte mit den Patienten therapeutisch zu bearbeiten.

Entkatastrophisierung des Anfalls: Es kann nichts „Schlimmes" passieren

Das entkatastrophisierende Sprechen über die Anfälle kann zunächst durch das Besprechen epidemiologischer Daten begonnen werden. Hier ist der Aspekt, dass man mit den Anfällen nicht alleine ist und dass es sich letztlich um ein wiedererkennbares Krankheitsbild handelt, für das es eine geregelte Behandlungsstrategie und Expertenwissen gibt, entscheidend. Die Erkrankung in einen Kontext zu setzen, ist für die Verständlichkeit epidemiologischer Daten hilfreich. Hier werden im Folgenden plastische Beispiele (Wie viele ICE-Waggons voller Patienten mit PNES leben in Berlin?) sowie auch Fallbeschreibungen aus den Medien oder der Literatur angeboten.

Auch der direkte Austausch in der Gruppensituation kann zu einer Entkatastrophisierung des Anfallsgeschehens führen. Denn es kann eine sehr wichtige Erfahrung für erkrankte Menschen sein, festzustellen, dass sie nicht als Einzige betroffen sind, sondern dass es anderen ähnlich geht. Auf diesem Gruppengefühl fußt im Wesentlichen das Selbsthilfegruppen-Konzept, welches in der therapeutisch geführten Gruppentherapie verstärkt und strukturiert aufgegriffen wird. In der hiesigen Gruppensituation sollte dieser Aspekt ebenfalls in die Arbeit mit einfließen, was größtenteils automatisch und nebenbei in der Therapie passieren wird.

Besprechen epidemiologischer Daten: Wie in der Einleitung bereits erwähnt, liegt die Inzidenz für PNES bei ca. 2–33 pro 100 000 Einwohner. Anhand dieser statistischen Angabe kann man folgende Rechnung mit den Patienten durchgehen:

Wenn durchschnittlich 15 Menschen von 100 000 Menschen an PNES leiden, dann sind 150 Menschen von 1 Million betroffen. Das bedeutet, dass in der Großstadt Berlin mindestens 1000 Menschen an PNES leiden. Da man mit einer hohen Dunkelziffer rechnet, sind es sicher noch mehr Menschen.

Merke

In Berlin sind mindestens 1000 Menschen an PNES erkrankt. Das entspricht bildlich 10 vollbesetzten ICE-Waggons.

Das Vorhandensein von PNES ist also *kein „Alleinstellungsmerkmal“*, sondern es ist eine normale Erkrankung, die eine große Anzahl von Menschen betrifft und die man ebenso wie alle anderen Krankheiten auch behandeln kann. Hier wird vor allem versucht, dem Aspekt der Alleinstellung im Sinne einer individuellen Aufwertung durch vermehrte Zuwendung entgegenzuwirken (versus der Überzeugung „meine Anfälle sind viel schlimmer als andere Erkrankungen, sodass ich besonders starke Hilfe und Zuwendung – medizinisch oder emotional – brauche“).

Besprechen von Literaturbeispielen mit Anfallsbeschreibung: Weiterhin findet sich PNES in den Medien sowie in der Literatur wieder. Das heißt also, dass diese Krankheit alle möglichen unterschiedlichen Personen treffen kann. Durch das Besprechen dieses Aspektes können Stigmata, Einsamkeitsgefühle und Selbstwertprobleme reduziert werden. Patienten können angeregt werden, das eigene („überwältigende, unbeschreibliche“) Anfallsgeschehen in ein Narrativ umzusetzen und es hierdurch fassbarer zu machen und damit zu *entkatastrophisieren.*

Im Folgenden zitieren wir ein Literaturbeispiel (entnommen aus „Die zitternde Frau“ von S. Hustvedt [53]), das einen psychogenen Anfall der Autorin beschreibt.

Fallbeispiel

Anfallsbeschreibung in der Literatur

„Selbstsicher und mit Karteikarten versehen, blickte ich über die rund fünfzig Freunde und Kollegen, die sich (...) versammelt hatten, öffnete den Mund zu meinem ersten Satz und begann von Hals abwärts zu zittern. Meine Arme zuckten. Die Knie knickten ein. Ich zitterte so stark, als hätte ich einen Krampfanfall. Komischerweise war meine Stimme nicht betroffen. Sie veränderte sich überhaupt nicht. Verblüfft von dem, was mir geschah, und in Angst und Schrecken, ich könnte umkippen, gelang es mir das Gleichgewicht zu wahren und weiterzureden, obwohl die Karten, die ich in der Hand hielt, vor mir hin und her wackelten. Als die Rede zu Ende war, hörte das Zittern auf. Ich sah auf meine Beine hinunter. Sie waren dunkelrot angelaufen und schimmerten bläulich (...).“

Fremdbeschreibung: „Meine Mutter sagte, sie hätte den Eindruck gehabt, einer Hinrichtung auf dem elektrischen Stuhl beizuwohnen. Es schien, als hätte irgendeine unbekannte Macht plötzlich meinen Körper übernommen und entschieden, er müsse einmal ordentlich und anhaltend durchgerüttelt werden.“ [53]

Bei der Besprechung des Literaturbeispiels ist darauf zu achten, dass es nicht zu einer positiven Verstärkung kommt und das Narrativ nicht im Sinne einer Selbstaufwertung als Vorlage zur Legitimation der eigenen Anfälle missbraucht wird. Dem kann vorgebeugt werden, indem die Autorin nicht explizit namentlich benannt wird. Idealerweise sollte die Vorlage im positiven Sinne dazu anregen, **eigene Anfallsbeschreibungen** zu verfassen und sich somit dem eigenen Anfallsgeschehen objektiv zu nähern. Ziel ist hierbei, sich in einer **distanzierten, selbstbeobachtenden Haltung** (Erklärungshilfe „wie ein Detektiv“) dem eigenen dissoziativen Geschehen zu nähern und sich nicht von dem katastrophalen Charakter des Anfalls überwältigen zu lassen.

Merke

Die Patienten sowie die anwesenden Angehörigen sollen lernen, das Anfallsgeschehen beobachtend wahrzunehmen, nicht zu katastrophisieren und eine innere Distanz zum Anfall aufzubauen, damit sie handlungsfähiger in der Bewältigung ihres Anfalls werden.

Familie und Freunde einbeziehen: Wir empfehlen bei der Abhandlung dieses Themas auch, explizit das Gespräch mit Angehörigen und Freunden zu fördern. Gerade für Umstehende können die Anfälle sehr bedrohlich und traumatisch erlebt werden. Dies kann im schlimmsten Falle zu einer Sekundärtraumatisierung innerhalb der Familie, vor allem von den Anfällen beiwohnenden Kindern, führen. Um diesem Problem vorzubeugen, sollte ein offensiver, entkatastrophisierender Umgang mit den Anfällen angestrebt werden.

Die Anfälle sollen ernst genommen werden, aber gleichzeitig sollen sie als eine Form des emotionalen Ausdrucks verstanden werden, auf den keine weitere Reaktion der Familienangehörigen erforderlich ist, da sie in diesem Moment ohne gerichtetes Ziel erfolgt. Die Besprechung dieses Aspektes kann die familiären Strukturen entlasten und hier möglicherweise durch die *Unterbindung positiver Verstärker* direkt antidissoziativ wirken.

Positive Aspekte des Anfalls: Anfall als Schutz

Im Folgenden soll ein besonderer Aspekt aufgegriffen werden: das Modell des psychogenen Anfalls als Schutz vor extrem aversiven Emotionen.

Wie bereits erläutert, gilt es als ein Ziel, dass die Patienten die Funktionalität des eigenen Anfalls (als Schutz, als Emotionsabfuhr oder Ähnliches) erkennen, um sich in der Folge bewusst gegen das Anfallsgeschehen entscheiden zu können. Der Aspekt der Schutzfunktion hat jedoch noch einen weiteren Stellenwert im Kontext der Entkatastrophisierung des Anfallsgeschehens: Dadurch, dass der Anfall als ein Abwehrmechanismus wahrgenommen werden kann, der nicht nur negative Folgen hat, sondern auch positive Aspekte beinhaltet, kann ebenfalls einer Katastrophisierung mit assoziierter „Unbegreiflichkeit“ und „Unfassbarkeit“ des Anfallsgeschehens entgegengewirkt werden.

Internale Ebene: Hier sollte explizit die internale Ebene des Anfallsgeschehens als Schutz vor *aversiven Emotionen* herausgearbeitet werden. Das heißt, dass es eben auch emotionale Erfahrungen gibt, welche so negativ waren, dass eine Existenz im Bewusstsein dieser Emotionen (noch) nicht möglich ist. In diesem Fall bietet die Dissoziation einen Schutz vor diesen Emotionen, welcher zwar wieder negative Folgen hat, aber eben auch vor den aversiven Emotionen schützt (also eine zum aktuellen Zeitpunkt für den Patienten beste Kompromissbildung darstellt).

Der Aspekt des Schutzes sollte in keinem Fall im Kontext externaler Faktoren, wie z. B. Schutz vor Arbeitsbelastung, Schutz vor psychischer und körperlicher Anstrengung durch familiäre Anforderungen oder Ähnliches, besprochen werden (Cave: *sekundärer Krankheitsgewinn*).

5.3 Modul Anfallsregulation

Kurzbeschreibung: In diesem Modul geht es zum einen um die Klärung der Motivation des Patienten zur Anfallsregulation, zum anderen geht es um die konkrete Schulung der Selbstbeobachtung vor, während und nach einem Anfall. Der Patient lernt eigene Anfallstrigger sowie Möglichkeiten der Anfallsregulation kennen. Daraufhin wählt er für ihn hilfreiche Anfallsregulationstechniken aus, erprobt sie und übt die für ihn hilfreichen ein. Damit erweitert er sein Coping-Repertoire und die Anfallsfrequenz und -intensität sinkt idealerweise.

5.3.1 Ziel 1: Motivationsförderung

Motivation

Die Förderung der Motivation, therapeutische Hilfe in Anspruch zu nehmen, ist ein wesentliches Ziel des vorliegenden Behandlungsmanuals. Dabei ist davon auszugehen, dass motivationale Hürden sowohl darin bestehen, die persönliche Belastung psychotherapeutischen Arbeitens in Kauf zu nehmen, als auch darin, den oftmals bestmöglichen Kompromiss zur Bewältigung von Stressoren, der mit PNES verbunden ist, aufzugeben.

Individuelle Funktionalität: Jede psychogene Anfallsstörung hat eine individuelle Funktionalität, die es entweder im Gruppenprogramm oder in einer darauffolgenden ambulanten Einzeltherapie herauszufinden gilt, damit die Anfallsfrequenz mittel- bis langfristig abnimmt. Ist die Funktionalität, d.h. sind die (größtenteils unbewussten) Vorteile der Störung im Sinne eines *Krankheitsgewinns zu hoch,* wird sich die Störung nicht bessern. Oder es kann sein, dass der Patient zwar im Gruppenprogramm anfallsreduzierende Techniken lernt, diese aber mittel- bis langfristig entweder nicht weiterverfolgt, oder aber die Anfallsstörung abnimmt und eine Symptomverschiebung stattfindet. Beides ist natürlich nicht wünschenswert.

Daher ist es wichtig, bereits frühzeitig über die Funktionalität sowie über Motivationshürden zu sprechen, die der Patient zu überwinden hat, wenn er tatsächlich weniger bzw. keine Anfälle mehr haben möchte. Auch wenn dies nicht gelingen sollte, da die Patienten in der Gruppe sehr heterogene oder komorbide psychiatrische (Persönlichkeits-)Störungen haben, ist es trotzdem zentral, mit den Patienten die Vor- und Nachteile einer Anfallsreduktion zu besprechen und/oder ein Commitment einzuholen (d.h. eine Selbstverpflichtung/Engagement, an dem gesetzten Ziel zu arbeiten – ähnlich wie in der Dialektisch-Behavioralen Therapie für Borderline-Patienten nach Linehan [73]).

Motivationshürden: Nach LaFrance und Wincze [66] sind folgende Motivationshürden bei Anfallspatienten häufig:

- geringe Motivation, Verantwortung für sich zu übernehmen (die Verantwortung für die Anfallsreduktion wird Familienmitglieder oder/und dem Arzt/Therapeut zugeschrieben)
- Versagensangst
- Vermeidung, in „die Welt hinauszugehen“
- Genießen, im Mittelpunkt der Aufmerksamkeit zu stehen (wegen der Anfälle, Unfähigkeit zu fahren etc.)
- Interesse am Einfluss/Kontrolle auf die Familie (manche Familien behandeln Anfallspatienten als besonders speziell oder fragil und gestatten dem Anfallspatient mehr als anderen)
- Angst, die Unterstützung von Freunden/der Familie zu verlieren

Es hängt von der therapeutischen Beziehung und dem Vertrauen in die Gruppe sowie von der Offenheit und Introspektionsfähigkeit der Patienten ab, ob sie sich auf diese tiefergehende Analyse der Funktionalität ihrer Anfälle einlassen bzw. Motivationshürden identifizieren können. Die Veränderung der Funktionalität bzw. Reduktion von Motivationshürden kann im Rahmen des vorliegenden Gruppenprogramms nicht gänzlich angestrebt werden, sondern darf Teil einer ambulanten Anschlusspsychotherapie sein.

Entscheidung zur Anfallsregulation

Die Patienten sollen eigene Vor- und Nachteile der Anfallsreduktion abwägen und sich schließlich bewusst dafür entscheiden können, an einer Anfallsreduktion zu arbeiten (Commitment). Sollte die Motivation nicht ausreichen, so sollte erwogen werden, das Programm zu beenden und ggf. bei einer späteren Motivationszunahme erneut einen Therapieversuch zu unternehmen. Eine klare Motivation – auch mit *Verschriftlichung als Vertrag* – kann bei späteren Schwierigkeiten genutzt werden, um „am Ball zu bleiben“. Dieser kann außerdem helfen, einen Abbruch des Programms zu einem späteren Zeitpunkt zu verhindern.

5.3.2
Ziel 2: Verständnis des Konzeptes der Trigger

Es gibt verschiedene Trigger, die psychogene Anfälle auslösen können. LaFrance und Wincze führen in ihrem Krankheitsmodell psychogener Anfälle folgende unterschiedlichen Trigger-Typen ein [66]:

- **körperliche Trigger** wie Schlafmangel, Alkohol, Drogen, Krankheit, Trauma, Verletzung, Schmerz, spezifische Licht-, Geräusch- oder Berührungsstimuli
- **äußerliche Trigger** wie Kritik, Konflikte, Verlust oder drohender Verlust von Beziehungen, Arbeitsplatzverlust oder Angst vor Arbeitsplatzverlust, Tod eines geliebten Menschen, Druck in der Schule, im Beruf, in der Ehe/

Beziehung, finanzielle Probleme, Überarbeitung, aber auch situative Trigger wie eine bestimmte Atmosphäre oder ein Geruch

- **innere Trigger** wie Ärger, Angst, Erschrecken, Trauer, Langeweile, Scham, Minderwertigkeitsgefühl etc. Manchmal entstehen die Gefühle als direkte Reaktion auf einen Mitmenschen oder ein äußeres Ereignis, manchmal entstehen sie, nachdem das Ereignis schon vorbei ist, z. B. als plötzliche Erinnerung oder aus „heiterem Himmel“, sodass ein Grund eventuell für den Patienten nicht wahrnehmbar ist.

Innere Trigger: Sie sind meist am schwierigsten für Patienten mit dissoziativen Störungen zu identifizieren, weil unangenehme Gefühle unbewusst ignoriert, vermieden oder unterdrückt werden – in der Hoffnung, dass diese aufhören. Dies führt dann zu einem Erleben, dass die Gefühle aus „heiterem Himmel“ *plötzlich und unerwartet* auftauchen. Der Behandler betont hier explizit, dass es wichtig ist, auch – und gerade (!) – negative Gefühle zu beobachten und sie sich einzugestehen, anstatt sie zu unterdrücken. Negative Gefühle werden eher stärker, wenn man dagegen ankämpft.

Merke

In der Therapie geht es darum, negative Gefühle zu akzeptieren und einen konstruktiven Umgang mit ihnen zu lernen, statt zu dissoziieren, weil sie zu überwältigend werden.

Meist existiert nicht nur ein Trigger für einen psychogenen Anfall, sondern es besteht ein Wechselspiel zwischen Umweltfaktoren, Kognitionen, Stimmungen, körperlichen Reaktionen und Verhaltensweisen, das psychogene Anfälle triggert.

Symptomtagebuch: Um die Identifikation von Triggern zu erleichtern, wird bereits in den ersten Sitzungen ein Symptomtagebuch eingeführt. Die Patienten werden eingeladen, zwischen den Sitzungen zu protokollieren,

- wann ein Anfall auftritt (Zeit),
- in welcher Situation (Ort, Umstände) er auftritt,
- welche Körperempfindungen, Gedanken, Gefühle und Verhaltensweisen vor, während und nach dem Anfall auftreten.

Gleichzeitig kann das Symptomtagebuch die Stresswahrnehmung fördern und somit genutzt werden, um mit den Patienten Strategien zur Reduktion und Bewältigung von Stress zu erarbeiten, sodass die Stress-Anfallsschwelle seltener überschritten wird (s. Vulnerabilitäts-Stress-Modell, Modul Erklärungsmodelle, Kap. 5.2.2). Das Symptomtagebuch hilft somit, die Selbstbeobachtung zu fördern, das Bewusstsein für Trigger zu schärfen und Trigger zu erkennen.

5.3.3
Ziel 3: Konzept Spannungskurve und Frühwarnzeichen

Spannungskurve

Um die Anfallsauslösung besser beobachten und bewusst verändern zu können, ist es zentral, den Patienten zu vermitteln, ihre Anspannung wahrnehmen zu lernen.

Viele Patienten erleben vor einem psychogenen Anfall eine Anspannung, die sie nicht bewusst wahrnehmen. Um die Wahrnehmung dieser Anspannung zu fördern, werden die Patienten mit dem Konzept der „Spannungskurve" vertraut gemacht (angelehnt an die DBT, Linehan [73], übersetzt von Bohus und Wolf [14]). Dabei bezeichnet 0 % einen entspannten Zustand, bei 70 % erkennen die Patienten möglicherweise im Sinne einer Aura, dass ein Anfall naht und bei 90 % besteht eine so hohe physiologische Erregung, dass zur Gegenregulation beinahe automatisch die Dissoziation abgerufen wird. Die Patienten fühlen sich unfähig, diese anzuhalten, sie sind nicht mehr zu logisch-rationalem Denken und Handeln fähig (**Abb. 5-4**).
Die Patienten mögen denken, dass ihre Anspannung plötzlich von 0 auf 100 % springt und der Anfall sehr plötzlich getriggert wird. Bei näherer Betrachtung wird jedoch meistens deutlich, dass sich die Anspannung stufenweise verändert und es (zusätzlich zu dem Trigger) Frühwarnzeichen gibt, die man wahrnehmen und beschreiben kann.

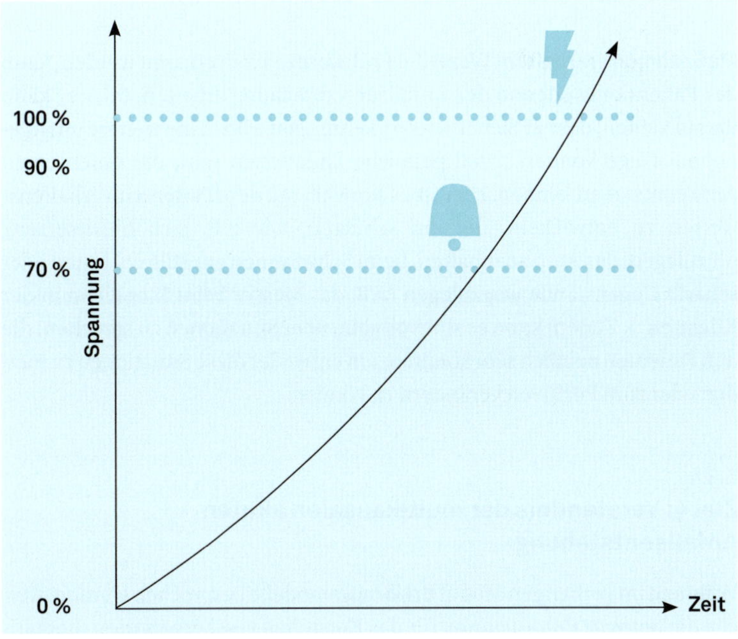

Abbildung 5–4: Spannungskurve nach Linehan [73].

Hier sind erneut die 4 Beschreibungsebenen wichtig, wenn die Patienten ihre Anspannung versprachlichen wollen:

- Wie fühlt es sich körperlich an?
- An welchen Gedanken merken Sie, dass Ihre Anspannung steigt/ein Anfall naht?
- Welche Gefühle stellen sich ein?
- Gibt es Verhaltenstendenzen?

Frühwarnzeichen

Weiterhin muss davon ausgegangen werden, dass neben der langsam und schon Stunden vor dem Anfall steigenden Spannungskurve auch unmittelbar vor dem Anfall (Minuten bis Sekunden) sog. Frühwarnzeichen auftreten. Frühwarnzeichen – oder in der englischsprachigen Literatur auch Aura-Symptome genannt (analog zum Aura-Begriff bei Epilepsie und Migräne) – bezeichnen erst einmal ganz allgemein eine Gruppe von *Symptomen, die einem Anfall vorausgehen.* Wenn die Patienten mit PNES lernen, ihre Frühwarnzeichen zu erkennen, wird es möglich, rechtzeitig ihre Skills (s. Ziel 5, Kap. 5.3.5) einzusetzen.

Häufig beschriebene Frühwarnzeichen sind z. B.: die Wahrnehmung von flackerndem Licht, Gefühlssensationen in einer Körperregion, plötzlicher Stimmungsumschwung, plötzliche Angst, ein unangenehmer Geruch, Schwindel oder Zwicken einer Extremität. Es können aber auch Unruhe, ein seltsames Gefühl, Atemnot, Unsicherheitsgefühle, Schwäche in den Beinen, das Gefühl zu versinken, ein Gefühl, dass elektrische Energie durch den Körper fließt, eine Gesichtszuckung oder Ähnliches auftreten.

Maßnahmen erarbeiten: Wenn die Frühwarnzeichen erkannt werden, kann der Patient entweder an der Anfallsunterbrechung arbeiten, oder er kann darauf achten, dass er Sicherheitsvorkehrungen trifft. Eine weitere unangenehme Folge können sozial peinliche Situationen sein, die durch einen Anfall entstehen können. Hier ist es sinnvoll, mit dem Patienten Verhaltensweisen zu entwickeln, die ihn schützen, wie z. B. sich hinzusetzen/hinzulegen, das Auto anzuhalten, beim Schwimmen um Hilfe zu bitten oder scharfe Gegenstände wegzulegen (z. B. das Messer beim Schneiden in der Küche etc.). Zudem kann es sinnvoll sein, über Situationen zu sprechen, die den Patienten peinlich sein könnten, um entweder diese Situationen zu meiden oder zum Positiven verändern zu können.

5.3.4 Ziel 4: Verständnis der multikausalen akuten Anfallsentstehung

Während im vorherigen Modul Erklärungsmodelle besprochen wurden, welche die *generelle Prädisposition* für das Entstehen von Dissoziation thematisieren, so wird in diesem Modul schwerpunktmäßig dargelegt, wie der Anfall in der *akuten Situation* entsteht. Hierbei spielt eine vorher entstandene *erhöhte Anspannung* (Erfassung mit der Spannungskurve, s. Kap. 5.3.3), welche wiederum in Zusammenhang mit den im Vulnerabilitäts-Stress-Modell besprochenen Faktoren steht (erhöhte Vulnerabilität, erniedrigte Resilienz, akuter Stress), eine Rolle. Weiterhin sind *Trigger* entscheidend, die bei einer allgemein erhöhten inneren Anspannung besonders intensiv wirken können. Ausgelöst durch Trigger, kommt es dann meist zu *Frühwarnzeichen*, welche einem Anfall unmittelbar vorausgehen. Im Anschluss wird dann letztlich der *Anfall* ausgelöst, was wiederum (in Anlehnung an die im Modul „Erklärungsmodelle" besprochenen Modelle) einer Überschreitung der Anfallsschwelle bzw. einer Aktivierung des „Anfallsprogramms" gleichkommt.

Abbildung 5-5 zeigt eine Grafik, in der die wesentlichen Aspekte der Anfallsregulation im Kontext der akuten Entstehung eines Anfalls schematisch zusammengefasst werden. Anhand dieser Grafik können die unterschiedlichen Aspekte der Anfallsregulation mit den Patienten besprochen werden.

5.3.5
Ziel 5: Konzept Skills und Erprobung ihres Einsatzes

Das Skills-Konzept

Der Begriff Skills stammt aus der Dialektisch-Behavioralen Therapie von Borderline-Patienten (DBT nach Linehan [73]). Als Skills bezeichnet man Fertigkeiten, die die Patienten erwerben können, um sich zu regulieren.

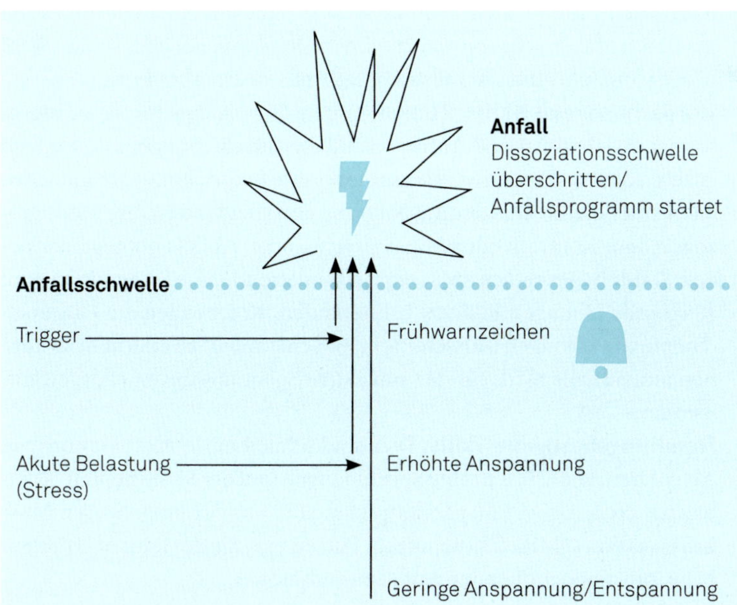

Abbildung 5–5: Visualisierung der multikausalen Einflussfaktoren der akuten Anfallsentstehung.

In diesem Manual wird der Skills-Begriff übernommen. Skills sind hier im engeren Sinne Fertigkeiten, die darauf abzielen, die Anfallshäufigkeit zu reduzieren. Es geht darum, dass Patienten lernen, bei der Wahrnehmung von Frühwarnzeichen vorher eingeübte Skills einzusetzen, um die Aktivierung des Anfallsprogramms zu unterbrechen.

Die meisten Patienten verfügen bereits über ein paar Skills, d.h. haben bestimmte funktionale Verhaltensweisen, die helfen, mit herausfordernden alltäglichen Situationen im Leben umzugehen. Es gilt also, diese zu eruieren und die Patienten einzuladen, neue Skills hinzuzufügen, die zur Spannungsreduktion vor einem Anfall und damit zur Verhinderung eines Anfalls dienen können.

Arten von Skills

Nach der klassischen Einteilung [73] gibt es 3 Arten von Skills, die bei hohen Spannungszuständen hilfreich sind:

- **Sinnesbezogene Skills:** Dies sind Regulationstechniken, die sich auf das Sehen, Hören, Schmecken, Riechen oder/und Spüren beziehen. Hier sind vor allem *starke* sinnesbezogene Stimuli/Reize sehr wirksam (wie z. B. auf eine Chili-Schote beißen, einen spitzen Stein mit der Hand erspüren, ein Gummiband ums Handgelenk schnappen lassen, den Kopf in kaltes Wasser tauchen, laute oder rhythmische Musik oder ein lauter Klang/Ton/Händeklatschen, Riechen an einem Ammoniakfläschchen oder Ähnliches). Zu den sinnesbezogenen Skills gehören auch sog. *Gegenwartsanker,* bei denen der Patient sich Gegenstände in seinem häuslichen und außerhäuslichen Umfeld sucht, auf die er sich sinnesbezogen konzentrieren kann, d.h. die er achtsam wahrnehmen, erspüren, riechen, schmecken, hören kann, um einen Anfallsautomatismus zu unterbrechen.
- **Körperbezogene Skills:** Hierzu zählen Grounding-Übungen, atembezogene Übungen und Aufmerksamkeitsverschiebungen. Es hat sich gezeigt, dass insbesondere die aufmerksame Beobachtung des individuellen Toleranzfensters der Anspannung entscheidend ist, um körperbezogen dem Kontrollverlust eines psychogenen Anfalls entgegenzuwirken. Dafür bietet es sich an, sowohl stimulierende, das Erregungsniveau steigernde Übungen (aktives Umherlaufen, Kniebeugen etc.) als auch dämpfende Übungen (Ausschütteln, Bauchatmung) zu erlernen. So können individuelle Skills für das subjektive Spannungsniveau ausgewählt werden.
- **Handlungsbezogene Skills:** Dies sind schnell umsetzbare motorische Aktivitäten, wie z. B. einzelne Sportübungen (auf der Stelle hüpfen, Kniebeugen etc.), aktive Entspannungselemente aus der progressiven Muskelrelaxation (PMR), Zähneputzen, Putzen etc., die der Patient erproben kann, um einen drohenden Anfall zu verhindern.

Der Behandler vermittelt diese 3 verschiedenen Skills-Arten anhand eines Skills-Koffers und lässt die Patienten in der Sitzung ein paar dieser Skills erproben und sukzessive Skills aussuchen, welche in den Zeiten zwischen den Therapiesitzungen als „Hausaufgaben“ erprobt werden sollen.

Merke

Der Skills-Koffer

Ein Skills-Koffer ist eine Tasche/ein kleiner Koffer/eine kleine Box, in welcher der Patient individuell zusammengestellte, für ihn persönlich hilfreiche Skills aufbewahrt. Zwei besondere Merkmale zeichnen einen Skills-Koffer aus: Erstens sind die Inhalte personalisiert, d.h. es handelt sich wirklich um eine Zusammenstellung der Skills, welche dem Besitzer helfen, und zweitens ist er mobil (daher die Bezeichnung „Koffer“), d.h. er kann überall mit hingenommen werden und daher auch überall eingesetzt werden.

5.4 Modul Emotion und Kognition

Kurzbeschreibung: Wie im Modul „Erklärungsmodelle“ erwähnt, können *Emotionen* bei der Entstehung und Aufrechterhaltung psychogener Anfälle eine zentrale Rolle spielen. Sie können angesichts traumatischer Erlebnisse überfordernd gewesen sein und dann abgespalten (dissoziiert) worden sein. Der Modulteil „Emotion“ dient dazu, den Patienten die Rolle von Gefühlen bei der Auslösung und Aufrechterhaltung der psychogenen Anfälle zu vermitteln und sie zum Wahrnehmen dieser anzuregen. Vertiefend kann mit den Patienten auch an einer ersten Gefühlsregulation therapeutisch gearbeitet werden. Das Modul soll die Patienten motivieren, eigenen Gefühlen Raum zu geben, und die Neugier wecken, Gefühle und Gefühlsabspaltungen in einer anschließenden ambulanten Psychotherapie weiter zu entdecken und besser regulieren zu lernen.

Des Weiteren können dysfunktionale *Kognitionen* (Gedanken) im Rahmen eines Anfalls auftreten, die die Anfallswahrscheinlichkeit verstärken, indem sie die o.g. Gefühle oder die physiologische Erregung steigern. Der Modulteil „Kognition“ dient dazu, den Patienten die Rolle der Gedanken bei der Anfallsauslösung und -aufrechterhaltung zu vermitteln und ihre Neugier zu wecken, ihre Gedanken vor und nach einem Anfall wahrzunehmen. Vertiefend kann mit den Patienten auch an einer Veränderung der dysfunktionalen Gedanken gearbeitet werden. Hierzu wird die Methode der kognitiven Umstrukturierung zur Entwicklung funktionaler Gedanken beschrieben.

Auch dieser Modulteil soll in erster Linie die Patienten motivieren, Gedanken, die vor und nach dem Anfall auftreten, zu beobachten. Und er soll die Neugier der Patienten wecken, ihre Gedankenwelt in einer anschließenden ambulanten Psychotherapie weiter zu entdecken und – sofern für eine Anfallsreduktion nötig – verändern zu lernen.

5.4.1 Ziel 1: Vermittlung eines einfachen Emotionskonzeptes

Emotionen und Dissoziation

Schwierigkeiten der Gefühlswahrnehmung: Menschen mit einer dissoziativen Störung haben in ihrer Kindheit häufig Situationen erlebt, die extreme, überwältigende Emotionen in ihnen auslösten (wie z. B. sexueller, körperlicher oder verbaler Missbrauch, emotionale/materielle Vernachlässigung) [26] [79]. In einer gesunden Entwicklung lernen Kinder modellhaft und gefördert von ihren Eltern, ihre Gefühle wahrzunehmen, auszudrücken und zu regulieren. Viele Menschen mit einer dissoziativen Störung können bestimmte Gefühle nicht gut wahrnehmen, diese nicht zur Sprache bringen oder mimisch und gestisch gut ausdrücken. Gegebenenfalls war es für manche Patienten als Kind sogar gefährlich, Gefühle zu äußern, da diese mit Strafen, Demütigungen oder Missachtung einhergingen [15]. Daher haben sie häufig nicht gelernt, ihre Gefühle differenziert wahrzunehmen und zu verbalisieren, als Voraussetzung dafür, diese regulieren zu können. Im Gegenteil: Gefühle zu unterdrücken und abzuspalten, war möglicherweise in der Kindheit überlebenswichtig. Oftmals ermöglichte dies dem Kind, eine weitere Eskalation und potenziell noch bedrohlichere Situation zu verhindern. Die Dissoziation kann also als ein veralteter, aber damals bestmöglicher Versuch verstanden werden, eine *emotionale Überflutung zu bewältigen* und möglicherweise indirekt auf die misshandelnden Bezugspersonen deeskalierend zu wirken. Die Patienten haben mitunter weder gelernt, die eigenen Gefühlssignale wahrzunehmen und konstruktiv zu deuten, noch die Gefühle von anderen Menschen zu „lesen". Andererseits kann es aber auch sein, dass traumatisierte Kinder sehr gute (misstrauische) „Sensoren" für die Gefühle der anderen entwickelt haben, um sich vor Übergriffen zu schützen.

Gestörte Emotionsregulation: Es konnte bereits in mehreren Studien nachgewiesen werden, dass eine gestörte Emotionsregulation bei Patienten mit psychogenen (dissoziativen) Anfällen deutlich häufiger zu finden ist als bei gesunden Kontrollprobanden [47] [117]. Die Emotionsregulationsstörung kann so stark ausgeprägt sein, dass Patienten mit PNES auch komorbide eine emotional instabile Persönlichkeitsstörung (Borderline-Persönlichkeitsstörung, BPS) haben. Patienten mit einer reinen psychogenen (dissoziativen) Anfallsdiagnose fallen mitunter durch das komplette Fehlen bestimmter Emotionen auf (historisch auch als „belle indifference" bezeichnet). Dagegen können Patienten mit einer komorbiden BPS mitunter kurz vor einem psychogenen Anfall in einen hohen physiologischen Erregungs- und Affektzustand geraten, von dem sie dann – meist zunächst von den Patienten als unkontrollierbar erlebt – in einen dissoziativen Zustand, z. B. den psychogenen Anfall, „rutschen", sodass der starke Affekt plötzlich abgespalten wird, d. h. nicht mehr fühlbar ist (schematherapeutisch wird dies als Wechsel zwischen einem traurig-verzweifelten oder ängstlichen oder wütenden „Kindmodus" in den Modus des „distanzierten Beschützers" bezeichnet [125]).

Merke

In diesem Modul soll die aversive Emotion als ein zentraler Schlüssel der Entstehung und Unterhaltung dissoziativer Phänomene fokussiert werden.

Da die aversiven, zum Anfall führenden Gefühle in aller Regel weit entfernt von einem bewussten Zugang sind (sie sind „abgespalten", „abgetrennt"), wäre es vermessen, im Zuge dieses kurzen Gruppenprogramms ein vollständiges Erkennen, Zulassen, Akzeptieren und Regulieren der entsprechenden Emotionen erreichen zu wollen. Für interessierte und erfahrene Behandler (Psychotherapeuten) findet sich jedoch ein Vertiefungsteil zur Emotionsregulation, sodass – wenn das Behandlungssetting es anbietet – extra Sitzungen zu diesem Thema gestaltet werden können.

Das Hauptanliegen des Manuals (mit 10 Sitzungen) ist die Einführung eines Emotionskonzeptes, um Anstöße zur emotionsbezogenen Psychotherapie zu geben, welche in einer auf die Gruppentherapie folgenden individuellen Psychotherapie aufgegriffen werden können.

Emotionskonzept

Gefühlsstern: Da Patienten mit psychogenen Anfällen Schwierigkeiten in der Gefühlswahrnehmung (vor allem der abgespaltenen Gefühle) haben können, ermöglicht das Konzept des Gefühlssterns nach Stavemann [109] Behandlern, Patienten auf eine spielerische Art und Weise in das Thema Emotionen einzuführen.

Im Gefühlsstern sind zwei angenehme Gefühlsachsen (Freude, Zuneigung) und mehrere unangenehme Gefühlsachsen (Angst, Ärger, Trauer, Niedergeschlagenheit, Abneigung, Scham, Ärger) dargestellt. Es ist eine mögliche Einordnung von Gefühlsbegriffen, die natürlich individuell abgewandelt werden können. Im inneren Kreis steht Gleichgültigkeit, die Intensität der Gefühle/Gefühlsbegriffe – und häufig auch der einhergehenden physiologischen Erregung – nimmt nach außen hin zu **(Abb. 5-6)**.

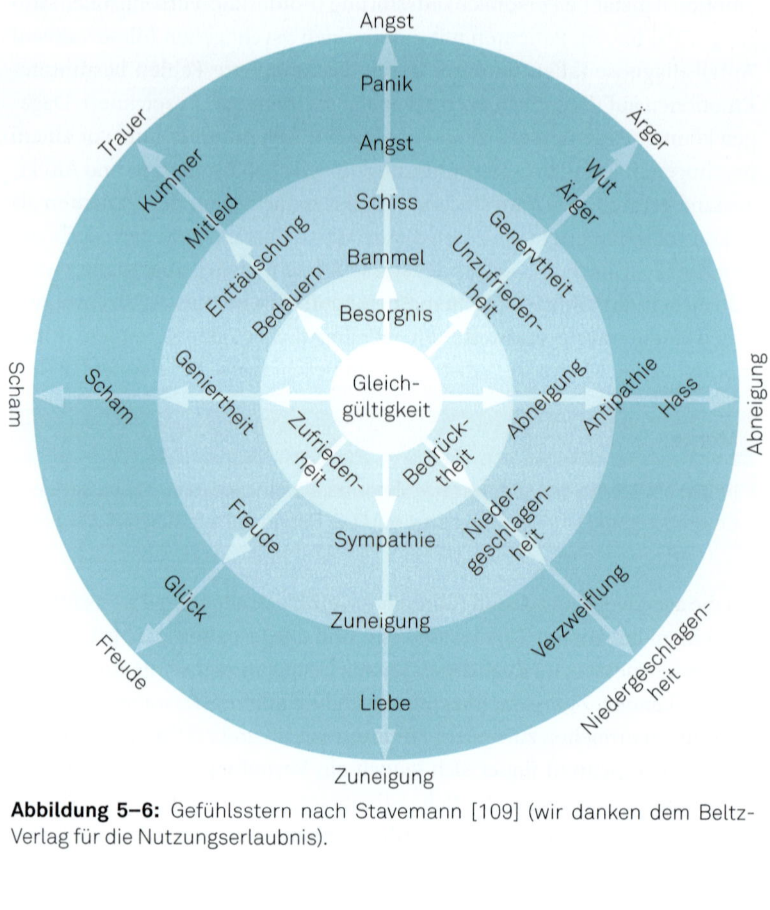

Abbildung 5–6: Gefühlsstern nach Stavemann [109] (wir danken dem Beltz-Verlag für die Nutzungserlaubnis).

Der Einsatz des Gefühlssterns ist als Anregung gedacht, mit den Patienten in ein Gespräch über ihre eigenen Gefühle zu kommen (Welche kennen Sie? Welche kennen Sie nicht? Welche Gefühlsbegriffe nutzen Sie? Wie intensiv werden welche Gefühle erlebt? etc.). Die Patienten erleben den Gefühlsstern häufig als hilfreich zur Orientierung und Einordnung ihrer Gefühle. Es soll damit die Aufmerksamkeit auf die Gefühlswelt der Patienten gelenkt werden und sie sollen motiviert werden, sich dieser in einer anschließenden individuellen Psychotherapie näher zu widmen. Dies kann am ehesten durch eine wohlwollende, wertschätzende Haltung des Behandlers erzielt werden, wenn es darum geht, Gefühle der Patienten zu explorieren und den Austausch darüber in der Gruppe zu fördern.

Merke

Zentral für die Motivation, eine weiterführende individuelle Psychotherapie aufzunehmen, ist das Erleben des Behandlers als wohlwollendes, wertschätzendes und hilfreiches Objekt.

Mögliche Reaktionen und Vertiefungen: Die Behandler können bei der o.g. Emotionsarbeit abhängig von der Heterogenität der Gruppe Unterschiedliches erleben: Unserer Erfahrung nach zeigen Patienten mit dissoziativen Störungen zunächst weiter wenig Gefühle, was diagnostisch interessant sein kann im Sinne der Frage, welche Gefühle gerade nicht thematisiert werden. Wenn die Gruppe kohäsiv und unterstützend ist, kann ein reges Gespräch über die Gefühlswelten der Patienten entstehen. Je nach Güte der bis dahin entwickelten therapeutischen Beziehung, der Gruppenkohäsion und der Motivation der Patienten können vertiefend und in Fortsetzung zum Modul „Erklärungsmodelle“ (Kap. 5.2 „Anfall als Schutz“) dann auch gemeinsam mit dem Patienten erste Arbeitshypothesen zur Funktionalität des Anfalls entwickelt werden. Das heißt, es kann gemeinsam überlegt werden, welche Gefühle eventuell durch den psychogenen Anfall als Schutz abgespalten werden. Hier gilt es, mit dem nötigen Feingefühl vorzugehen, da Patienten dies auch als entblößend oder beschämend wahrnehmen können, wenn zu direktiv ihr psychogener Anfall vor anderen Patienten „gedeutet“ wird.

Merke

„Weniger“ ist hier im Sinne der Motivationsförderung zu einer anschließenden Psychotherapie „mehr“. Eine mögliche Abwehr oder (analytisch ausgedrückt) einen spürbaren Widerstand des Patienten, sich diesem Thema weiter zu widmen, gilt es an dieser Stelle zu akzeptieren.

Exkurs/Vertiefung – u. a. für die anschließende ambulante Psychotherapie

Sollte das im jeweiligen klinischen Setting individuelle Gruppenprogramm auch mehr als 10 Sitzungen beinhalten können oder eine ambulante Einzelanschlusstherapie erfolgen und eine Vertiefung des Moduls „Emotion“ erwünscht sein, empfehlen wir:

- Erstens die Patienten darin zu unterstützen, über mehrere Sitzungen hinweg ihre *Gefühle wahrzunehmen* und auszutauschen, welche Gefühle ihren Anfall triggern können.
- Zweitens kann zudem vertieft besprochen und erarbeitet werden, wie es gelingen kann, die Gefühle zuzulassen (statt in den Anfall zu „rutschen“), diese *auszudrücken und zu regulieren.*
- Drittens kann dabei vertiefend auch die *soziale Funktion* bzw. ein *mögliches Bedürfnis,* welches durch den Anfall erfüllt wird (Krankheitsgewinn), therapeutisch herausgearbeitet werden. Langfristiges therapeutisches Ziel einer ambulanten Einzeltherapie ist es dann, dass der Patient lernt, wie er sein Bedürfnis (z. B. nach Zuwendung, Sicherheit etc.) anders/gesund, ohne Anfall zukünftig ausdrücken kann.

Zu Punkt 1 – Gefühlswahrnehmung: Zur Unterstützung der Gefühlswahrnehmung bieten sich körperorientierte Übungen an, wie sie in körperpsychotherapeutischen Schulen, wie der Funktionellen Entspannung [37] oder dem Focusing [21] bzw. adaptiert auch in der Dialektisch-Behavioralen Therapie (DBT [73]) oder der emotionsbasierten Therapie [45], verwendet werden. Der Behandler erklärt zunächst, was eine Emotionswahrnehmungsübung ist, was es dazu braucht (ungestörte Zeit und Raum) und die Sitzposition (möglichst bequem – hier kann auf die körpertherapeutischen Angebote Bezug genommen werden). Er legt dar, dass die Patienten entweder die Augen schließen oder – bei traumatisierten Patienten – dass sie sich einen Punkt an der gegenüberliegenden Wand suchen, den sie fixieren können. Die Patienten werden gebeten, vor der Übung noch den körperlichen Bedürfnissen (Toilettengang, etwas Trinken etc.) nachzukommen, sodass die Übung ungestört ablaufen kann. Zudem werden die Patienten darauf hingewiesen, dass sie die Übung jederzeit beenden können, wenn sie zu unangenehm wird, mit der Bitte, dem Behandler dann ein Handzeichen zu geben, damit dieser ggf. darauf reagieren kann.

Übung

Emotionswahrnehmungsübung

Eine Emotionswahrnehmungsübung kann z. B. wie folgt in ruhiger Stimme und langsamem Tempo angeleitet werden:

- *„Bitte schließen Sie nun die Augen oder fokussieren Sie einen Punkt an der gegenüberliegenden Wand.“*
- *„Nehmen Sie Ihren Atem wahr – wie er ein- und ausfließt – ohne ihn verändern zu wollen.“*

- *„Nun nehmen Sie wahr, wie Ihr Körper auf dem Stuhl sitzt …* [hier kann an die bisherigen körperpsychotherapeutischen Übungen angeknüpft werden] *… und finden Sie die Sitzposition, die Ihnen gerade angenehm erscheint …“*
- …
- *„Nun richten Sie Ihren Blick nach innen …“*
- *„Spüren Sie, was Sie gerade fühlen …“*
- *„Manchmal ist ein Gefühl erst langsam spürbar, manchmal sofort da … lassen Sie sich Zeit mit dem Erspüren Ihres momentanen Gefühls …“*
- *„Dann begrüßen Sie Ihr Gefühl – auch wenn es unangenehm sein sollte – wie einen guten Freund …“*
- *„Was spüren Sie? Versuchen Sie, das Gefühl (in Gedanken) zu beschreiben …“*
- *„Wo im Körper spüren Sie Ihr Gefühl?“*
- *„Wenn das Gefühl eine Farbe hätte, welche wäre das?“*
- *„Wenn das Gefühl eine Form hat, wie sieht es aus?“*
- *„Wie ist es beschaffen? Fühlt diese Form sich hart oder weich, spitz oder rund an?“*
- …
- *„Nun mag ich Sie bitten, sich langsam von diesem Gefühl zu verabschieden, in der Gewissheit, dass Sie sich im Alltag immer wieder Zeit nehmen können, sich Ihren Gefühlen zu widmen …“*
- *„Fokussieren Sie sich wieder auf Ihren Atem … nehmen Sie wahr, wie er ein- und ausfließt …“*
- *„Und spüren Sie, wie sich Ihr Körper jetzt anfühlt … wie Sie jetzt auf dem Stuhl sitzen …“.*

Bei dieser Übung sind verschiedene Reaktionen der Patienten möglich: Manchen gelingt das Erspüren eines Gefühls zunächst einmal nicht (dann kann wiederholtes Üben sinnvoll sein), manche nehmen ein Gefühl wahr und lernen stetig die Gefühlswahrnehmung, manche können in einen starken Gefühlszustand geraten (z. B. Patienten mit BPS oder PTBS) und bei manchen kann die Übung auch einen psychogenen Anfall triggern. Sollten die letzten beiden Szenarios geschehen, ist dies eine gute Gelegenheit, die in den vorherigen Übungen gewählten/geübten Skills zur Anfallsregulation auch zur Emotionsregulation einzusetzen. Zudem kann diese Übung dann dazu dienen, dem abgespaltenen Affekt, der nun eventuell doch plötzlich spürbar wird, auf die Spur zu kommen.

Zu Punkt 2 – Gefühlsregulation: Sollte sich nun in der Gruppe durch den Prozess das Thema „Schwierigkeiten in der Gefühlsregulation“ ergeben, kann ein ausgebildeter Psychotherapeut in einer anschließenden Einzel- oder Gruppenpsychotherapie an dem Zulassen, dem Ausdruck und der Regulation der Gefühle vertiefend weiterarbeiten

- mit verhaltenstherapeutischen Methoden (z. B. anknüpfend an die bereits vermittelten Skills, Dialektisch-Behaviorale Therapie nach Linehan [73]),

- mit schematherapeutischen Techniken (z. B. „Reparenting“ [125]),
- mit der „Arbeit an dem inneren Kind“ [20],
- mit einer Körperpsychotherapie oder
- mit einer strukturorientierten tiefenpsychologischen Therapie [100].

Bei Patienten mit BPS kann es sinnvoll sein, diesen auch eine zusätzliche ambulante *Skills-Gruppe* zu empfehlen, damit sie den Umgang mit hohen (häufig traumatisch bedingten) Affektzuständen besser lernen. Sollte eine komorbide PTBS vorliegen, kann eine ambulante Traumatherapie zur Verarbeitung der starken traumabedingten Affekte sinnvoll sein.

Zu Punkt 3 – soziale Funktionalität: Sollte – was im Rahmen des 10 Sitzungen umfassenden Therapieprogramms nicht zu erwarten ist, aber im Rahmen einer anschließenden längeren Einzel- und Gruppenpsychotherapie möglich ist – der Patient gemeinsam mit einem ausgebildeten Psychotherapeuten der spezifischen emotionalen/sozialen Funktionalität (Appellfunktion, sekundärer Krankheitsgewinn etc.) des psychogenen Anfalls auf die Spur kommen, kann an dieser schließlich auch vertieft gearbeitet werden. Es gilt dann, diese Funktionen herauszuarbeiten und den Patienten darin zu unterstützen, dass er lernt, seine Gefühle und Bedürfnisse dem Gegenüber auszudrücken, sodass ein psychogener Anfall nicht mehr nötig wird.

5.4.2 Ziel 2: Wahrnehmung negativer und positiver Kognitionen

Kognition

Bei Patienten mit dissoziativen Störungen können vor oder nach dem psychogenen (dissoziativen) Anfall Gedanken (Kognitionen) auftreten, die dysfunktional sind. Dysfunktionale Gedanken *vor* einem Anfall können z. B. Gefühle und die mit ihnen einhergehende physiologische Erregung steigern und somit die Anfallswahrscheinlichkeit erhöhen. Dysfunktionale Gedanken *nach* einem Anfall können die Bewältigung des Anfalls verhindern bzw. zu dessen langfristiger Aufrechterhaltung beitragen.

Merke

Der Modulteil Kognition dient dazu, den Patienten die Rolle der Gedanken bei der Anfallsauslösung und langfristigen Anfallsaufrechterhaltung zu vermitteln und ihre Neugier zu wecken, ihre Gedanken vor und nach einem Anfall wahrzunehmen.

In der kognitiven Verhaltenstherapie wird u. a. zwischen negativen automatischen Gedanken (NAG) und negativen Grundüberzeugungen [7] unterschieden.

Negative automatische Gedanken: NAG sind Gedanken (Kognitionen), die schnell ablaufen oder blitzartig auftreten (automatisch) und mitunter den Patienten nicht bewusst sind. NAG fühlen sich in dem Moment, in dem sie gedacht werden, für die Patienten richtig und logisch an, sie sind aber nicht unbedingt nachvollziehbar oder vernünftig. NAG können durch ein inneres oder äußeres Ereignis ausgelöst werden. Ein NAG einer dissoziativen Patientin ist z.B.: „Wie schrecklich, jetzt wird mir schon wieder schummerig. Gleich habe ich einen Anfall. Ich kann nichts dagegen tun. Ich werde sterben." An diesem Beispiel wird bereits deutlich, dass NAG eng mit Emotionen zusammenhängen: Je nachdem was wir denken, so fühlen wir auch. In diesem Fall fühlt sich die Patientin hilflos, verzweifelt und hat Todesangst.

Negative Grundüberzeugungen: Dies sind stabile kognitive Verarbeitungsmuster, die sich in der Kindheit und Jugend herausgebildet haben. Auch negative Grundüberzeugungen können für das Anfallsgeschehen relevant sein, z.B. wenn ein Patient die Grundüberzeugung entwickelt hat: „Ich werde von anderen nicht wirklich gesehen – außer ich bekomme einen Anfall."

Kognitive Verzerrungen: NAG und negative Grundüberzeugungen können folgende kognitive Verzerrungen/„Denkfehler" [6] beinhalten:

- **Dichotomes oder „Alles-oder-nichts-Denken":** Dieses Denken entspricht einem Schwarz-weiß-Denken, z.B. „Entweder alle Menschen sind gut oder böse." oder „Der Anfall ist katastrophal vs. nicht der Rede wert." Ein gesundes Mittelmaß gibt es nicht.
- **Übergeneralisierung:** Kognitionen beinhalten Schlussfolgerungen von einem Vorfall auf die Gesamtheit aller Ereignisse. Diese Kognitionen enthalten häufig verallgemeinernde Worte wie „immer", „nie", „niemanden", „alle", „keiner", z.B.: „Ich werde den Anfall nie vermeiden können."
- **Negative Selektion oder „Tunnelblick":** Die Kognition fokussiert auf ein einzelnes negatives Detail und überbewertet es. Andere neutrale oder positive Aspekte werden nicht wahrgenommen, z.B.: „Die anderen haben alle über mich gelacht." Der Patient sieht nicht, dass eventuell *ein* Patient gelacht hat, aber alle anderen besorgt und unterstützend auf sein Anfallsgeschehen reagiert haben. Oder: „Wegen der Anfälle kann ich nicht ins Theater gehen/ist mein Leben verpfuscht."
- **Willkürliche Schlussfolgerungen:** Der Patient schlussfolgert unlogisch, z.B.: „Die Therapie wird mir nicht helfen, da noch nie etwas geholfen hat." Hier wird von vorherigen eigenen Erfahrungen auf eine neue (Therapieerfahrung) willkürlich geschlussfolgert.
- **Gedankenlesen:** Der Patient meint, ohne nachzufragen, die Gedanken der anderen zu kennen: „Die anderen denken, ich bin blöd!"
- **Personalisierung:** Ereignisse werden ohne klaren Grund auf sich bezogen, z.B.: „Der andere schaut nachdenklich. Ich habe bestimmt etwas falsch gemacht."

- **Selektive Abstraktion:** Einzelinformationen werden bei der Interpretation einer Situation überbetont, z. B. wenn jemand, der von allen gegrüßt wird, von einem Einzelnen nicht beachtet wird und in der Folge denkt, dass ihn keiner mag.
- **Emotionale Beweisführung:** Ein Gefühl wird als Beweis für die Richtigkeit der Gedanken genutzt, z. B.: „Ich spüre, dass etwas Schlimmes passieren wird, deshalb sollte ich mich schnell zurückziehen." – „Ich fühle mich lebensunfähig mit meinen Anfällen, deshalb bin ich es auch."
- **Katastrophisieren:** Der Patient nimmt an, dass etwas Schreckliches passieren wird – und er keinen Einfluss darauf hat, z. B.: „Einmal werde ich an einem Anfall sterben."
- **„Sollte/Müsste"-Kognitionen:** Viele Patienten tragen eine innere kritische Stimme/Kognition in sich, die ihnen Vorwürfe macht, sie unentwegt kritisiert oder ihr Verhalten korrigiert, z. B.: „Du musst Dich zusammenreißen. Zeig keine Gefühle (= Schwäche)." Dies führt zu vielerlei negativen Gefühlen (Scham/Schuld, Ärger, Minderwertigkeit, Traurigkeit).

Im dem Kognitionsmodul wird den Patienten vermittelt, dass Gedanken (Kognitionen) dazu beitragen können, Anfälle auszulösen oder die Anfallswahrscheinlichkeit zu erhöhen. Zudem beeinflussen Gedanken maßgeblich, was man fühlt. Die Patienten lernen in diesem Modul, was NAG, Denkfehler und negative Grundüberzeugungen sind. Sie lernen, ihre Gedanken zu beobachten, im Symptomtagebuch aufzuschreiben und deren Einfluss auf ihr Anfallsgeschehen zu reflektieren.

Der Modulteil Kognition soll – wie der vorherige Modulteil Emotion – vor allem dazu dienen, die Patienten neugierig auf das Thema „Gedankenwelt" zu machen, d. h. ihr Interesse und ihre Motivation zu fördern, sich den eigenen Gedanken in einer ambulanten Einzel- oder Gruppenpsychotherapie vertieft zu widmen und sie zu bearbeiten.

Exkurs/Vertiefung – u. a. für die anschließende ambulante Psychotherapie

Sollte das im jeweiligen klinischen Setting individuelle Gruppenprogramm mehr als 10 Sitzungen beinhalten können oder eine ambulante Einzelanschlusstherapie erfolgen und eine Vertiefung des Moduls „Kognition" erwünscht sein, empfehlen wir, die Patienten über mehrere Sitzungen einzuladen, ihre Gedanken zu beobachten, auszutauschen und zu bearbeiten/hinterfragen sowie hilfreiche Kognitionen zu entwickeln.

Technik des kognitiven Umstrukturierens

Hilfreiche Kognitionen können z. B. mit der Technik des kognitiven Umstrukturierens nach Ellis [32] [33] entwickelt werden. Dabei werden zunächst anfallsbezogene dysfunktionale Gedanken/NAG (s. o.) beispielhaft erläutert oder es wird gleich ein Gedanke, den ein Patient hat und gerne bearbeiten möchte, genutzt, um ihn nach folgender Methode kognitiv umzustrukturieren:

Dysfunktionaler Gedanke: z. B. „Wenn ich einen Anfall habe, sterbe ich!"
- Was spricht für den Gedanken?
  (z.B. „Ich habe in der Zeitung von einem plötzlichen Todesfall gelesen ...", „Es fühlt sich so an ...")
- Was spricht gegen diesen Gedanken?
  (z.B. „Es ist neurologisch abgeklärt, dass es keine organische Ursache gibt", „Ich habe die bisherigen Anfälle auch alle überlebt", „Diese Körperreaktion weist auf eine psychogene Verursachung hin ...", „Ich bin im Krankenhaus, selbst wenn ich etwas Lebensbedrohliches plötzlich bekäme, ist die Wahrscheinlichkeit sehr hoch, dass ich gerettet werde ...")
- Was ist der Gegensatz zu diesem Gedanken?
  (z.B. „Wenn ich einen Anfall habe, werde ich 100 %ig überleben!")
- Wie könnte ein hilfreicher Gedanke lauten?
  (z.B. „Es ist möglich plötzlich zu versterben, aber es ist aktuell sehr unwahrscheinlich. Es ist sehr wahrscheinlich, dass dieser Anfall psychogen ist und ich ihn überlebe" → Kurzform: „Ich überlebe")

Wie oben beschrieben, beinhaltet die Technik, dass der dysfunktionale Gedanke (nach Ellis die „irrationale Idee") ausgesprochen wird und dann Argumente, die für und die gegen diesen Gedanken sprechen, gesammelt werden. Schließlich wird auch das Gegenteil zum dysfunktionalen Gedanken einmal formuliert, um das Brainstorming weiter zu fördern und den Impuls zu geben, einen alternativen, funktionalen Gedanken zu entwickeln, der im Rahmen des psychogenen Anfalls hilfreich sein kann. Die kognitive Umstrukturierung kann in der Gruppe gemeinsam an einer Flipchart erfolgen, oder die Patienten können dies in Einzelarbeit jeder für sich mit den eigenen NAG machen.

Hilfreicher Gedanke: Der alternative hilfreiche Gedanke sollte kurz, positiv, persönlich (z.B. mit den Worten „ich/mir/mein") und in der Gegenwart formuliert sein. Beispiele für hilfreiche Gedanken können sein:
- „Ich kann meinen Anfall bewältigen."
- „Ich schaffe es, zu skillen und den Anfall zu vermeiden."
- „Ich kann mein Gefühl zeigen und werde wahrgenommen."
- „Ich kann meine Bedürfnisse äußern, statt zu dissoziieren."

Hier ist es besonders wichtig, dass der Patient den hilfreichen Gedanken selbst formuliert und nicht Gedanken vom Behandler/Mitpatienten einfach übernommen werden. Der Patient soll mit eigenen Worten einen hilfreichen Gedanken entwickeln und überprüfen, ob sich dieser für ihn stimmig und hilfreich anfühlt. Sollte der Gedanke noch nicht für den Patienten „stimmig" formuliert sein, darf der Patient den Gedanken so lange umformulieren, bis er für ihn „passt".

Übung

Atemübung

Um zu erspüren, ob ein Gedanke hilfreich ist, und um ihn körpernah zu „verankern", kann eine Atemübung hilfreich sein. Eine mögliche Atemübung zur Einübung des hilfreichen Gedankens ist, dass der Patient den hilfreichen neuen Gedanken innerlich (also nicht hörbar) beim Einatmen sagt und beim Ausatmen ebenfalls denkt und sich vorstellt, wie er sich im Körper „verankert".

Es empfiehlt sich, die Atemübung – ähnlich wie die Angebote zur Körperwahrnehmung – nachzubesprechen. Hier gilt es – ähnlich wie auch in den Befindlichkeitsrunden – eine wohlwollende, nicht wertende Haltung einzunehmen.

Es zeigt sich immer wieder, dass manche Patienten von Atemübungen sehr profitieren, andere nicht: Deshalb darf jeder seinen individuellen Weg der Veränderung und seine Übungen/Methoden finden, die ihm helfen. Diese Atemübung ist nur eine körpernahe Möglichkeit, Kognitionen zu vertiefen. Selbstverständlich können auch andere Therapietechniken (z. B. aus der Verhaltenstherapie das ABC-Schema) und -methoden (z. B. die tiefenpsychologische Therapie) von ausgebildeten Einzel- und Gruppentherapeuten genutzt werden, um die kognitive Arbeit bzw. die Arbeit an den Einstellungen, die zu einer Anfallsreduktion förderlich sind, nach diesem Gruppenprogramm in einer ambulanten Einzeltherapie zu vertiefen.

5.4.3 Ziel 3: Motivationsförderung für individuelle Psychotherapie

Einstellung und Motivation zur ambulanten Psychotherapie

Kurzfristige Verbesserung der Symptomatik: Wie in der Einleitung bereits erläutert, ist das primäre Ziel dieses Programms die kurzfristige Verbesserung der Anfallsregulation bzw. der Regulation der dissoziativen Symptomatik. Eine kurzfristige Verbesserung der Anfallsregulation kann auch das Arbeiten in einer anschließenden ambulanten Psychotherapie für Psychotherapeuten und Patienten erleichtern. Denn dann gelingt die Fokus-Verschiebung von dem kontinuierlichen Bemühen, den Patienten im (nicht dissoziativen) Kontakt zu halten, hin zu den dahinterliegenden Themen einfacher.

Es ist kein explizites Ziel dieser Gruppentherapie, eine Heilung der kausal zur Entstehung der Dissoziation führenden Pathologien zu bewirken. Sehr wohl kann es aber zu einer Verbesserung der Symptome (Reduktion der Anfallsfrequenz und -stärke) durch die Gruppentherapie kommen, was die Alltagsfähigkeit verbessert und somit auch den Erfolg einer kurativen Psychotherapie positiv beeinflussen kann. Daher ist es ein wichtiges Ziel des Programms, die Motivation für eine weiterführende individuelle Psychotherapie zu stärken, denn diese ist notwendig, um psychogene Anfälle langfristig und umfassend zu therapieren.

Niedrigschwelliges Angebot: Aufgrund des zunächst vor der Diagnosestellung auf Laien und häufig auch Betroffene wirkenden Eindrucks, dass die Symptomatik körperlich bedingt ist, sind die Patienten mitunter schon bei verschiedenen Fachärzten gewesen, bis ihnen vermittelt wird, dass ihre Symptomatik nicht organisch, d.h. psychogen/dissoziativ ist. Aber es kann auch gerade aufgrund der Abspaltung von Emotionen schwer verständlich für die Patienten sein, weshalb eine Psychotherapie notwendig und hilfreich sein könnte. Für viele, vor allem ältere Patienten ist es auch eine Hürde zum „Nervenarzt" zu gehen („Ich bin doch nicht verrückt!"). Daher kann dieses symptomorientierte Programm als ein niedrigschwelliges Angebot Patienten vermitteln, warum Psychotherapie hilfreich sein kann und den Kontakt zur psychosomatischen und psychotherapeutischen Behandlung ebnen helfen.

Merke

Wenn Patienten im Rahmen dieses Gruppenprogramms lernen, dass sie mit ihrem Anfall ernst genommen werden und sich nicht als „eingebildeter Kranker" wahrgenommen fühlen, dann ist damit ein wesentlicher Schritt getan, dass diese Patienten einen Weg in eine ambulante Psychotherapie finden können.

Dies ist auch insofern relevant, als manche Patienten zunächst, da der psychogene Anfall eine Funktion erfüllt, möglicherweise keine oder wenig Motivation haben, diesen zu verändern oder behandeln zu lassen. Das bedeutet, diese Patienten müssen erst verstehen, dass die Funktion des Anfalls noch besser durch ein gesundes Handeln erfüllt werden kann, um motiviert zu werden.

Ziel ambulante Psychotherapie: Aufgrund all dieser Aspekte ist hier als Ziel formuliert, die gesamte therapeutische Arbeit des Programms und insbesondere diejenige in den letzten Therapiesitzungen so zu gestalten, dass die Patienten zum einen kurzfristig weniger dissoziieren und zum anderen erfahren können, wie wichtig die psychotherapeutische (langfristige) Arbeit für die Reduktion ihrer Anfälle und Verbesserung der Lebensqualität ist.

Zum Abschluss des Gruppenprogramms, d.h. in der letzten Sitzung, soll zudem eine explizite Motivationsklärung/-förderung zu einer anschließenden ambulanten Psychotherapie der Patienten erfolgen. Bei Interesse sollte konkrete Hilfestellung bei der Organisation einer individuellen Psychotherapie im Anschluss an dieses Programm gegeben werden.

Weitere private Treffen: Manchmal äußern Teilnehmer gerade gegen Ende des Programms das Bedürfnis, sich privat zu treffen. Nach dem Ende der verabredeten Zeit sind die Teilnehmer selbstverständlich „frei“, sich privat zu treffen. Wenn dieser Wunsch in der (Behandlungs-)Stunde zum Ausdruck gebracht wird, beinhaltet er aber auch den Auftrag, das damit zum Ausdruck kommende Beziehungsgeflecht in den Blick zu nehmen:

Werden alle Teilnehmer eingeladen, zu weiteren Treffen zu kommen? Welche Bedeutung hat dies? Ist dies etwa Ausdruck einer guten Gruppenkohäsion und der Erfahrung geteilten Leides? Welche Fragen sind offen geblieben und wo können diese am besten bearbeitet werden? Ist es auch möglich, sich gegen eine Fortführung der Gruppe ohne weitere Moderation abzugrenzen und diese abzulehnen?

Die Behandler sollten besonders sensibel für Ausgrenzungen und Spaltungen der Gruppe sein, die sich gehäuft bei Patienten mit dissoziativen Phänomenen finden. Wenn sie bemerken, dass Patienten sich ausgegrenzt und abgelehnt fühlen, sollte dies thematisiert werden, da dies etwa nach einem unmittelbaren Ende des Programmes sonst nicht mehr bearbeitet werden kann.

5.5 Modul Körperwahrnehmung

Kurzbeschreibung: Mit diesem Modul sollen körperorientierte Angebote in die Arbeit eingeführt werden. Hierbei soll durch eine differenziertere Körperwahrnehmung die Kompetenz zur Anfalls- und Emotionsregulation verbessert werden. Zentrale Ziele der hier beschriebenen Angebote sind die Verbesserung der Wahrnehmung von Frühwarnzeichen für Anfälle (Ziel 1) und der Affektregulation (Ziel 2). Dies wird von den Patienten über die Förderung eines Bewusstseins für affekt-motorische Schemata (Ziel 3) und die Erprobung von deren bewusster Veränderung (Ziel 4) erreicht.

5.5.1 Einführung

Förderung der (Körper-)Wahrnehmung: Die Nutzung von Angeboten zur Körperwahrnehmung ist im Kontext von Dissoziationen insbesondere durch Arbeiten aus der Traumaforschung befördert worden [120] [121]. Viele psychotraumatologische Ausbildungs- und Behandlungsprogramme ergänzen verbale Psychotherapien um Interventionen, die auf eine verbesserte Körperwahrnehmung abzielen [99]. So empfiehlt das Curriculum der deutschsprachigen Gesellschaft für Psychotraumatologie für die Einstiegsphase in die Behandlung eine Ressourcenaktivierung. Diese umfasst neben kognitiven Techniken insbesondere auch imaginative Techniken und eine achtsamkeitsbasierte Förderung der (Körper-)Wahrnehmung [23].

Bei genauer Betrachtung der bisher existierenden englischsprachigen Behandlungsprogramme von Goldstein [41] [42] und LaFrance [63] finden sich ebenfalls mehrere solcher Elemente. Sie werden unter der Bezeichnung „kognitiv-behaviorale" Therapie durchgeführt, ohne als gesonderter Bestandteil Erwähnung zu finden. Es kommen hier ebenfalls besonders Interventionen zur Anwendung, die zentraler Gegenstand der sog. „wahrnehmungsorientierten" Körperpsychotherapie sind [40] und zunehmende Verbreitung in störungsspezifischen Behandlungsmanualen finden (z.B. [122]). Ihnen ist gemein, dass sie die Selbstwahrnehmung körperlicher Reaktionen fördern und Übungen oder Angebote formulieren, um diese zu modifizieren.

Merke

Die Patienten präsentieren ein Körpersymptom als Hauptbeschwerde. Sie sind mitunter gar nicht oder oft nur bei deutlichen inneren Vorbehalten für eine verbale Psychotherapie zu motivieren. Der eigene Körper wird oftmals ausschließlich als „Symptomträger" abgelehnt. Wir wollen stattdessen einen „feinen Spürsinn" fördern, der über die verbesserte Körperwahrnehmung eine selbstwirksame Fähigkeit zur Modifikation der körperlichen Symptome erlaubt.

Funktionelle Entspannung: In diesem Manual beschreiben wir eine solche wahrnehmungsorientierte Arbeit als wesentlichen Bestandteil für eine Behandlungsphase, die analog zur Traumatherapie einer Stabilisierung und Motivation der Patienten dient. Wir nutzen hierfür Angebote aus dem psychodynamisch geprägten Körperpsychotherapieverfahren „Funktionelle Entspannung" (FE).

Dies entstand Mitte des letzten Jahrhunderts an der Heidelberger Universitätsklinik unter Viktor von Weizsäcker durch die Arbeit von Marianne Fuchs. Die Aspekte, die für die therapeutische Arbeit leitend sind, werden unter dem Ziel 1 „Wahrnehmungsförderung" dargelegt. Für ausführliche Einleitungen und eine weitergehende Diskussion sei auf die allgemeine Literatur zur Methode verwiesen [37] [49] [68] [116].

5.5.2 Allgemeine Hinweise zur Anleitung der Angebote

Um die Anwendung von körperorientierten Angeboten zu erleichtern, haben wir für das Manual die Anleitung in wörtlicher Rede ausformuliert. Erfahrungsgemäß sollte den *Pausen* während der Behandlung besondere Aufmerksamkeit geschenkt werden, denn leicht geraten diese beim Wechsel mit einem psychoedukativen Vortragsstil in den anderen Modulen zu kurz. Daher wurden die Beobachtungsaufgaben für den Behandler in den Stundenablauf integriert.

Selbstverständlich können und sollen die Angebote durch erfahrene Anwender auch mit „eigenen Worten" eingeführt und interpretiert werden. Wir verstehen die Manualisierung hier im Sinne von Beutel und Mitarbeitern [11] als eine Beschreibung der Angebote und Interventionsprinzipien. Die im Rahmen des 10-stündigen Behandlungsprogramms vorwiegend strukturbezogene „gemeinsam forschende" Haltung stellt klärende Fragen, Einladungen zur Selbstreflexion und spiegelnde Äußerungen in den Vordergrund (siehe [100]). Diese Interventionen müssen sich in der konkreten Interventionspraxis am Material der Sitzungen orientieren. Für einen praktischen Einblick in diese psychodynamisch-körperorientierte Arbeit, wie sie mit der Methode der Funktionellen Entspannung entwickelt wurde, empfehlen wir die Teilnahme an Kursen der Arbeitsgemeinschaft FE (Termine unter www.afe-deutschland.de).

Auftreten von Anfällen: Die Wahrnehmungsförderung als zentrales Element der körperorientierten Angebote wirkt möglicherweise zunächst unspektakulär. Es ist allerdings durchaus möglich, dass die Förderung von Introspektion bei Patienten einen psychogenen Anfall triggern kann. Hierin liegt eine besondere Chance und gleichzeitig Herausforderung zur vorbildhaften Verbesserung der Selbstregulation von Patienten. Wenn die Wahrnehmung solcher sich nähernder Anfallsereignisse berichtet oder in der Interaktion bemerkt wird, sollte darauf behutsam begrenzend reagiert werden. Dies kann z. B. erfolgen, indem ein enger sprachlicher Kontakt mit den Patienten gesucht wird, die Körperhaltung verändert wird, bereits eingeführte antidissoziative Skills eingesetzt werden oder die grundsätzlich immer vorhandene Möglichkeit zu einer Beendigung des Angebots und auch eines kurzfristigen Rückzugs, z. B. in Begleitung des Co-Behandlers, wahrgenommen wird (zum Umgang mit psychogenen Anfällen während der Sitzungen allgemein s. Kap. 4.4.4). Es ist nicht das anvisierte Ziel der Angebote, Anfälle zu provozieren. Vielmehr steht eine körperlich verankerte Stabilisierung im Vordergrund der Arbeit. Wenn es jedoch zu sich nähernden oder vollständig ausgebildeten Anfällen kommt, so ist ein entkatastrophisierender, haltgebender Umgang anzustreben.

5.5.3 Ziel 1: Wahrnehmungsförderung

Durch die Schulung der Körperwahrnehmung sollen in der Funktionellen Entspannung psychische Spannungen und Konflikte, aber auch Ressourcen körpernah erlebbar gemacht werden [68].

Merke

Für das konkrete Vorgehen ist die Formulierung von Beobachtungsangeboten in Verbindung mit körperlichen Veränderungen zentral. Über Letztere bildet sich ein verbaler Dialog zwischen Patient und Behandler, der Regulationsvorgänge ermöglicht. Die Förderung der eigenen Körperwahrnehmung und deren Veränderung gehen dabei Hand in Hand.

In vielen körperorientierten Therapieschulen gerade der wahrnehmungsfördernden Tradition ist eine differenzierte Körperempfindung zentral [82]. In der körperorientierten Traumatherapie bekommt dies als Reaktion auf das Phänomen der Alexisomie (Unfähigkeit den eigenen Körper wahrzunehmen [3] [82]) besondere Bedeutung. Gerade die Differenzierung von körperlichen Empfindungen und Affekten sowie Kognitionen ist dabei hilfreich, um eine unkontrollierte gegenseitige Verstärkung einzugrenzen [72] [82]. Aufgrund der besonderen Bedeutung psychischer Traumata in der Pathogenese von PNES ist dieser Aspekt in der Behandlung besonders zu berücksichtigen.

Ebenenwechsel: Der Wechsel von sensomotorischer Wahrnehmung zu sprachlicher Formulierung entspricht dem Konzept des „Ebenenwechsels" in der Funktionellen Entspannung [68]. Dieses methodische Vorgehen soll neben der Regulation autonomer Funktionen, wie der Herz- oder Atemfrequenz, auch den Zugang zu den im psychogenen Anfall nicht zugänglichen Emotionen erleichtern. In diesem Modul wird daher verstärkt eine in Resonanz zur eigenen Körperwahrnehmung stehende Gesprächsführung etabliert, um die verbalen Module zu vertiefen und in den Austausch über Anfallstrigger und Möglichkeiten zu deren Veränderung zu kommen.

Angebote: Die körperorientierte Arbeit nach der Methode der „Funktionellen Entspannung“ kennt keine festgelegten „Übungen“. Das Wort „Übung“ wird hier bewusst durch die Begriffe „Angebote“ oder „Experiment“ zur Wahrnehmung des eigenen Körpers ersetzt. Ein Angebot in diesem Sinne soll betonen, dass die Patienten es auch ablehnen können bzw. sich in jedweder Form hierzu verhalten dürfen. Es ist nicht das Ziel, eine Übung „richtig“ zu machen bzw. Sorge haben zu müssen, sie „falsch“ durchgeführt zu haben. Um dennoch eine Struktur für die Arbeit zu entwickeln, stellte die Begründerin der Methode, Marianne Fuchs, 3 sogenannte „Spielregeln“ auf, die Hilfestellung für die individuelle spürende Arbeit und deren Weiterentwicklung sein sollen [37].

Regeln

„Spielregeln“ der Funktionellen Entspannung

- *„Alles Empfinden, Entspannen und Bewegen beschreiben lassen! Tun im Lassen – Lassen im Aus[atmen]!“*
  Der Patient soll Richtungs-, Druck- und Spannungsänderungen wahrnehmen. Kleine Bewegungen können dabei helfen. Entspannen ist dabei ein Vorgang, kein Zustand. Mit der Entspannung des Brustkorbs kann die Atmung zur autonomen Regulation beitragen.
- *„Das rhythmusbezogene Empfinden, Entspannen und Bewegen nur zwei- oder dreimal wiederholen! Weniger ist mehr!“*
  Ein immer gleiches Einüben und die zunehmende Kontrolle von Bewegungen wirken eher erschwerend statt begünstigend für die spürende Wahrnehmung und autonome Regulation.
- *„Nichts tun – Nachspüren. Wo? Wie? Was? – Sich überlassen!“*
  Was tut sich, wenn man nicht mehr aktiv übt? Welche unbewussten Reaktionen wie Aufatmen, Gähnen, Niesen, Husten, „Dehn“-Bedürfnisse etc. können beobachtet werden?

Körperbereiche: Für die formulierten Angebote werden im Laufe der Therapie klassischerweise 5 körperliche Bereiche unterschieden (s. [37] [68], für eine praktische Einführung in die weitergehende Arbeit s. [56]):

- der Bezug zu Boden, Unterlage, Sitzmöbel als „äußerer Halt“
- das Skelettsystem als „innerer Halt“
- der Grundrhythmus/Atemrhythmus und die Stimme
- die Innenräume des Körpers mit Löchern und Verbindungen
- die Haut als Grenzorgan und Schutzhülle zwischen Innen und Außen

In der Individualbehandlung von Patienten wird man ausgehend von individuellen Bedürfnissen arbeiten. Für das Gruppen-Behandlungsprogramm werden für die Behandlungsstunden Angebote skizziert, die schrittweise *alle Bereiche* einbeziehen. Besonders wertvoll sind dabei die aufeinander aufbauende Wiederholung der Arbeit in den wöchentlichen Sitzungen sowie die Anregung zur Überführung in Spürbewegungen im Alltag.

Arbeit an innerem und äußerem Halt: Der Stabilisierung und Ressourcenaktivierung entsprechend wird der Arbeit an „innerem und äußerem Halt" besondere Aufmerksamkeit geschenkt. Es ist dabei nicht erstrebenswert, im Rahmen der Behandlungen ein ausgeglichenes Verhältnis der Angebote zu schaffen. Je nach Erfahrung, dem Wiederholungswunsch der Teilnehmer und Prozessen innerhalb und außerhalb der Gruppe kann durch den Behandler ein Schwerpunkt in der Auswahl und Wiederholung der Angebote gesetzt werden.

5.5.4 Ziel 2: Affektregulation

Das Toleranzfenster der Erregung

Ein zentrales Beobachtungsmoment für die affektregulatorische Arbeit ist die aufmerksame Registrierung des Aktivierungs- oder „Arousal"-Niveaus von Patienten. Ein dissoziativer Zustand entsteht häufig aus einer Situation des „Hyper"- oder „Hypoarousals" und beeinträchtigt bzw. verunmöglicht die Fähigkeit zu Selbstregulation und zum Lernen [29] [87].

Für die Selbstregulation starker Gefühle ist es daher erforderlich, die emotionale Erregung in einem Toleranzfenster zu halten (**Abb. 5-7**), welches einer Über- oder Untererregung entgegenwirkt [82]. Wichtig ist hier bei der körperorientierten Affektregulation die inhaltliche Nähe zum Konzept der Spannungskurve (s. Kap. 5.3.3, Modul „Anfallsregulation", Abb. 5-4).

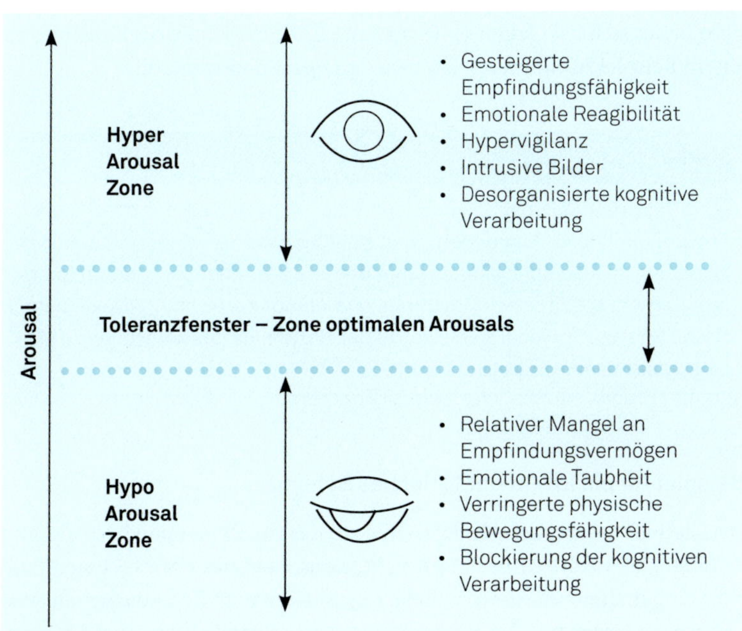

Abbildung 5–7: Toleranzfenster der Erregung (in Anlehnung an Ogden [82].

Merke

Es ist aus der Arbeit mit traumatisierten Patienten bekannt, dass das Toleranzfenster der Erregung bei ihnen deutlich kleiner ist als in der Allgemeinbevölkerung [82]. Bisweilen pendeln Patienten beständig zwischen extremer Über- und Unteraktivierung.

Die therapeutische Aufgabe liegt nun darin, die individuellen somatischen Anzeichen eines gesteigerten oder verminderten Aktivierungsniveaus in das Bewusstsein der Patienten zu rufen, um das Toleranzfenster Schritt für Schritt zu erweitern. Einer differenzierten Einschätzung und Regulation körperlicher Signale fällt hierbei eine Schlüsselrolle zu. Hierfür sind die methodisch vorgegebenen und in den Angeboten ausformulierten Hinweise zur Verbalisierung der eigenen Körperwahrnehmung und der Beobachtung körperlich wahrgenommener Veränderungen entscheidend.

5.5.5 Ziel 3: Affekt-motorische Schemata

Ein integratives Verständnis körperorientierter Therapie

Das Konzept der affekt-motorischen Schemata wurde von George Downing entwickelt und findet methodenübergreifend in körperorientierten Therapien Anwendung [28] [40]. Es soll an dieser Stelle ergänzend zur Förderung eines integrativen Verständnisses der körperpsychotherapeutischen Arbeit für das Behandlungsprogramm dargestellt werden. Eine ausführliche Übersicht findet sich bei Geuter ([40] ab Seite 237), dessen Darstellung hier an einem Beispiel zusammengefasst wiedergegeben werden soll.

Merke

Als affekt-motorisches Schema wird eine Verbindung einer spezifischen Konstellation von Emotionen und Kognitionen mit einer motorischen Handlung in ihren speziellen Eigenheiten wie z. B. einer besonderen Spannung, einem spezifischen Rhythmus und Ablauf bezeichnet. Affekt-motorische Schemata wiederholen sich in der Beziehung des Menschen zu sich selbst und seiner Umwelt.

Beispiel für ein affekt-motorisches Schema

Beispielhaft sei ein Kleinkind geschildert, das ritualisiert und in spielerisch freudiger Weise die Arme hochstreckt, wenn es von der Mutter einen Pullover hingehalten bekommt. Welche Eigenheiten und therapeutischen Konsequenzen folgen aus der Beobachtung dieser Szene als ein affekt-motorisches Schema?

Wiederkehrende Elemente identifizieren: Beim Hochstrecken der Arme handelt es sich um ein nur in der praktischen Anwendung vollständig erfahrbares Muster. Die mit der körperlichen Handlung verbundenen Affekte und Kognitionen sind eng an die Ausführung der Handlung gebunden, sie sind *empraktisch* [40]. Die mit der Erfahrung verbundenen Gefühle und Gedanken werden durch die motorische Ausführung „Arme hochstrecken“ zugänglich.

Körperorientierte Therapie ermöglicht im Bewusstsein von empraktisch kodierten Kognitionen und Affekten den Patienten die Suche nach erlernten und fortlaufend wiederholten Schemata durch Angebote zur körperlichen Spürerfahrung und motorischen Handlungen. „Es gibt nichts Gutes, außer man tut es“ (E. Kästner) – in der körperorientierten Therapie werden Angebote zur Erfahrung von z.B. Körperhaltung, Bewegung, muskulärer Anspannung, Atemkontrolle formuliert.

Dem Patienten wird eine Hilfestellung dabei unterbreitet, wiederkehrende Elemente zu identifizieren. Auf die Arbeit in unserem Behandlungsprogramm bezogen heißt das ganz konkret, dem Patienten einen anderen Zugangsweg zur oft kaum gespürten Verbindung von Anfallstriggern, sich aufschaukelnden Emotionen und Erfahrungswissen zu vermitteln.

Ebenenwechsel durch sprachliche Formulierung: Affekt-motorische Schemata werden durch die praktische Durchführung und die anschließende sprachliche Formulierung des Erlebten erst bewusst. Rein körpertherapeutische Angebote (wie z.B. Achtsamkeit, Yoga) unterscheiden sich vor allem durch die fehlende sprachliche Formulierung des körperlich Erlebten von körperpsychotherapeutischen Angeboten. Man spricht hier vom sog. „Ebenenwechsel“ der therapeutischen Arbeit.

Ein derartiger Ebenenwechsel ist ausdrückliches Ziel der Arbeit auch in diesem Manual. Um das Beispiel hierauf auszudehnen, könnten wir mit dem älter werdenden Kind einen Dialog über das Warum, das Für und Wider und die Konsequenzen seiner Reaktion auf einen dargebotenen Pullover entwickeln. Ein psychogener Anfall, der z.B. mit motorischem Rückzug aus einer Situation, dem Zusammenkauern auf dem Sessel oder Stuhl beginnt, lädt in dieser durch die Patienten formulierten Erfahrung dazu ein, z.B. die biografische Funktion dieses Reaktionsschemas bei der Aktivierung von dissoziativen Anfallsschablonen zu explorieren und Veränderungsmöglichkeiten zu prüfen.

Diesbezüglich sei noch einmal auf den empfohlenen Umgang mit den oft belastenden/traumatisierenden Erfahrungen verwiesen, welche die Anfallsschablonen aktivieren können. Zeitgleich ist es wichtig, dass es nicht zwingend ist, die Entstehungsgeschichte von affekt-motorischen Schemata zu klären, um diese zu verändern, bzw. dass dieses auch als langfristiger Therapieprozess angestrebt werden kann [40]. Dieser Anspruch würde auch den Rahmen des auf 10 Wochen angelegten Programms deutlich übersteigen.

Suche nach alternativen Interaktionsstrategien: Erlernte affekt-motorischen Schemata strukturieren implizit die Interaktionserfahrungen der

Patienten und beinhalten dabei *Strategien zur Emotionsregulation* im Verhältnis zu anderen. Watzlawick formulierte pointiert die „Mehr-desselben"-Problematik: Eine in einer Situation adäquate Verhaltensweise wird bisweilen ein Leben lang wiederholt, obwohl diese in die immer gleiche Problematik führt. Gerade präverbale Erfahrungen werden dabei von psychodynamischer Seite als zu Wiederholungshandlungen drängend angesehen, weil sie „nicht anders erinnert werden können" ([27] zitiert nach [40]).

Auf das Beispiel bezogen, wird das Kind im Schulalter zuverlässig den Ärger der Mutter provozieren, wenn es morgendlich bis zum Anblick eines hingehaltenen Pullovers wartet, bis es die Arme in die Höhe streckt. War die Mutter bei ihrem dreijährigen Kind noch begeistert über den vollzogenen Entwicklungsschritt, wird sie später bei ausbleibender Eigeninitiative, sich selbst den Pullover überzustreifen, dieses Reaktionsschema ganz anders beurteilen. Um sich nicht jeden Morgen diesem Ärger stellen zu müssen, muss das Kind seine Strategie ändern. Die praktische Suche nach alternativen Interaktionsstrategien in motorischen Übungen ermöglicht erst die Entwicklung von hilfreicheren affekt-motorischen Schemata bei der praktischen Wiederholung dieser Übungen und Übertragung in den Alltag.

Schemata der Kontaktaufnahme: Wichtige Schemata in der therapeutischen Arbeit sind die der Kontaktaufnahme. Wie also geht der Patient auf einen anderen zu? Gebeugt oder aufrecht, mit Augenkontakt oder ohne, mit festem oder vermeidendem Händedruck? Wie nimmt er ein Beziehungsangebot auf oder formuliert er selbst welche? Wann führt die körperliche Interaktion etwa durch Nähe zu einem psychogenen Anfall?

Schon im frühen Kindesalter scheint entscheidend zu sein, dass die Bezugsperson nicht nur sprachlich, sondern vor allem körperlich auf die kindlichen Bedürfnisse eingeht, und wie sie dies tut [28]. Das Bindungsverhalten von Menschen wird ganz entscheidend auch in der Form körperlicher Kontaktaufnahme reflektiert [115]. Nach diesem Verständnis können wir also fragen, wie zuverlässig das Kind in unserem Beispiel davon ausgehen kann, dass die Mutter im Hochrecken der Arme das Bedürfnis nach Kontaktaufnahme erkennt, und wie sie auf dieses in welchem Kontext reagiert.

5.5.6 Ziel 4: Modifikationen

Die Patienten sollten wiederholt motiviert werden, die in den Gruppensitzungen kennengelernten Angebote für sich selber zu wiederholen. Dem Modulhandbuch liegt eine Audio-Datei zum Download bei, auf welcher die Angebote zunächst mit Hilfestellung wiederholt werden können. Diese soll dazu dienen, den Patienten die Durchführung der Angebote zwischen den Sitzungen zu erleichtern und die Hemmschwelle für eine regelmäßige Wiederholung zu senken.

Der Austausch in der Gruppe über Erfahrungen mit den Angeboten ist zu empfehlen. Wir weisen darauf hin, dass die Angebote während der Sitzungen *nicht* von der Audio-Datei abgespielt werden, sondern von einem der beiden Behandler angeleitet werden sollen. Dies ermöglicht die gemeinsame Erfahrung eines auf den individuellen Moment angepassten Angebotes, lässt die Körpererfahrung lebendig werden und fördert die Bindung der Gruppenteilnehmer untereinander.

Übersicht: Einzelne Angebote des Programms und ihre Funktion

Im Folgenden findet sich eine kurze Übersicht über die im Programm integrierten körperpsychotherapeutischen Angebote mit einer jeweiligen Beschreibung der Funktion im Kontext des Therapieprogramms. Die Anleitung und genaue Durchführung der Angebote finden sich in Kap. 6 bei der Beschreibung der jeweiligen Sitzungen.

Sicheren Boden finden (Sitzungen 1–3)

„Sicheren Boden finden“ wird als Brücke zwischen dem ersten Kennenlernen mit Vereinbarung von Regeln und den psychoedukativen Einheiten des ersten Treffens eingesetzt. Weiterhin geht das Angebot thematisch auf den besprochenen Dissoziationsbegriff als abspaltendes, trennendes und im Extremfall zersplitterndes Element ein. Das Angebot soll ein erstes „Grounding-Erlebnis“ vermitteln, welches einem „Zersplittern“ entgegensteht, indem es die (dissoziierten) Anteile zusammenhält. Bildlich kann hier die Haut eines Luftballons beschrieben werden, der in viele Stücke zerplatzt (= dissoziiert), wenn er zu stark unter Spannung steht. Nur wenn die Spannung dem inneren Druck angemessen ist, hält der Luftballon zusammen.

Das Angebot kann idealerweise die Schwelle zum unkontrollierten Verlust der eigenen Körperfunktionen im Anfall erhöhen. Die Selbstwirksamkeit und das positive Erleben der Erdungserfahrung in der Gruppe stehen am Beginn des Behandlungsprogramms. Zeitgleich wird die Erfahrung des äußeren Halts in den folgenden Gruppenstunden wiederholt. Außerdem sind bei diesem Angebot die Vermittlung der 3 Regeln der FE-Arbeit und die Aufforderung zur verbalen Formulierung des Erlebten wichtig.

Das Angebot wird als Basis-Angebot in jeder Sitzung durchgeführt, bevor ein neues, weiterführendes Angebot vorgestellt wird. Durch die somit sehr häufige Wiederholung sollen sich insbesondere die grundsätzlichen Regeln der körperorientierten Arbeit bei den Teilnehmern festigen und es soll eine allgemeine Offenheit für das „Spüren“ ermöglicht werden.

Schlappohren (Sitzung 4)

Mit dem Angebot „Schlappohren“ wird zunächst die Erfahrung äußeren Halts vertieft, wie dieser bereits in der ersten Behandlungsstunde eingeführt wurde. Weiterhin reflektiert das Angebot die unterschiedliche und wechselnde Wahrnehmung von innerer Wahrnehmung und deren Beurteilung im Unterschied zur Umweltwahrnehmung. Es vermittelt einen behutsamen Zugang zur eigenen Körperwahrnehmung und den damit verbundenen Emotionen, die eventuell bedrohlich oder ängstigend sind. In der weiterführenden Praxis kann auch ein Zugangsweg zur Erforschung eigener Trigger für PNES gefunden werden.

Äußere Grenzen (Sitzung 5)

Das Angebot „äußere Grenzen" benutzt gezielt den Kontakt zwischen den Teilnehmern durch Bewegung im Raum, um die individuellen Grenzen und die Kontaktaufnahme der einzelnen Teilnehmer spürbar zu machen. Auch hier liegt der Fokus auf der Vermittlung eines körperorientierten Zugangswegs zur Erforschung der eigenen Trigger für PNES, wobei in diesem Fall insbesondere die Beziehungsebene (Nähe – Distanz auf körperlicher Ebene) angesprochen wird. Hier ist besonders auf die potenziell stark triggernde Wirkung des Angebotes hinzuweisen. Es sollte deshalb unbedingt darauf geachtet werden, dass sich alle Teilnehmer mit diesem wohlfühlen bzw. dass Unwohlsein geäußert werden kann und nicht übersehen wird.

Meisterübung (Sitzung 6)

Das Angebot wird als Möglichkeit zur Regulation von Erregung und Anspannung eingeführt. Der Einfluss einer körperlich anstrengenden Übung – ähnlich einer intensiven Sporteinheit – auf das eigene Erregungsniveau kann hiermit reflektiert werden.

Innere Räume (Sitzungen 7 und 8)

Diese Angebote fördern die Emotionswahrnehmung und -differenzierung. Gerade in der Wahrnehmung von Brust- und Bauchraum finden sich oftmals körperlich-bildliche Korrelate emotionaler Wahrnehmungen. Hier sollten zunächst aber vor allem auch positive Gefühle, welche sich in körperlichen Korrelaten verbergen, fokussiert werden (z. B. die Glücksgefühle im Bauch bei der ersten Verliebtheit). Es ist aber auch möglich, dass bedrohliche oder unangenehme Gefühle auftauchen, die das Erregungsniveau steigern. Viele Patienten kennen etwa ein Engegefühl, das Ängste und Panik begleitet. Es bietet sich daher an, bewusst nicht in die entsprechenden Räume zu fühlen, sondern an deren äußere Begrenzungen heran.

Die Konzentration auf den eigenen, autonom funktionierenden Atemrhythmus und den haltgebenden Kontakt zur Unterlage fördert die Regulation der erhöhten Anspannung.

KÖRDIS

Handbuch Sitzungen

6.1 Sitzung 1 99
6.2 Sitzung 2 109
6.3 Sitzung 3 116
6.4 Sitzung 4 125
6.5 Sitzung 5 132
6.6 Sitzung 6 140
6.7 Sitzung 7 147
6.8 Sitzung 8 153
6.9 Sitzung 9 160
6.10 Sitzung 10 165

6
Ablauf der Gruppensitzungen

Im Folgenden werden die einzelnen Sitzungen der 10-wöchigen Gruppentherapie beschrieben (eine Sitzung à 90 Minuten pro Woche, über 10 Wochen). Wie in Kap. 4 schon erwähnt, kann das Manual auch in Teilen für die therapeutische Arbeit genutzt werden. Auch für Einzeltherapien können Inhalte aus dem Manual entnommen werden.

Die Darstellung der jeweiligen Sitzungen gliedert sich folgendermaßen: Zu Beginn erfolgt eine Übersicht über den groben Ablauf, welcher sich bei jeder Sitzung in folgende Unterpunkte gliedern sollte:

- Einführung
- Hauptteil (Körperorientierte Angebote und Theorie)
- Abschluss

In der jeder Sitzungsbeschreibung vorausgehenden Übersicht werden stichpunktartig die Inhalte dargelegt, welche im Fließtext dann genauer als Vortrag mit Arbeitsblättern und Anleitung der jeweiligen körperpsychotherapeutischen Angebote beschrieben werden. **Tabelle 6-1** gibt einen Überblick über die 10 Sitzungen.

Merke

Grundsätzlich sollte die aufgeführte Struktur vor allem als Vorschlag für die Sitzungen wahrgenommen werden. Es ist immer individuell innerhalb der jeweiligen Gruppensituation zu entscheiden, wie viel Inhalte – in Anbetracht der Aufnahmefähigkeit der Gruppe sowie der Eigendynamik einer Gruppe – vermittelt werden können.
Wesentlich ist, dass ein positiver Austausch innerhalb der Gruppe über ein Thema *nicht* zugunsten der Abhandlung des „Stoffes“ unterbunden werden sollte. Insofern bleibt es letztlich immer die Entscheidung des Behandlers, welche Inhalte er in welcher Reihenfolge in das Programm integriert.

Tabelle 6–1: Überblick über die 10 Sitzungen und die jeweils behandelten Module und Ziele (Download der Arbeitsblätter und Audiolinks, S. 13).

Sitzung	Körper-wahrnehmung	Arbeitsblatt, Material	Modul Erklärungsmodelle	Modul Anfallsregulation	Modul Emotion und Kognition	Modul Körperwahrnehmung
			bestehend aus **Ziel 1:** Dissoziationsbegriff verstehen **Ziel 2:** Vulnerabilitäts-Stress-Modell **Ziel 3:** Selbstfürsorge **Ziel 4:** Stigma	bestehend aus **Ziel 1:** Motivation **Ziel 2:** Triggerkonzept **Ziel 3:** Spannungskurve **Ziel 4:** Multikausale Anfallsentstehung **Ziel 5:** Skills	bestehend aus **Ziel 1:** Emotionskonzept **Ziel 2:** Wahrnehmung negativer und positiver Kognitionen **Ziel 3:** Individuelle Psychotherapie	bestehend aus: **Ziel 1:** Wahrnehmungsförderung **Ziel 2:** Affektregulation **Ziel 3:** Affekt-motorische Schemata **Ziel 4:** Modifikationen
1	Sicheren Boden finden als Basis	Symptomtagebuch (1) Motivationsurkunde (2) Audio-Material		Ziel 1		Ziele 1–4
2	Sicheren Boden finden als Basis	Dissoziation illustrieren (3)	Ziel 1 Ziel 3	Ziel 1		Ziele 1–4
3	Sicheren Boden finden als Basis	Triggerschema (4)	Ziel 2 Ziel 4			Ziele 1–4
4	Basis + Schlappohren	Symptomtagebuch (1)		Ziel 2 Ziel 3		Ziele 1–4
5	Basis + Äußere Grenzen	Symptomtagebuch (1)		Ziel 3 Ziel 4		Ziele 1–4
6	Basis + Meisterübung	Symptomtagebuch (1) Skills-Liste (5)		Ziel 5		Ziele 1–4
7	Basis + Brustraum	Symptomtagebuch (1) Skills-Liste (5)		Ziel 5		Ziele 1–4
8	Basis + Bauchraum	Symptomtagebuch (1)			Ziel 1	Ziele 1–4
9	Basis + Gruppenentscheid	Symptomtagebuch (1)			Ziel 2	Ziele 1–4
10	Basis + Gruppenentscheid	Symptomtagebuch (1)			Ziel 3	Ziele 1–4

6.1 Sitzung 1

Übersicht:

Einführung

- Kennenlernen (Vorstellungsrunde)
- kurze Vorstellung des Programms
- Gruppenregeln
- Umgang mit Fehlzeiten und mit Dissoziation in der Gruppe

Hauptteil

Theorie:

- Modul Anfallsregulation: Ziel 1 – Motivationsförderung:
  - Arbeitsblatt 1: Symptomtagebuch
  - Arbeitsblatt 2: Motivationsurkunde

Körperorientierte Angebote:

- „Die Basis – Sicheren Boden finden"
- Material: Audio-Datei mit körperorientierten Angeboten

Abschluss

- Hausaufgaben (Tagebuch, Körperangebote)
- Rekapitulation der Sitzung
- Befindensrunde

Was wird benötigt?

- Flipchart
- Arbeitsblatt 1 und 2
- Audio-Datei mit Angeboten

6.1.1 Einführung

Vorstellungsrunde

Zu Beginn des Behandlungsprogramms empfehlen wir zunächst eine Befindens- und Vorstellungsrunde der Patienten und Gruppenleiter. Als Erstes stellen sich die Gruppenleiter, dann die Patienten vor. Die Patienten werden eingeladen, ihren Namen, ihr Alter, vielleicht auch Familienstand und Beruf und den Grund/Motivation für die Teilnahme an der Gruppentherapie zu nennen und zu sagen, wie es ihnen geht. Es können auch Erwartungen und Wünsche der Patienten gesammelt werden. Das Herumreichen eines Objekts (Wollknäuel, Igelball o.Ä.) an jeden, der gerade „dran ist", kann die Atmosphäre auflockern. In der Anfangsphase steht ein guter Beziehungsaufbau der Patienten untereinander und mit den Gruppenleitern im Vordergrund.

Vorschlag zum „Kennenlernen": Herumreichen eines Wollknäuels oder Igelballs (im Sitzkreis, in beliebiger Reihenfolge): Jeder neue „Besitzer" des Gegenstandes ist auch symbolisch aufgefordert, sich vorzustellen und zu sagen, wie es ihm gerade geht (Befinden).

Vorstellung des Therapieprogramms

Der Gruppenleiter stellt die einzelnen Module des Therapieprogramms vor. Hierfür können die Module an eine Flipchart geschrieben und besprochen werden. Bei diesem Teil sind Rückfragen der Patienten erwünscht und werden beantwortet. Weiterhin wird erklärt, dass das Programm viele körperorientierte Angebote enthält. Jede folgende Sitzung wird mit einer solchen Körperarbeit begonnen.

Gruppenregeln besprechen

Es werden die Gruppenregeln besprochen, welche sich in Kap. 4.4.3 „Gruppenregeln" finden. Es ist sinnvoll, diese gemeinsam z. B. an einer Flipchart zu erarbeiten. Die Gruppenregeln können ggf. auch kopiert und ausgeteilt werden oder als Flipchart-Bogen an die Wand im Gruppenraum gehängt werden.

Umgang mit Fehlzeiten und Dissoziation besprechen

Zum Umgang mit Fehlzeiten sowie dem Verlassen der Gruppen verweisen wir auf Kap. 4.4.5 „Umgang mit Problemfällen". Es ist sinnvoll, diese Aspekte den Teilnehmern zu Beginn der Behandlung zu vermitteln. Insbesondere sollte auf die Bedeutung der regelmäßigen Teilnahme am Programm hingewiesen werden.

Zum Umgang mit Dissoziation während der Gruppensitzung verweisen wir auf Kap. 4.4.4 „Umgang mit Anfällen/Dissoziationen". Innerhalb der Gruppe sollten an dieser Stelle folgende Aspekte zu diesem Thema besprochen werden:

- Es kann und darf zu dissoziativen Zuständen kommen.
- Sollte die Dissoziation länger anhalten (i. d. R. > 5 Minuten), so wird die Gruppe mit dem Programm fortfahren und die betroffene Person wird – begleitet vom Co-Behandler – in eine etwas abseitige Position gebracht werden (entweder anderer Raum oder Liegemöglichkeit im Gruppenraum, außerhalb des Kreises, z. B. einer extra bereitgelegten Matte).

6.1.2 Hauptteil: Theorie

Arbeitsblatt 1: Symptomtagebuch

Der Gruppenleiter verteilt die Symptomtagebücher (**Abb. 6-1**) und erklärt ausführlich deren Inhalt und Bedeutung. Es wird erklärt, dass das Tagebuch nach jedem Anfall ausgefüllt werden sollte, da dies sehr hilfreich sein kann, um das individuelle Anfallsgeschehen kennenzulernen und Ansatzpunkte

Arbeitsblatt 1: Symptomtagebuch

Name: ______________________ Datum und Uhrzeit des Anfalls: ______________________

KÖRDIS

Situation: Wo befanden Sie sich? Was haben Sie getan? Wer war dabei?	**Trigger:** Gab es spezielle Gespräche/Gerüche/Situationen/Erinnerungen vor dem Anfall? Gab es Auslöser für „Stress“?	**Spannung:** Spannung vor dem Anfall von 0 – 100?	**Frühwarnzeichen:** Bemerkten Sie vor dem Anfall eine bestimmte körperliche Empfindung/Wahrnehmung/ein Gefühl, z. B. Kribbeln/Schmerz?	**Gedanken:** Hatten Sie negative automatische Gedanken vor dem Anfall (z. B. „bei mir geht immer alles schief“, „bei mir klappt nie etwas“)?	**Gefühle:** Hatten Sie bestimmte Gefühle vor dem Anfall, z. B. Sorge, Freude, Wut, Angst oder Zufriedenheit?
Der Anfall verbesserte sich mit: …	**SELBSTFÜRSORGE:** Wie viel haben Sie getrunken? Wie haben Sie geschlafen? Haben Sie Alkohol konsumiert/viel geraucht? Was haben Sie gegessen? Hatten Sie Ruhepausen?	**Bemerkungen/Besonderheiten des Tages:**	**Skills:** Hat Ihnen etwas Bestimmtes geholfen den Anfall zu unterbrechen? Haben Sie Skills eingesetzt, z. B. Reiben der Hände, Ortswechsel, Atemübung?	**Körperübungen:** Haben Sie eine Körperübung durchgeführt? Hat Ihnen dies geholfen?	**Sonstiges als Ergänzung: …**

Abbildung 6–1: Arbeitsblatt 1: Symptomtagebuch. Die Inhalte dieses Arbeitsblatts wurden zitiert aus dem Arbeitsmaterial „Selbst handeln bei Epilepsie“ des Epilepsiezentrums Klein-Wachau mit der freundlichen Genehmigung der Autoren (G. Heinen, R. Michaelis, S. Brückner, S. Weiss). Das deutschsprachige Arbeitsmaterial „Selbst-Handeln bei Anfällen“ (Heinen G, Michaelis R, Elsas S (2020) Selbst-Handeln bei Anfällen (12 Arbeitshefte). Hippocampus, Bad Honnef, und Pabst Science Publishers, Lenkerich) ist bis zur Veröffentlichung über die Kommission Psychosomatische Epileptologie der DGfE erhältlich.

für eine Anfallsregulation zu entwickeln. Um die einzelnen Spalten des Tagebuchs zu verstehen, sollte gemeinsam eine Blanko-Version des Symptomtagebuchs mit möglichen Antworten ausgefüllt werden. Im Zuge dieser Arbeit sollte jede Spalte des Symptomtagebuchs kurz besprochen werden, sodass Unklarheiten bezüglich des Ausfüllens ausgeräumt werden. Zu dieser Übung kann **Tabelle 6–2** benutzt werden. Vorerfahrungen aus der psychoedukativen Arbeit mit Anfallspatienten haben gezeigt, dass ein vorheriges gemeinsames exemplarisches Ausfüllen eines Tagebuchblatts die Compliance des tatsächlichen individuellen Ausfüllens erhöht.

Es wird auch darauf hingewiesen, dass im Laufe des Programms jede einzelne Spalte noch ausführlich besprochen wird und dass das Ausfüllen des Symptomtagebuchs am Ende des Programms jedem Teilnehmer klar und verständlich sein wird. Gerade wenn es in den ersten Wochen zu Unklarheiten kommt, so ist dies nicht negativ, sondern vollkommen normal: Diese Tatsache sollte vor der Gruppe betont werden, um die Hürde beim Ausfüllen aufgrund von „Nicht-Wissen, was ich schreiben soll" zu verringern. Die Tatsache, dass man oft nicht weiß, was zum Anfall führt, entspricht dem Wesen der Dissoziation, da hierbei etwas abgespalten/abgetrennt wird und somit nicht mehr beobachtbar ist. Dieser Aspekt kann bereits an dieser Stelle angerissen werden und wird im Theorieteil der Sitzung 2 dann vertieft.

Tabelle 6–2: Inspiration zum Ausfüllen des Symptomtagebuchs (Beispiele mit der Gruppe zusammentragen).

Spalten des Symptomtagebuchs	Beispiele und Erläuterungen zum Ausfüllen
Situation	morgens nach dem Aufstehen, im Bus, beim Abendessen, bei einer Präsentation bei der Arbeit ...
Trigger	helles Licht, Lärm, unangenehmer Geruch, Hunger, Wärme, ein Streit, Hektik, zur Ruhe kommen ...
Spannung	Spannung von 0–100 einschätzen vor dem Anfall
Frühwarnzeichen	Kribbeln in den Händen, Gefühl der Atemnot, Lichtblitze vor den Augen, Verschwommen sehen ...
Gedanken	„Ich schaffe es nicht" – „Ich verliere die Kontrolle" – „Es passiert immer wieder"
Gefühle	Angst, Wut, Ärger, Freude, Ekstase, Erschöpfung, Ausgelassenheit, Trauer ...
Verbesserung	Ansprache eines Umstehenden, Ruhe, Ablenkung, Musik ...
Tag Besonderheiten	schlecht geschlafen, Geburtstag, Sonntag (keine Arbeit), wichtiger Termin, viel/wenig Zeit für sich selbst ...
Skills	Klatschen, Händereiben, Chili, Ammoniak, Konzentration, Spiel, Geruch, Geschmack ...
Körperübungen	darauf hinweisen, dass die Körperangebote während des Programms erlernt werden und im Verlauf dann hier eingetragen werden können

Merke

Die Patienten werden noch einmal gebeten, das Symptomtagebuch zu jeder Sitzung ausgefüllt mitzubringen. Es wird darauf hingewiesen, dass es Bestandteil jedes Sitzungsbeginns sein wird, das Symptomtagebuch anzuschauen und zu besprechen.

Modul Anfallsregulation: Ziel 1 – Motivationsförderung

Arbeitsblatt 2: Motivationsurkunde

Den Patienten werden nun die Aspekte der Motivation vermittelt (s. Kap. 5.3.1 Modul Anfallsregulation, Ziel 1). Nach der theoretischen Vermittlung der Inhalte wird den Patienten das Arbeitsblatt 2 (**Abb. 6-2**) vorgelegt, welches eine spielerisch zu verstehende „Urkunde" zur Entscheidung an der Teilnahme des Programms ist. Die formale urkundliche Bestätigung der Teilnahme soll motivationsfördernd wirken, sodass eine größere Therapieadhärenz entsteht. Den Patienten sollte vermittelt werden, dass natürlich keine negativen Konsequenzen entstehen, wenn die Inhalte der Urkunde nicht erfüllt werden, außer dass das Programm damit seine Wirksamkeit einbüßt (keine „Bestrafung" o.Ä.).

Jedem einzelnen Teilnehmer wird eine Motivationsurkunde ausgehändigt (ggf. kann diese an einer zentralen Position in der eigenen Wohnung oder im gemeinsamen Therapieraum aufgehängt werden).

6.1.3 Hauptteil: Körperorientierte Angebote

Nach Vermittlung der theoretischen Inhalte folgen in Sitzung 1 die körperorientierten Angebote.

Kurze Einführung: Wieso Körperwahrnehmung?

An dieser Stelle sollte erklärt werden, wie die Schulung der Körperwahrnehmung von Nutzen für das vorliegende Programm ist (s. Kap. 5.5). Den Patienten sollte knapp und eingehend vermittelt werden, weshalb es in jeder Sitzung zu Beginn erst ein körperorientiertes Angebot geben wird, wonach dann im Folgenden theoretische Inhalte vermittelt und weitere Techniken zur Anfallsunterbrechung erlernt werden. Hierfür bietet es sich an, zu erläutern, dass körperbezogenes Arbeiten auch die Affektregulation verbessert (Kap. 5.3 und 5.4).

So könnte etwa beispielhaft eingeführt werden, dass ein Mensch, der vor der Frage steht, ob er in ein Riesenrad steigen soll, seine körperliche Reaktion zu Hilfe nehmen kann. Wer die körperliche Reaktion, wie einen beschleunigten Herzschlag oder ein „mulmiges Gefühl" im Bauch, als Zeichen

ARBEITSBLATT 2: MOTIVATIONSURKUNDE

URKUNDE FÜR

....

KÖRDIS

Hiermit wird urkundlich bestätigt,
dass die / der oben genannte Teilnehmerin / Teilnehmer des Programms

»KÖRDIS«

sich dazu entschlossen hat, mit ihrem **VOLLEN EINSATZ**
an dem Programm teilzunehmen.

Sie / Er hat sich dazu entschlossen, **IHR / SEIN BESTES** zu geben und
in der **IHR / IHM AM BESTMÖGLICHEN WEISE** bei allen Themen und
Übungen des Programms mitzumachen.

Sie / Er bestätigt hiermit, dass er **VOLLENDS MOTIVIERT** ist,
das Programm vollständig und gewissenhaft durchzuführen.

....	....
Unterschrift Teilnehmerin / Teilnehmer	Unterschrift Gruppentherapeutin / Gruppentherapeut

Abbildung 6–2: Arbeitsblatt 2: Motivationsurkunde.

der Angst zu lesen weiß, für den ist diese einerseits besser kontrollierbar, andererseits im Sinne einer Entscheidungshilfe nutzbar.

Audio-Dateien mit Angeboten (s. S. 13)

An dieser Stelle werden die Patienten auf die Audio-Datei mit den körperorientierten Angeboten dieses Programms hingewiesen. Es wird erklärt, dass die Angebote im Audio-Link alle nacheinander im Kurs erlernt werden. Weiterhin ist es wichtig – auch wegen des direkt vorher besprochenen Themas der Motivation – darauf hinzuweisen, dass das Programm besonders wirksam sein kann, wenn die Patienten sich regelmäßig an die Angebote erinnern, ohne dass hier eine Frequenz oder angedeuteter Zwang vorgegeben wird. Es empfiehlt sich, an dieser Stelle eine Mind-Map zu erstellen mit möglichen Hilfen im Alltag, welche eine regelmäßige Durchführung der Angebote erleichtern (z.B. Wecker stellen, nach dem Aufstehen/vor dem Ins-Bett-Gehen, Angehörige mit einbeziehen, immer vorher als Ritual einen Apfel essen ...).

Modul Körperwahrnehmung:
Angebot „Die Basis – Sicheren Boden finden"

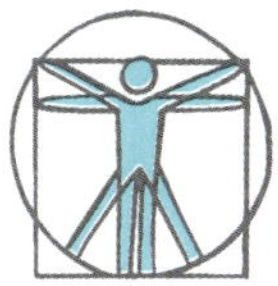

Im Folgenden finden Sie die körpertherapeutische Anleitung als Fließtext. Die Formulierung dieses Angebotes basiert auf dem Präventionskurs zum Stressmanagement der Arbeitsgemeinschaft für Funktionelle Entspannung [104].

„Die Beschäftigung mit dem eigenen Körper beinhaltet eine Vielzahl von Möglichkeiten zur Veränderung Ihrer Symptome. Psychogene Anfälle können als besonders auffällige körperlich-seelische Reaktion auf Gedanken und Gefühle betrachtet werden. Wir wollen Sie mit diesem Programm dafür gewinnen, sich auf eine besondere, ganz fein spürende Weise körperlichen Signalen zu widmen.

Verschiedene Angebote sollen dazu einladen. Diese sind nicht im sportlichen Sinne zu verstehen, es geht nicht darum, etwas besonders gut nachzumachen. Oft wirken diese Angebote zunächst unspektakulär: Heute etwa werden wir uns damit beschäftigen, besser auf unserem Stuhl zu sitzen. Einfach heißt aber nicht ‚keine Wirkung'. Ganz im Gegenteil: Eine komplizierte Aufgabe verhindert eher, dass wir uns selbst wahrnehmen können. Wir wollen keinen Sport oder komplizierte Techniken machen. Wir wollen Ihnen etwas anderes ermöglichen: sich den vielfältigen Signalen des Körpers ganz individuell und in Ihrer Geschwindigkeit zu widmen. Wir sehen hierin einen Schlüssel zur Besserung der unkontrolliert einsetzenden Anfälle.

Also fangen wir an."

Körperwahrnehmung

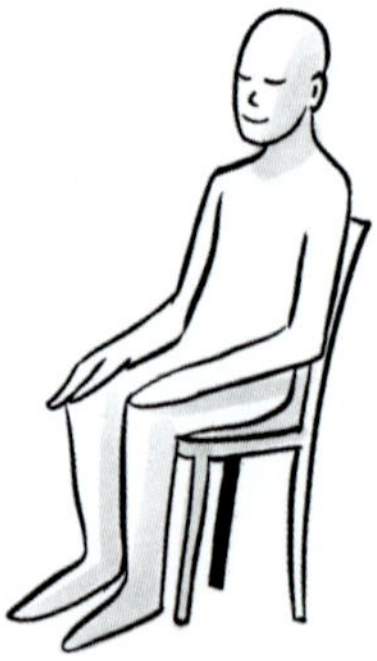

Positionssuche

„Wo und wie Sie auch immer gerade sitzen, bleiben Sie einen Moment in dieser Haltung und verändern Sie nichts.

Halten Sie inne und richten Sie Ihre Aufmerksamkeit auf Ihre Körperhaltung."

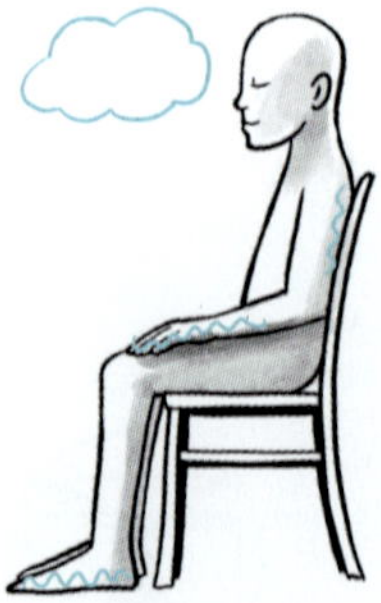

Kontakt

„Achten Sie darauf, wie Sie sitzen:

- *Wo haben Sie Kontakt zur Sitzfläche?*
- *Sind Sie mit dem Rücken im Kontakt zur Rückenlehne?*
- *Wie und wo sind Ihre Arme gestützt?*
- *Wie empfinden Sie Ihre Oberschenkel, Ihre Unterschenkel, und wie sind Ihre Füße im Kontakt mit dem Boden?"*

[den Teilnehmern ausreichend Zeit lassen, bis die Suchbewegungen nachlassen]
[an dieser Stelle keine verbale Formulierung einfordern, aber spontan ermöglichen]

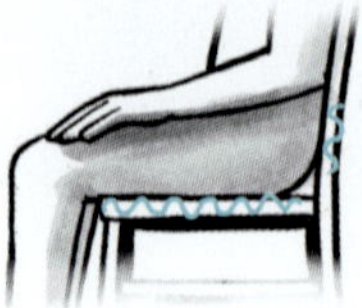

„Achten Sie jetzt darauf, wie es sich auf Ihrem Untergrund anfühlt.

- *Wo ist Druck?*
- *Ist Ihr Platz hart oder weich, kalt oder warm?*
- *Spüren Sie, ob es so bequem für Sie ist."*

[den Teilnehmern ausreichend Zeit lassen, bis die Suchbewegungen nachlassen]
[an dieser Stelle keine verbale Formulierung einfordern, aber spontan möglich]

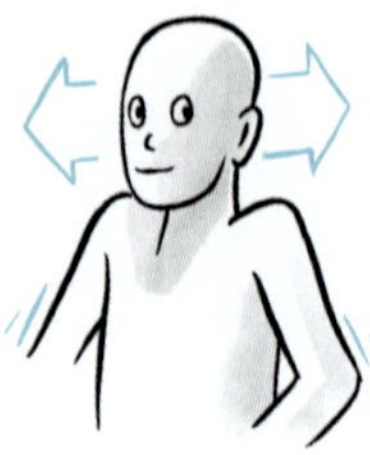

Verändern

„Jetzt verändern Sie Ihre Sitzhaltung so lange, bis Sie das Gefühl haben, dass es besser ist als vorher.

Versuchen Sie z. B. mit jedem Ausatmen, Ihren Abdruck im Stuhl etwas breiter zu machen.

Nehmen Sie sich dann vor, den Kontakt zu Ihrer Stuhllehne und den Armlehnen zu verbreitern. Versuchen Sie, die Bewegungen mit dem Ausatmen zu verbinden."

[den Teilnehmern ausreichend Zeit lassen, bis die Suchbewegungen für eine gute Position nachlassen]
[an dieser Stelle keine verbale Formulierung einfordern, aber spontan möglich]

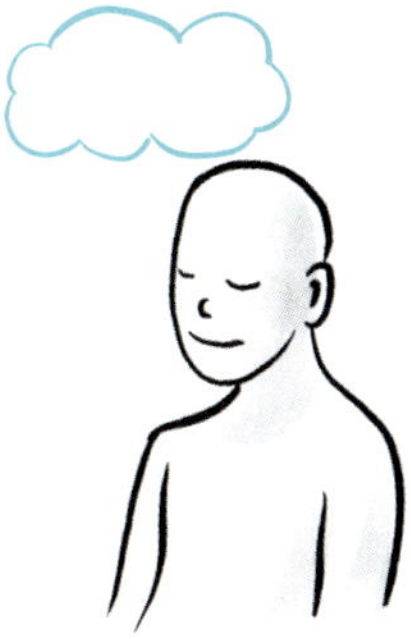

Nachspüren

- „Spüren Sie wieder, wo und wie Ihr Gesäß auf der Sitzfläche ruht.
- Wo und wie ist der Kontakt Ihres Rückens zur Rückenlehne?
- Wo sind Ihre Arme, Ellbogen, Hände jetzt gestützt?
- Welche Haltung haben Ihre Beine und Ihre Füße?
- Wie fühlt sich der Kontakt vom Körper mit der Sitzfläche, der Rückenlehne und den Armlehnen, auf dem Boden an?“

[den Teilnehmern ausreichend Zeit lassen, bis die Suchbewegungen nachlassen]
[an dieser Stelle keine verbale Formulierung einfordern, aber spontan möglich]

Ebenenwechsel

- *„Was haben Sie verändert?*
- *Wo haben Sie etwas verändert?*
- *Wie fühlt es sich jetzt an, im Vergleich zum Beginn?*
- *Wie würden Sie diese Sitzhaltung jetzt bezeichnen? Lässig, lümmelnd, gelassen, aufrecht, aufmerksam, offen etc.?*
- *Versuchen Sie, eine Beschreibung für Ihre jetzige Haltung zu finden.“*

[den Teilnehmern ausreichend Zeit lassen, bis die Suchbewegungen nachlassen]
[verbale Formulierung nach Möglichkeit durch alle Gruppenteilnehmer einzeln, ein kurzes Statement erbitten]

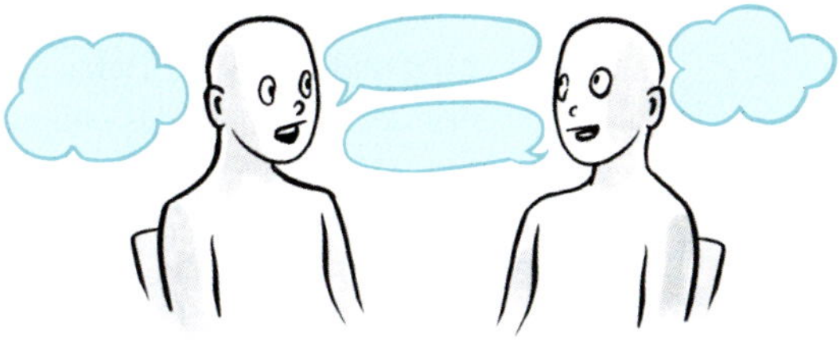

Reflexion des Angebotes nach der Durchführung

Dieses Angebot soll ein grundlegender Einstieg in die Methodik körperbezogener Erfahrungen mit der Technik der Funktionellen Entspannung sein. Es bezieht bereits wesentliche Elemente ein, die im weiteren Verlauf immer wieder Bezugspunkte sein werden: die selbstfürsorgliche Grundhaltung, den Wechsel von Körpererfahrung und sprachlicher Formulierung, die Möglichkeit zur Veränderung, die Erfahrung von „Erdung“ und die Aufmerksamkeit für den Rhythmus.

Es bietet sich an, darauf bezugnehmend die Rückmeldungen der Teilnehmer zusammenzufassen. Dabei kann und muss keine ausführliche und umfassende Darstellung dieser Inhalte erfolgen. Vielmehr kann eine Zusammenführung der Patienten-Erfahrungen durch die Gruppenleiter hilfreich sein. So könnte der Gruppenleiter etwa formulieren:

„Den Platz einnehmen ist ein Prozess, wie Sie gerade erfahren haben. Es kann sehr hilfreich sein, sich eine Haltung zu suchen, die in der jeweiligen Situation am angenehmsten ist. Und dabei erfordern unterschiedliche

Situationen sicher auch eine individuell angepasste Haltung, etwa im Auto, beim Essen, hier in der Gruppe, im Restaurant oder am Arbeitsplatz."

Merke

Die Teilnehmer sollten motiviert werden dazu, diese spürende Erfahrung in den Alltag zu übertragen und in ihrem Symptomtagebuch die körperlichen Signale und die Körperhaltung zu dokumentieren, die einem Anfall vorausgehen.

6.1.4 Abschluss

Die Patienten werden zum Abschluss eingeladen, ihr Befinden mitzuteilen und wahlweise auch einzuschätzen, wie sie die Sitzung empfunden haben und was sie mitnehmen. Gegebenenfalls kann dies – analog zur Vorstellungsrunde – wieder mit Herumgeben eines Balls (oder eines anderen Gegenstands) erfolgen.

Es wird erneut auf die Bedeutung der Körperangebote und deren Erinnerung (mit der Audio-Datei, ggf. unterstützt durch soziale Medien – Gruppenerinnerung) sowie des Führens des Symptomtagebuchs hingewiesen (Thema Motivation, Erinnerung an die „Motivationsurkunde"). Weiterhin werden die Patienten zu einer selbstfürsorglichen Haltung motiviert.

Dann wird die Sitzung rekapituliert und mit einer Befindensrunde geschlossen.

6.2 Sitzung 2

Übersicht

Einführung:

- Wahrnehmungsangebot zum „Ankommen"
- Befindensrunde
- Was passiert heute?
- Symptomtagebücher besprechen

Hauptteil:

Körperorientierte Angebote:
- „Die Basis - Sicheren Boden finden" - dabei Kennenlernen der 3 Spielregeln

Theorie:
- Modul Erklärungsmodelle: Ziel 1 - Dissoziationsbegriff besprechen und definieren
  - Arbeitsblatt 3: Dissoziation illustrieren
- Modul Erklärungsmodelle: Ziel 3 - Selbstfürsorge

Abschluss:

- Rekapitulation der Sitzung
- Hausaufgaben (Tagebuch, Körperangebote)
- Befindensrunde

Was wird benötigt?
- Flipchart
- Arbeitsblatt 3
- Buntstifte

6.2.1 Einführung

Angebot zum Ankommen

Die zweite Sitzung wird mit einem Angebot zur Wahrnehmung begonnen. Dies sollte idealerweise durchgeführt werden, sobald sich jeder Teilnehmer hingesetzt hat und alle zum Schweigen gekommen sind, ohne weitere vorherige Einleitung.

Das Ziel ist, dass jeder Teilnehmer durch das Angebot „im Raum ankommt" und den Tag hinter sich lassen kann.

Wahrnehmungsangebot

„Stellen Sie Ihre Füße nebeneinander auf den Boden. Schließen Sie die Augen. Legen Sie die Hände locker in den Schoß.

Nun nehmen Sie einen tiefen Atemzug und seufzen Sie die Luft aus.

Nehmen Sie nun wahr, wie Sie hier in diesem Raum sitzen. Versuchen Sie zu spüren, wie es Ihnen jetzt gerade geht, ohne dies zu bewerten. Nehmen Sie wahr, wie Sie sich fühlen, was Sie an Erlebnissen aus dem bisherigen Tag mitbringen, und lassen Sie dieses Gefühl wertfrei zu. Lauschen Sie den Geräuschen um sich herum, und versuchen Sie, Gedanken und Geräusche wertfrei wahrzunehmen. Vielleicht gelingt es Ihnen, Geräusche und Gedanken einfach vorbeiziehen zu lassen und einfach nur im Hier und Jetzt zu sein. Denken Sie nun daran, dass Sie sich selbst etwas Gutes tun, indem Sie hergekommen sind. Gönnen Sie sich nun selbst bewusst diesen Platz hier, in diesem Raum. Dies ist jetzt Ihr Raum, Sie dürfen jetzt hier sein.

Nun nehmen Sie erneut einen tiefen Atemzug und seufzen die Luft wieder aus.

Bitte öffnen Sie jetzt die Augen wieder und kommen Sie wieder mit der Aufmerksamkeit hier in der Gruppe an."

Befindensrunde und Überblick

Nach diesem Angebot zur Wahrnehmung werden die Teilnehmer erneut begrüßt und sie haben Gelegenheit zu berichten, wie es ihnen geht und zu wie vielen Anfällen es seit der letzten Sitzung kam. Weiterhin gibt der Gruppenleiter einen kurzen Überblick über die Themen der heutigen Sitzung.

Symptomtagebücher besprechen

Nun werden die Symptomtagebücher gemeinsam angeschaut und besprochen – ab Sitzung 2 ein fester Bestandteil der Einführung. Jeder Teilnehmer darf (unter Berücksichtigung des zeitlichen Rahmens) aus dem Symptomtagebuch das berichten, was ihm angesichts der Anfälle wichtig erscheint und was er gerne erzählen möchte. Dabei steht den Teilnehmern auch offen, sich erst einmal nicht zu den Anfällen zu äußern. Die Teilnehmer sollen Vertrauen in den Gruppenleiter und die Gruppe entwickeln. Jeder Teilnehmer darf seinen eigenen Zeitpunkt bestimmen, wann er im Behandlungsprogramm Auszüge aus seinem Tagebuch vorlesen möchte.

Sollten sich Teilnehmer trauen, aus ihrem Tagebuch vorzulesen, gilt es zunächst einmal, alle Wortbeiträge möglichst wertschätzend, aber vor allem nicht negativ bewertend wahrzunehmen, um bestimmten Erwartungen vorzubeugen. Die Patienten sollten nicht den Eindruck bekommen, dass sie etwas besonders gut oder schlecht machen könnten. Hierdurch würde eher die Scham gefördert, sich auch bei Schwierigkeiten zu öffnen. In der Gruppe kann Konkurrenz entstehen, was ebenso zum Verschweigen von Schwierigkeiten führen kann.

Zudem werden die Teilnehmer eingeladen, Erfahrungen mit dem Schreiben der Symptomtagebücher auszutauschen. Hier soll explizit auf die Motivation der Teilnehmer fokussiert werden (Was spricht für und was gegen das Ausfüllen der Tagebücher?).

6.2.2 Hauptteil: Körperorientierte Angebote

Die Sitzung 2 beginnt mit dem körperorientierten Angebot, das als Basisangebot jede Sitzung einleitet.

Modul Körperwahrnehmung: Angebot „Die Basis – Sicheren Boden finden“/Kennenlernen der FE-Regeln

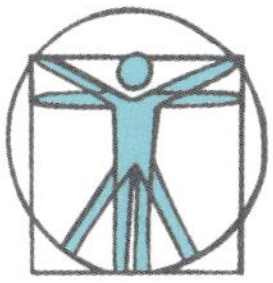

Die Formulierung dieses Angebotes basiert auf dem Präventionskurs zum Stressmanagement der Arbeitsgemeinschaft für Funktionelle Entspannung [104]:

„Wir beginnen mit dem gleichen Angebot wie in der ersten Stunde. Heute werden wir uns dabei 3 Spielregeln genauer vor Augen führen, die für die Arbeit in der Funktionellen Entspannung zentral sind. Sie sind die Grundlage für die weitere Arbeit an der Vertiefung der eigenen Körperwahrnehmung.“

Körperwahrnehmung

Positionssuche

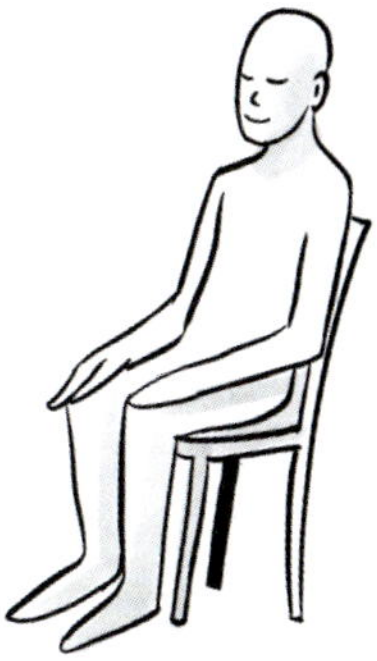

„Wo und wie Sie auch immer gerade sitzen, bleiben Sie einen Moment in dieser Haltung und verändern Sie nichts.

Halten Sie inne und richten Sie Ihre Aufmerksamkeit auf Ihre Körperhaltung.“

Kontakt

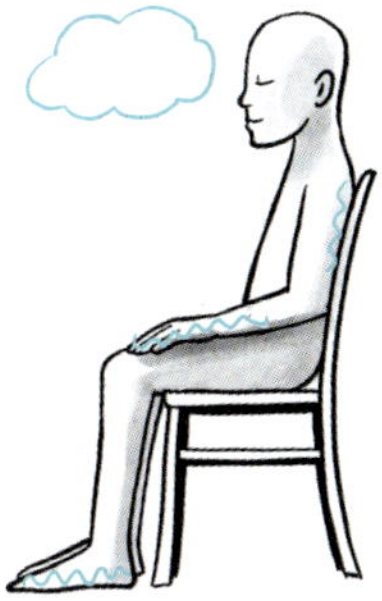

„Achten Sie darauf, wie Sie sitzen:

- *Wo haben Sie Kontakt zur Sitzfläche?*
- *Sind Sie mit dem Rücken im Kontakt zur Rückenlehne?*
- *Wie und wo sind Ihre Arme gestützt?*
- *Wie empfinden Sie Ihre Oberschenkel, Ihre Unterschenkel, und wie sind Ihre Füße im Kontakt mit dem Boden?“*

[den Teilnehmern ausreichend Zeit lassen, bis die Suchbewegungen nachlassen]
[an dieser Stelle keine verbale Formulierung einfordern, aber spontan möglich]

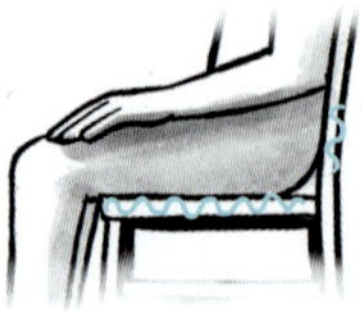

„Achten Sie jetzt darauf, wie es sich auf Ihrem Untergrund anfühlt.
- *Wo ist Druck?*
- *Ist Ihr Platz hart oder weich, kalt oder warm?*
- *Spüren Sie, ob es so bequem für Sie ist."*

[den Teilnehmern ausreichend Zeit lassen, bis die Suchbewegungen nachlassen]
[an dieser Stelle keine verbale Formulierung einfordern, aber spontan möglich]

Verändern

„Jede Veränderung sollte sich an den 3 sogenannten „Spielregeln" orientieren:

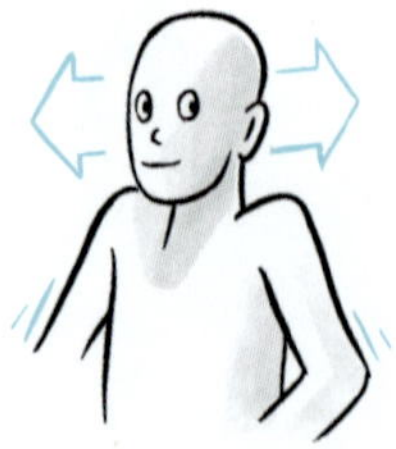

1. *Alles im Ausatmen:*
   Veränderungen nehmen wir immer mit dem Ausatmen vor. Mit dem Einatmen nehmen wir uns Zeit, dann kann eine kleine Bewegung im Ausatmen unsere Haltung korrigieren, uns neu ausrichten.

2. *Zwei- bis dreimal wiederholen. Weniger ist mehr:*
   Die kleinen Veränderungen sollten wir nicht häufiger als zwei- bis dreimal wiederholen.

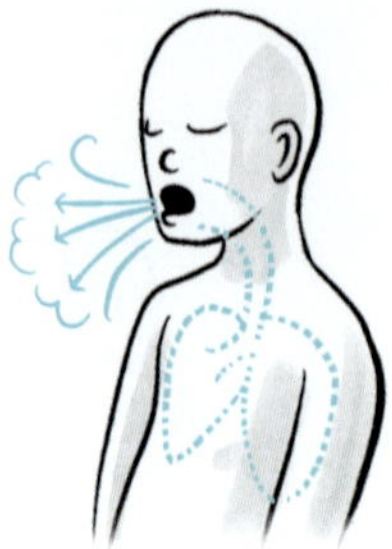

3. *Pause machen, nachspüren:*
   In dieser Beobachtungspause schauen wir uns an, wie sich die eigene Haltung verändert hat.

   Versuchen Sie erneut, kleine Veränderungen vorzunehmen, während Sie zwei- bis dreimal dabei ausatmen. Dies kann eine kleine Bewegung sein, eine bewusste Verbreiterung des Kontakts oder eine neu ausgerichtete Haltung.

   Verändern Sie Ihre Sitzhaltung so lange, bis Sie das Gefühl haben, dass es besser ist als vorher."

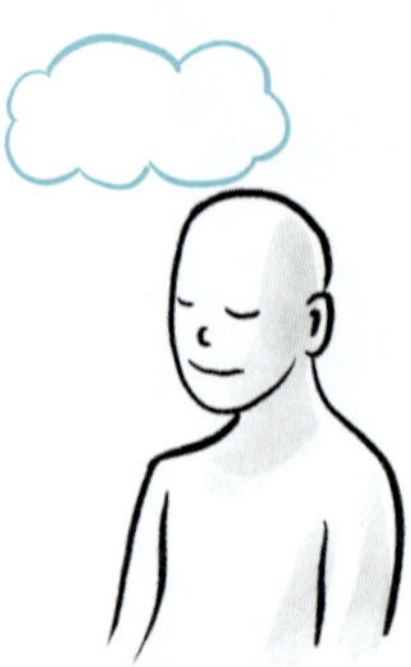

Nachspüren

- *„Spüren Sie wieder, wo und wie Ihr Gesäß auf der Sitzfläche ruht.*
- *Wo und wie ist der Kontakt Ihres Rückens zur Rückenlehne?*
- *Wo sind Ihre Arme, Ellbogen, Hände jetzt gestützt?*
- *Welche Haltung haben Ihre Beine und Ihre Füße?*
- *Wie fühlt sich der Kontakt vom Körper mit der Sitzfläche, der Rückenlehne und den Armlehnen, auf dem Boden an?"*

[den Teilnehmern ausreichend Zeit lassen, bis die Suchbewegungen nachlassen]
[an dieser Stelle keine verbale Formulierung einfordern, aber spontan möglich]

Ebenenwechsel

- *„Was haben Sie verändert?*
- *Wo haben Sie etwas verändert?*
- *Wie fühlt es sich jetzt an, im Vergleich zum Beginn?*
- *Wie würden Sie diese Sitzhaltung jetzt bezeichnen? Lässig, lümmelnd, gelassen, aufrecht, aufmerksam, offen etc.?*
- *Versuchen Sie, eine Beschreibung für Ihre jetzige Haltung zu finden."*

[den Teilnehmern ausreichend Zeit lassen, bis die Suchbewegungen nachlassen] [verbale Formulierung nach Möglichkeit durch alle Gruppenteilnehmer einzeln, ein kurzes Statement erbitten]

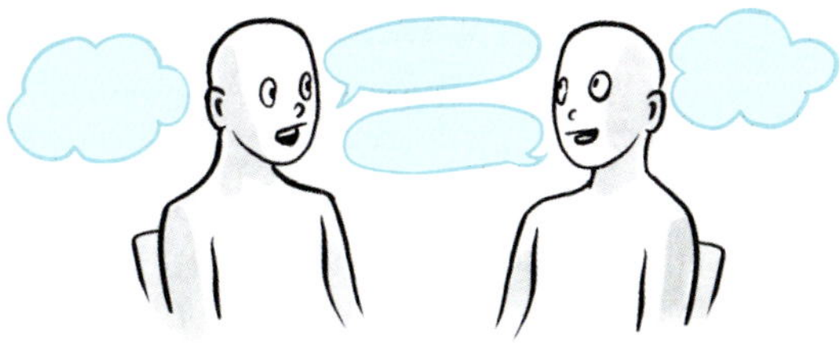

„Das Aussprechen der Erfahrung unseres eigenen Körpers ist dabei ein wichtiger Bestandteil des Angebotes selbst. Wenn Sie diese formulieren, ermöglichen Sie es sich selbst und anderen, in einen Dialog über diese Körpererfahrung zu kommen, diese genauer zu beschreiben und verändern zu können. Wir wollen diese Chance zur Veränderung in der nächsten Sitzung auch in einer anderen Haltung versuchen, sie ist in jeder Körperposition möglich."

Reflexion des Angebotes nach der Durchführung

Es sollte darauf hingewiesen werden, dass die heute vorgestellte Erweiterung des Sitzplatz-Angebotes die 3 Grundhaltungen der wahrnehmungsorientierten Arbeit mit der Funktionellen Entspannung vermittelt. Die 3 Regeln (1. Alles im Ausatmen, 2. Zwei- bis dreimal wiederholen, 3. Pause, Nachspüren) werden nochmals wiederholt und ihre bewusst einfach gehaltene Struktur wird hervorgehoben.

Es wird betont, dass die Zuwendung zum Körperempfinden im Zentrum der Arbeit steht. Positive Rückmeldungen zur Körpererfahrung können bewusst aufgegriffen und verstärkt werden. Dies kann auch motivieren, immer zu einem bestimmten Zeitpunkt den eigenen Körper bewusst wahrzunehmen.

6.2.3
Hauptteil: Theorie

Nach dem körperorientierten Angebot erfolgt die Vermittlung von theoretischen Inhalten aus dem Modul Erklärungsmodelle.

Modul Erklärungsmodelle: Ziel 1 – Dissoziationsbegriff verstehen und definieren

Zum Einstieg in das Thema psychogene Anfälle sollte gemeinsam mit den Patienten definiert werden, welche Bedeutungen der Begriff „Dissoziation“ trägt. Inhaltlich verweisen wir hierfür auf Kap. 5.2.1. Zunächst bieten sich die folgenden Definitionen des Begriffes an:

- Dissoziation = dissociare: lateinisch für „abspalten, trennen“
- Definition des Dissoziationsbegriffes nach Fiedler [34]

Weiterhin kann den Patienten anhand der Informationsbroschüre (*https://psychosomatik.charite.de/forschung/stress_assoziierte_erkrankungen/funktionelle_neurologische_stoerungen/*) erläutert werden, dass

- Dissoziation ein Schutzmechanismus ist, den „jedes Gehirn kann“
- Dissoziation ein neurobiologischer Vorgang ist.

Ergänzend kann über die graduelle Abstufung dissoziativer Phänomene gesprochen werden: Nicht jeder dissoziative Zustand ist gleich! Es gibt „tiefere“ bzw. „schwerere“ dissoziative Zustände und „leichtere“ bzw. „flachere“ dissoziative Zustände. Im Extremfall kann die Dissoziation so weit gehen, dass nicht nur einzelne Funktionen abgespalten werden, sondern ganze Anteile einer Person – also eigene, voneinander unabhängige Persönlichkeiten entstehen.

Arbeitsblatt 3: Dissoziation illustrieren

Für diese Übung wird den Patienten das Arbeitsblatt 3 (**Abb. 6-3**) ausgeteilt. Sie werden aufgefordert, den Ort ihrer Dissoziation auf dem Blatt einzuzeichnen. Hierfür können auch gerne verschiedene Farbstifte zur Verfügung gestellt werden, sodass die Dissoziation nicht nur lokalisatorisch, sondern auch qualitativ (durch Farben und Formen) dargestellt werden kann (**Abb. 6-4**). Danach können die Bilder in die Mitte gelegt und gemeinsam besprochen werden. Es ist hier explizit darauf hinzuweisen, dass kein Patient gezwungen ist, sein Bild zu kommentieren, auch muss man sein Bild nicht der gesamten Gruppen zeigen, wenn dies nicht gewünscht ist.

Merke

Das Illustrieren der Dissoziation hat den Zweck, die Körperwahrnehmung des eigenen Anfallsgeschehens zu schärfen und somit die Körperarbeit im Zuge des Programms vorzubereiten.

Modul Erklärungsmodelle: Ziel 3 – Selbstfürsorge

Die Bedeutung der Selbstfürsorge (bzw. der fehlenden Selbstfürsorge!) in der Entstehung von Dissoziation wird theoretisch erläutert (s. Kap. 5.2.3). Es bietet sich an, bei dieser Besprechung auf die Rückmeldungen der Teilnehmer aus dem körperorientierten Angebot zu verweisen. Gerne können den Patienten hier auch die vorhandenen Studien zur Untersuchung des Einflus-

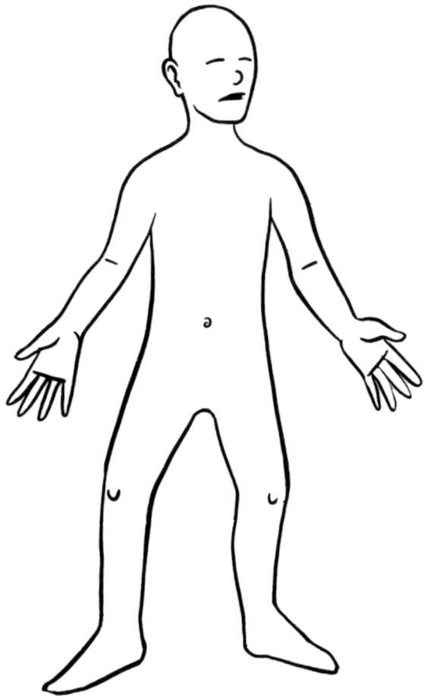

Abbildung 6–3: Arbeitsblatt 3: Die Patienten werden aufgefordert, ihre Dissoziation einzuzeichnen.

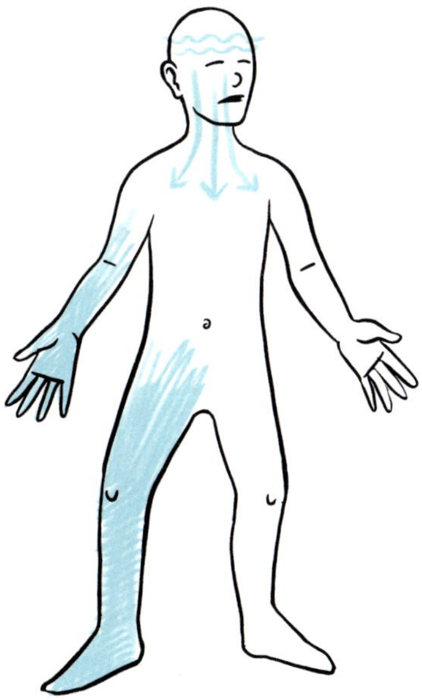

Abbildung 6–4: Visualisierung der Dissoziation einer Patientin mit rechtsseitigen Zuckungen im psychogenen Anfall.

ses der täglichen Trinkmenge auf die Entstehung von Dissoziation erläutert werden (s. Kap. 5.2.3).

Es wird darauf hingewiesen, dass das Thema „Selbstfürsorge" auch ein eigener Punkt in den Symptomtagebüchern ist. Nach der Besprechung, worum es hierbei geht, sollte es den Teilnehmern leichter fallen, diesen Unterpunkt ebenfalls auszufüllen. Es kann zudem ein Gespräch in der Gruppe angeregt werden, wie man Selbstfürsorge besser in den Alltag einbauen kann (ggf. Mind-Map-Technik).

6.2.4 Abschluss

Zum Abschluss kann das Thema „Dissoziation verstehen" kurz rekapituliert werden, die Patienten können hier auch im Verlauf der Woche offen gebliebene Fragen notieren (oder offene Fragen können in der Abschlussrunde noch beantwortet werden).

Es wird erneut an die Bedeutung der Körperangebote und deren Durchführung (z. B. mit Audio-Datei) sowie das Führen des Symptomtagebuchs erinnert (Thema Motivation, Erinnerung an die „Motivationsurkunde" aus Sitzung 1). Weiterhin werden die Patienten zu einer selbstfürsorglichen Haltung motiviert.

Abschließend werden die Patienten eingeladen, ihr Befinden mitzuteilen und wahlweise auch einzuschätzen, wie sie die Sitzung empfunden haben und was sie mitnehmen. Gegebenenfalls kann dies wieder mit Herumgabe eines Balls o. Ä. erfolgen.

6.3 Sitzung 3

Übersicht

Einführung:

- Wahrnehmungsangebot zum „Ankommen"
- Befindensrunde
- Was passiert heute?
- Symptomtagebuch besprechen

Hauptteil:

Körperorientierte Angebote:

- „Die Basis – Sicheren Boden finden" – Ausweitung auf alle Körperpositionen

Theorie:

- Modul Erklärungsmodelle: Ziel 2 – Vulnerabilitäts-Stress-Modell
- Modul Erklärungsmodelle: Ziel 4 – Stigma

Abschluss:

- Rekapitulation der Sitzung
- Befindensrunde
- Hausaufgaben (Tagebuch, Körperangebote)

Was wird benötigt?

- Flipchart

6.3.1 Einführung

Die dritte Sitzung wird mit einem Angebot zur Wahrnehmung begonnen. Dies sollte idealerweise durchgeführt werden, sobald sich jeder Teilnehmer hingesetzt hat und alle zum Schweigen gekommen sind, ohne weitere vorherige Einleitung. Das Ziel der Übung ist, dass jeder Teilnehmer durch die Übung „im Raum ankommt" und den Tag hinter sich lassen kann.

Wahrnehmungsangebot

„Stellen Sie Ihre Füße nebeneinander auf den Boden. Schließen Sie die Augen. Legen Sie die Hände locker in den Schoß.

Nun nehmen Sie einen tiefen Atemzug und seufzen Sie die Luft aus.

Nehmen Sie nun wahr, wie Sie hier in diesem Raum sitzen. Versuchen Sie zu spüren, wie es Ihnen jetzt gerade geht, ohne dies zu bewerten. Nehmen

Sie wahr, wie Sie sich fühlen, was Sie an Erlebnissen aus dem bisherigen Tag mitbringen, und lassen Sie dieses Gefühl wertfrei zu. Lauschen Sie den Geräuschen um sich herum, und versuchen Sie, Gedanken und Geräusche wertfrei wahrzunehmen. Vielleicht gelingt es Ihnen, Geräusche und Gedanken einfach vorbeiziehen zu lassen und einfach nur im Hier und Jetzt zu sein. Denken Sie nun daran, dass Sie sich selbst etwas Gutes tun, indem Sie hergekommen sind. Gönnen Sie sich nun selbst bewusst diesen Platz hier, in diesem Raum. Dies ist jetzt Ihr Raum, Sie dürfen jetzt hier sein.

Nun nehmen Sie erneut einen tiefen Atemzug und seufzen die Luft wieder aus.

Bitte öffnen Sie jetzt die Augen wieder und kommen Sie wieder mit der Aufmerksamkeit hier in der Gruppe an."

Nach diesem Angebot zur Wahrnehmung werden die Teilnehmer erneut begrüßt und sie haben Gelegenheit zu berichten, wie es ihnen geht und zu wie vielen Anfällen es seit der letzten Sitzung kam. Weiterhin gibt der Gruppenleiter einen kurzen Überblick über die Themen der heutigen Sitzung.

Dann werden die Symptomtagebücher gemeinsam angeschaut und besprochen (analog zur vorherigen Sitzung).

6.3.2 Hauptteil: Körperorientierte Angebote

Die Sitzung 3 beginnt mit dem Basisangebot, das fortan zu Beginn jeder Stunde angeboten wird.

Modul Körperwahrnehmung: Angebot „Die Basis – Sicheren Boden finden"/Ausweitung auf andere Körperregionen

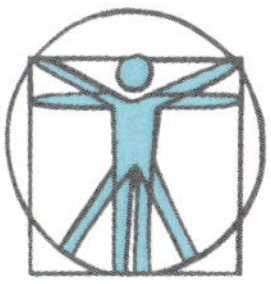

Die Formulierung dieses Angebotes basiert auf dem Präventionskurs zum Stressmanagement der Arbeitsgemeinschaft für Funktionelle Entspannung [104]:

Körperwahrnehmung

Positionssuche

„Heute haben Sie die Möglichkeit, je nach eigenem Bedürfnis Ihre Körperposition zu verändern und diese grundlegende Übungseinheit auch einmal im Stehen oder auf dem Boden sitzend auszuprobieren.

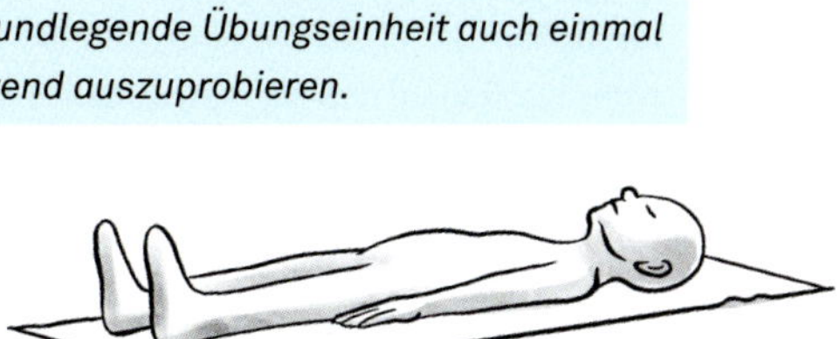

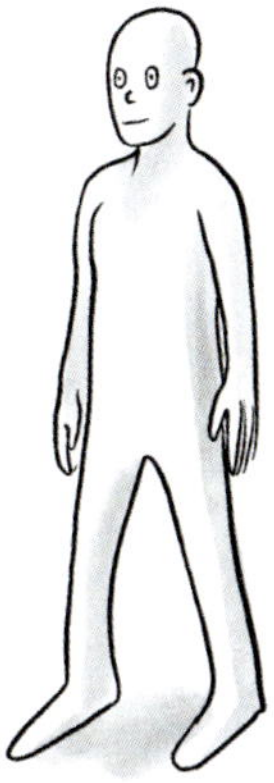

Nehmen Sie sich also einmal bewusst hier sitzend wahr. Welche andere Körperposition möchten Sie gerne ausprobieren? Richten Sie sich gut ein. Wenn Sie sich für das Stehen entschieden haben, sorgen Sie für einen guten, festen Stand auf dem Boden. Sollten Sie am Boden sitzen, nehmen Sie sich auch zu Hilfe, was Sie benötigen, um sich Ihren Platz gut einzurichten. Vielleicht wollen Sie sich Kissen oder wärmende Decken zu Hilfe nehmen.“

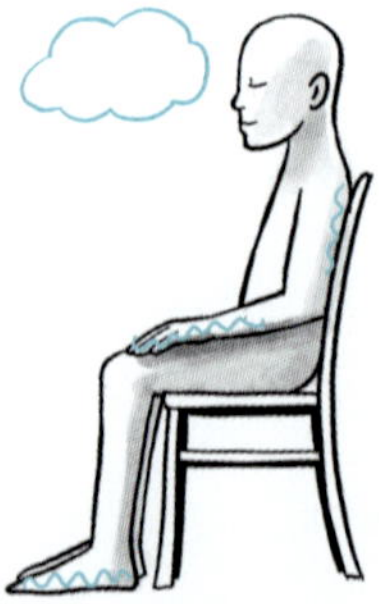

Kontakt

„Nehmen Sie dann bewusst Kontakt auf.

Wo haben Sie Kontakt mit dem Untergrund, wo werden Sie gestützt und getragen?“

[den Teilnehmern ausreichend Zeit lassen, bis die Suchbewegungen nachlassen]
[an dieser Stelle keine verbale Formulierung einfordern, aber spontan möglich]

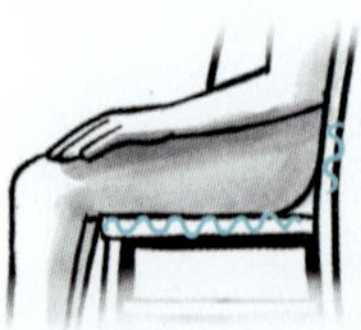

„Achten Sie jetzt darauf, wie es sich auf Ihrem Untergrund anfühlt:

- *Wo ist Druck?*
- *Ist Ihr Platz hart oder weich, kalt oder warm?*
- *Spüren Sie, ob es so bequem für Sie ist.“*

[den Teilnehmern ausreichend Zeit lassen, bis die Suchbewegungen nachlassen]
[an dieser Stelle keine verbale Formulierung einfordern, aber spontan möglich]

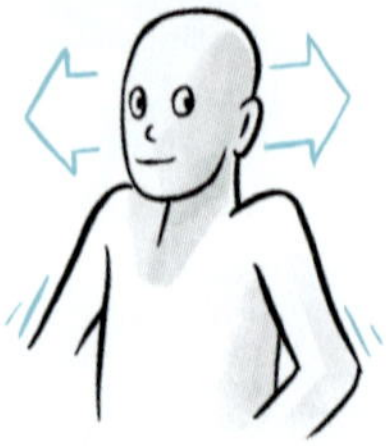

Verändern

„Jede Veränderung sollte sich an den 3 sogenannten „Spielregeln“ orientieren:

1. *Alles im Ausatmen:*
   Veränderungen nehmen wir immer mit dem Ausatmen vor. Mit dem Einatmen nehmen wir uns Zeit, dann kann eine kleine Bewegung im Ausatmen unsere Haltung korrigieren, uns neu ausrichten.
2. *Zwei- bis dreimal wiederholen. Weniger ist mehr:*
   Die kleinen Veränderungen sollten wir nicht häufiger als zwei- bis dreimal wiederholen.
3. *Pause machen, nachspüren:*
   In dieser Beobachtungspause schauen wir uns an, wie sich die eigene Haltung verändert hat.

Versuchen Sie erneut, kleine Veränderungen vorzunehmen, während Sie zwei- bis dreimal dabei ausatmen. Dies kann eine kleine Bewegung sein, eine bewusste Verbreiterung des Kontakts oder eine neu ausgerichtete Haltung.

Verändern Sie Ihre Position so lange, bis Sie das Gefühl haben, dass es besser ist als vorher.“

Nachspüren

„Spüren Sie dann wieder, wo und wie Ihr Körper auf dem Untergrund ruht:
- *Wo und wie wird der Kopf gehalten?*
- *Wo und wie sind Ihre Arme und Hände?*
- *Wo und wie fühlt sich der Rumpf an?*
- *Wo und wie wird das Becken gehalten?*
- *Wo und wie sind Beine und Füße am Boden?"*

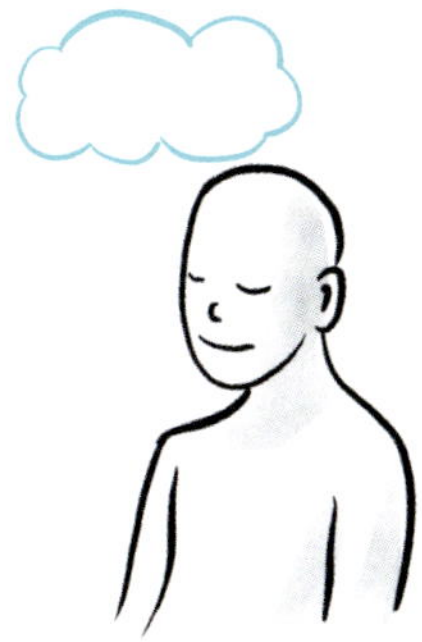

[den Teilnehmern ausreichend Zeit lassen, bis die Suchbewegungen nachlassen]
[an dieser Stelle keine verbale Formulierung einfordern, aber spontan möglich]

Ebenenwechsel

- *„Was haben Sie verändert?*
- *Wo haben Sie etwas verändert?*
- *Wie fühlt es sich jetzt an, im Vergleich zum Beginn?*
- *Versuchen Sie, eine Beschreibung für Ihre jetzige Haltung zu finden."*

[den Teilnehmern ausreichend Zeit lassen, bis die Suchbewegungen nachlassen]
[verbale Formulierung nach Möglichkeit durch alle Gruppenteilnehmer einzeln, ein kurzes Statement]

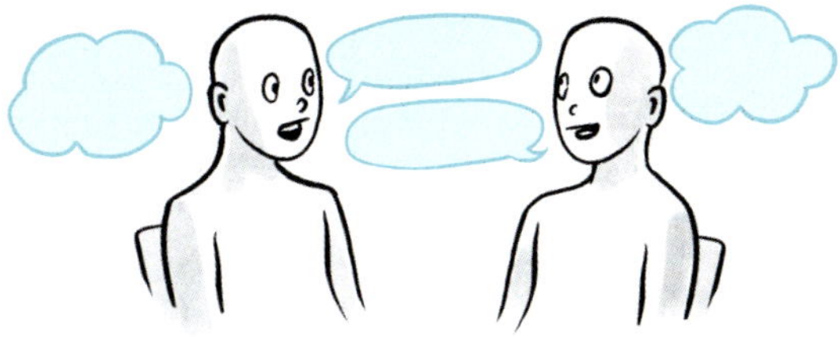

„Das Aussprechen der Erfahrung unseres eigenen Körpers ist dabei ein wichtiger Bestandteil des Angebotes selbst. Wenn Sie diese formulieren, ermöglichen Sie es sich selbst und anderen, in einen Dialog über diese Körpererfahrung zu kommen, diese genauer zu beschreiben und verändern zu können. Wir wollen diese Chance zur Veränderung auch noch in anderen Haltungen versuchen, sie ist in jeder Körperposition möglich."

Reflexion des Angebotes nach der Durchführung

Es wird bezugnehmend auf die vorherige Sitzung betont, dass die selbstfürsorgliche Zuwendung zum subjektiven Körperempfinden im Zentrum der Arbeit steht. Es geht also explizit nicht um das ritualisierte Durchführen fester Abläufe, sondern jeder Patient kann seinen eigenen Rhythmus finden.

Je nach eigenem Bedürfnis können die Teilnehmer ihre Körperposition für das bewusste Erforschen frei wählen. Umgekehrt kann auch im Alltag, z. B. in der Supermarktschlange, in den öffentlichen Verkehrsmitteln oder auf dem eigenen Sofa, das Bewusstsein auf die eigene Körperwahrnehmung gerichtet und diese zu Veränderungen angeregt werden. Das in dieser allgemeinen Form formulierte Angebot stellt damit gleichzeitig die Basisübung für das weitere Behandlungsprogramm dar. Sie soll am Beginn jeder Behandlungseinheit stehen und dann um die ergänzenden Anregungen bezogen auf den Inhalt der einzelnen Stunden erweitert werden.

6.3.3 Hauptteil: Theorie

Nach dem Körperangebot erfolgt die Vermittlung theoretischer Inhalte aus dem Modul Erklärungsmodelle.

Modul Erklärungsmodelle: Ziel 2 – Kenntnis des Vulnerabilitäts-Stress-Modells und individualisierte Anwendung

Das erste Ziel der Sitzung ist es, den Patienten das Vulnerabilitäts-Stress-Modell (s. Kap. 5.2.2) als ein generelles, schulenübergreifendes Modell der Krankheitsgenese zu erläutern.

> **Merke**
>
> Die Patienten sollen durch die Vermittlung des Modells in der Lage sein, ihre eigene Krankheitsentstehung schematisch als VSM (= Vulnerabilitäts-Stress-Modell) darzustellen.

Dadurch kann eine distanzierte Betrachtungsweise zur eigenen Krankheitsgenese eintreten, welche für das Verständnis der Entstehung der Dissoziation notwendig ist. Das Verständnis und insbesondere die schrittweise Akzeptanz einer auf psychogenen Faktoren mit beruhenden Krankheitsentstehung ist die Voraussetzung dafür, sich im Verlauf den weiteren Modulen zu widmen.

Wir empfehlen zur ersten Erläuterung des Krankheitsmodells ein Anzeichnen des Modells auf einer Flipchart (s. Abbildung 5-3, S. 57). Während die einzelnen Aspekte des Modells angezeichnet werden, können die unten aufgeführten Aspekte nacheinander besprochen werden.

Anzeichnen des Koordinatensystems des Vulnerabilitäts-Stress-Modells mit Einzeichnen der „Dissoziationsschwelle“

Idealerweise kann der Einstieg in die Erläuterung des VSM anhand eines Beispiels aus der Epileptologie erfolgen: Bei Epilepsiepatienten spricht man von einer „Krampfschwelle“, die überschritten wird. Dies führt dann zum Auftreten eines Anfalls. Diese „Krampfschwelle“ gilt für jedes Gehirn, nur ist sie bei manchen Menschen eben niedriger – d.h. bei diesen Menschen kommt es schneller zu einem epileptischen Anfall: Diese Menschen sind es dann, die per definitionem eine „Epilepsie“ haben. Bei der Epilepsie sind elektrische Impulse für die Krampfentstehung zuständig; bei der Dissoziation ist dies nicht der Fall. Hier spielen innere Spannungszustände eine Rolle. (Auf diese „Spannungszustände“ wird im Verlauf des Programms noch ausführlich eingegangen.)

Die Dissoziationsschwelle besteht wie bei der Epilepsie in jedem Gehirn. Bei einigen Menschen liegt sie allerdings niedriger als bei anderen. Weshalb ist das so? Hierzu sind unterschiedliche Erklärungen hilfreich:

Anzeichnen der „Belastungen von früher" sowie der „aktuellen Belastungen"

Grob können zwei wesentliche Faktoren für die schnellere Überschreitung der Dissoziationsschwelle verantwortlich gemacht werden:

- eine *erhöhte Vulnerabilität* durch vermehrte Belastungen in der früheren Entwicklung (Kindheit, Jugend, frühes Erwachsenenalter)
- vermehrte *akute Stressoren* (aktuelle Konflikte, berufliche/soziale akute Probleme)

Anzeichnen der nach oben verschobenen Dissoziationsschwelle/ der Resilienz

Es gibt auch einen schützenden Faktor, welcher die Dissoziationsschwelle wieder nach oben schiebt: Dieser kann als *Resilienz,* also Widerstandsfähigkeit, verstanden werden, die z.B. durch positive Erfahrungen in der früheren Entwicklung (enge Bezugspersonen) oder aktuelle Ressourcen (befriedigende Hobbys wie z.B. Sportarten, positive aktuelle Erfahrungen wie berufliche und soziale Erfolge) gestärkt werden kann.

Das Vulnerabilitäts-Stress-Modell anhand einer fiktiven Beispielperson

Es kann hilfreich sein, das VSM anhand einer fiktiven Beispielperson einmal „durchzuspielen", bevor die Patienten aufgefordert werden, das Modell auf ihre eigene Biografie und Situation zu übertragen. Dies dient zum einen dem besseren Verständnis des Modells („Was genau bedeutet Resilienz? Was bedeutet Vulnerabilität konkret?"), zum anderen kann auch die Hürde gesenkt werden, eigene biografische Aspekte zu berücksichtigen.

Im Folgenden führen wir ein Beispiel an, welches hierfür verwendet werden kann:

Fallbeispiel

Beispiel Frau M.

Frau M. ist 32 Jahre alt und lebt zusammen mit ihrem Mann. In der letzten Zeit kam es oft zu Auseinandersetzungen mit ihm, da Frau M. sich nicht gut unterstützt fühlt. Sie erlitt vor einigen Monaten einen Bandscheibenvorfall und ist seitdem nicht mehr gut belastbar, da sie starke Rückenschmerzen entwickelt. Dies hat zu einer Schlafstörung geführt, da sie vor allem nachts beim Liegen starke Schmerzen hat. Trotzdem geht sie noch arbeiten und kümmert sich fast alleine um den Haushalt. Sie war schon immer eine belastbare Person, die auch großen Stress gut aushalten kann und trotzdem „funktioniert“. Ihr Mann ist in leitender Funktion in einer großen Firma und hat wenig Zeit, sich im Haushalt einzubringen. In der Freizeit geht er seinen Hobbys nach und ist oft auch über das Wochenende verreist (z. B. Fahrradtouren). Frau M. litt schon in der Jugend einmal an einer depressiven Episode. Sie hat 4 Geschwister und wuchs in ärmlichen Verhältnissen auf. Schon früher als Kind hatte sie oft das Gefühl, dass wenig Rücksicht auf sie, ihre Grenzen und Gefühle genommen wurde. Dies reflektierte sie in einer Psychotherapie, welche sie nach der depressiven Phase in ihrer Jugend absolvierte. Danach konnte sie sich mit ihrer Mutter aussprechen, womit sie sich besser fühlt.

Wichtige Faktoren:

- **Resilienz:** Sie ist eine belastbare Person, die auch großen Stress gut aushalten kann und trotzdem „funktioniert“.
- **Vulnerabilität:** Schon früher als Kind hatte sie oft das Gefühl, dass wenig Rücksicht auf sie und ihre Grenzen und Gefühle genommen wurde; den Kontakt zu ihrem Vater hat sie seitdem abgebrochen.
- **Akute Stressoren:** Bandscheibenvorfall mit Schmerzen und Schlafstörungen; Auseinandersetzungen mit dem Partner.

Die aufgeführten Punkte können in ein Blanko-Exemplar des VSM eingeschrieben werden, um bei der fiktiven Person Frau M. die Entstehung der Dissoziation/das Überschreiten der Dissoziationsschwelle zu präsentieren.

Das Vulnerabilitäts-Stress-Modell individualisieren

Die Patienten, welche bereit sind, über ihre individualisierten Genesemodelle zu sprechen, können dies nun im Rahmen der Besprechung des Störungsmodells tun. Hierfür bietet es sich an, ein weiteres VSM als Blanko auf die Flipchart aufzumalen. Die Teilnehmer erhalten dann zunächst die Möglichkeit, sich selbstständig im Raum zu bewegen und ggf. Einträge auf dem Blanko zu machen. Dies sollte ruhig und kommentarlos erfolgen, vor allem sollte hier vorher besonders betont werden, dass keine wertenden Kommentare zulässig sind. Im Anschluss kann über die individualisierten Eintragungen gesprochen werden.

Modul Erklärungsmodelle: Ziel 4 – Stigma (Entkatastrophisierung und Schutz)

Das Thema Stigma (s. Kap. 5.2.4) sollte in der 3. Sitzung angesprochen werden. Grundsätzlich verweisen wir aber auf die Ausführung am Anfang der Sitzungsbeschreibung: Es ist individuell innerhalb der Gruppensituation zu entscheiden, wie viel Inhalte vermittelt werden können. Hierbei müssen die Aufnahmefähigkeit und die Dynamik einer Gruppe berücksichtigt werden. Ein konstruktiver Austausch sollte nicht zugunsten der Abhandlung des „Stoffes“ unterbunden werden.

Aspekt der „Entkatastrophisierung“

Dem Thema „Stigma“ kann man sich gut über diesen Aspekt nähern.

- Besprechen der epidemiologischen Daten anhand der Beispiele, welche im Unterpunkt „Besprechen epidemiologischer Daten“ im Modul Erklärungsmodelle, Ziel 4 (Kap. 5.2.4) aufgeführt sind. Hierfür kann die folgende Frage offen in die Runde gegeben werden: „Wie viele Menschen in Berlin leiden wohl an PNES?“ Dadurch kann sich im besten Falle über das Thema „Häufigkeit von PNES“ ein Austausch entfalten. Es kann auf das Bild der *„5 vollbesetzen ICE-Waggons“* eingegangen werden. Hierdurch kann zum einen erreicht werden, dass sich die Patienten mit der Diagnose verstanden fühlen. Hierfür ist die Kenntnis hilfreich, dass viele andere Menschen ebenfalls davon betroffen sind. Zum anderen kann es im besten Falle eine entkatastrophisierende Wirkung haben, den Patienten ihr *„Alleinstellungsmerkmal Anfall“* durch dieses Bild etwas zu *dekonstruieren.*
- Besprechen des Literaturbeispiels, welches im Unterpunkt „Besprechen von Literaturbeispielen mit Anfallsbeschreibung“ (Kap. 5.2.4) aufgeführt ist. Hierfür kann zunächst der Aspekt der Bedrohlichkeit der Anfälle besprochen werden. Gemeinsam kann die Erkenntnis erarbeitet werden, dass eine genaue Beschreibung der Anfälle hilfreich ist, um die Anfälle besser einschätzen und ihr Entstehen besser verstehen zu können. Hier kann die *Haltung des Detektivs* als Bild herangezogen werden als Ausdruck für ein eher distanziertes, objektives Beobachten. Dies soll idealerweise einer übermäßigen Katastrophisierung des Anfalls entgegenwirken. Dann kann das Literaturbeispiel vorgelesen werden. Ggf. kann dazu angeregt werden, selbst ein Narrativ (eine „Geschichte“) des eigenen Anfalls zu schreiben, ohne sich von der „Wucht des Geschehens“ überwältigen zu lassen.

Die Schutzfunktion des Anfalls

Als weiterer Aspekt kann in Sitzung 3 die Bedeutung des „Anfalls“ als „Schutz“ vor aversiven Emotionen besprochen werden. Hierfür verweisen wir auf den theoretischen Hintergrund, welcher in Kap. 5.2.4 im Abschnitt „Positive Aspekte des Anfalls: Anfall als Schutz“ dargelegt wird.

> **Merke**
>
> Ziel ist die Vermittlung, dass PNES auch als ein Schutz des Körpers verstanden werden kann.

Der Körper dissoziiert negative Gefühle, damit er nicht von ihnen „überflutet“ wird. Die Seele kann diese Gefühle noch nicht integrieren, so kommt es zu einer hohen physiologischen Anspannung und einem Anfall, quasi als *„Notbremse“ des Körpers.* Durch den Anfall kann sich dann die physiologische Anspannung reduzieren, die inneren Gedanken und äußeren Konflikte können vermieden werden, der Körper kommt wieder ins psychophysiologische

Gleichgewicht. Durch den Anfall erhöht sich meist auch die Aufmerksamkeit/Zuwendung durch andere, der Anfall ist wichtiger als der äußere Konflikt oder die vorhergegangenen Gefühle, die dann nicht bewältigt werden müssen.

6.3.4 Abschluss

Zum Abschluss werden die theoretischen Inhalte der Sitzung rekapituliert und noch offene Fragen zum Thema „Vulnerabilitäts-Stress-Modell“, „Stigma“ und „Entkatastrophisierung“, „Schutzfunktion des Anfalls“ beantwortet.

Die Patienten werden gebeten, in einer Befindensrunde ihr Befinden mitzuteilen und wahlweise auch einzuschätzen, wie sie die Sitzung empfunden haben und was sie mitnehmen. Gegebenenfalls kann dies wieder mit Herumgabe eines Balls o. Ä. erfolgen.

Es wird erneut auf die Bedeutung der Körperangebote und deren Erinnerung (mit der Audio-Datei) sowie des Führens des Symptomtagebuchs hingewiesen (Thema Motivation, Erinnerung an die „Motivationsurkunde“ aus Sitzung 1).

6.4 Sitzung 4

Übersicht

Einführung:

- Wahrnehmungsangebot zum „Ankommen“
- Befindensrunde
- Was passiert heute?
- Symptomtagebücher besprechen

Hauptteil:

Körperorientierte Angebote:
- „Die Basis – Sicheren Boden finden“
- „Schlappohren“

Theorie:
- Modul Anfallsregulation: Ziel 2 – Verständnis des Konzeptes der „Trigger“
- Modul Anfallsregulation: Ziel 3 – Konzept „Spannungskurve“

Abschluss:

- Rekapitulation der Sitzung
- Befindensrunde
- Hausaufgaben (Tagebuch, Körperangebote)

Was wird benötigt?

- Flipchart
- Arbeitsblatt 4

6.4.1 Einführung

Die vierte Sitzung wird mit einem Angebot zur Wahrnehmung begonnen. Dies sollte idealerweise durchgeführt werden, sobald sich jeder Teilnehmer hingesetzt hat und alle zum Schweigen gekommen sind, ohne weitere vorherige Einleitung. Das Ziel der Übung ist, dass jeder Teilnehmer durch die Übung „im Raum ankommt“ und den Tag hinter sich lassen kann.

Wahrnehmungsangebot

„Stellen Sie Ihre Füße nebeneinander auf den Boden. Schließen Sie die Augen. Legen Sie die Hände locker in den Schoß.

Nun nehmen Sie einen tiefen Atemzug und seufzen Sie die Luft aus.

Nehmen Sie nun wahr, wie Sie hier in diesem Raum sitzen. Versuchen Sie zu spüren, wie es Ihnen jetzt gerade geht, ohne dies zu bewerten. Nehmen Sie wahr, wie Sie sich fühlen, was Sie an Erlebnissen aus dem bisherigen Tag mitbringen, und lassen Sie dieses Gefühl wertfrei zu. Lauschen Sie den Geräuschen um sich herum, und versuchen Sie, Gedanken und Geräusche wertfrei wahrzunehmen. Vielleicht gelingt es Ihnen, Geräusche und Gedanken einfach vorbeiziehen zu lassen und einfach nur im Hier und Jetzt zu sein. Denken Sie nun daran, dass Sie sich selbst etwas Gutes tun, indem Sie hergekommen sind. Gönnen Sie sich nun selbst bewusst diesen Platz hier, in diesem Raum. Dies ist jetzt Ihr Raum, Sie dürfen jetzt hier sein.

Nun nehmen Sie erneut einen tiefen Atemzug und seufzen die Luft wieder aus.

Bitte öffnen Sie jetzt die Augen wieder und kommen Sie wieder mit der Aufmerksamkeit hier in der Gruppe an.“

Nach diesem Angebot zur Wahrnehmung werden die Teilnehmer erneut begrüßt und sie haben Gelegenheit zu berichten, wie es ihnen geht und zu wie vielen Anfällen es seit der letzten Sitzung kam. Weiterhin gibt der Gruppenleiter einen kurzen Überblick über die Themen der heutigen Sitzung.

Dann werden die Symptomtagebücher gemeinsam angeschaut und besprochen (analog zur vorherigen Sitzung).

6.4.2 Hauptteil: Körperorientierte Angebote

Die Sitzung 4 beginnt mit dem Basisangebot. Darauf folgt das Angebot „Schlappohren“.

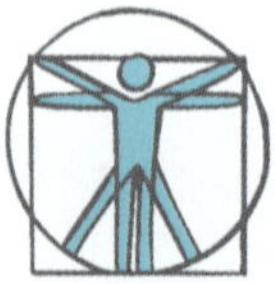

Modul Körperwahrnehmung: Angebot „Die Basis – Sicheren Boden finden“

Die Anleitung des Basisangebotes erfolgt wie in Sitzung 3 unter „ Körperorientierte Angebote“ beschrieben.

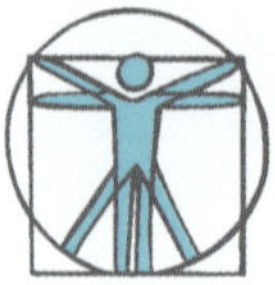

Modul Körperwahrnehmung: Angebot „Schlappohren“

Die Formulierung dieses Angebotes basiert auf dem Präventionskurs zum Stressmanagement der Arbeitsgemeinschaft für Funktionelle Entspannung [104] und wurde für dieses Behandlungsprogramm hinsichtlich der Bedeutung von Innen- und Außenwahrnehmung angepasst.

„Ich möchte Ihnen heute anbieten, bewusst der Frage nachzugehen, ob Sie gerade mehr ‚nach innen‘ oder eher ‚nach außen‘ horchen.“

Körperwahrnehmung

Schlappohren

„Ich möchte Sie einladen, sich vorzustellen, dass Ihre Ohrläppchen schwer in Richtung Schultern hinunterhängen. Sie können sich dazu einen Cockerspaniel mit seinen Schlappohren vorstellen. Sie können sich auch vorstellen, schwere Ohrringe zu tragen. Wenn Sie mögen, können Sie sich auch das Wort ‚Schlappohren' zuflüstern, dies kann das Hängenlassen verstärken."

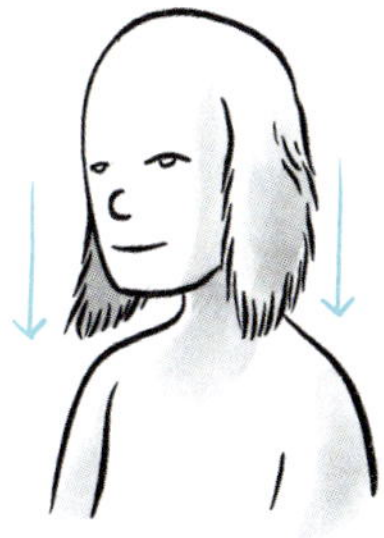

[auf Haltungsänderungen, Atemrhythmus achten, ausreichend Zeit geben, bis Veränderungsbewegungen zur Ruhe kommen]

„Achten Sie darauf, was sich dabei wo und wie verändert. – Lassen Sie sich Zeit nachzuspüren."

[an dieser Stelle keine verbale Formulierung einfordern, aber spontan möglich]

Ohren spitzen

„Und nun möchte ich Sie auffordern, die Ohren zu spitzen. Stellen Sie sich hierzu vor, die Ohren versuchten einen Hut anzuheben. Sie können sich auch vorstellen, einen nur entfernt zwitschernden Vogel zu hören.

Achten Sie darauf, was sich verändert. Was bemerken Sie an Ihrer Kopfhaut, an Ihrem Kiefer, am Brustbein, am Brustkorb, an Ihrer Atmung?"

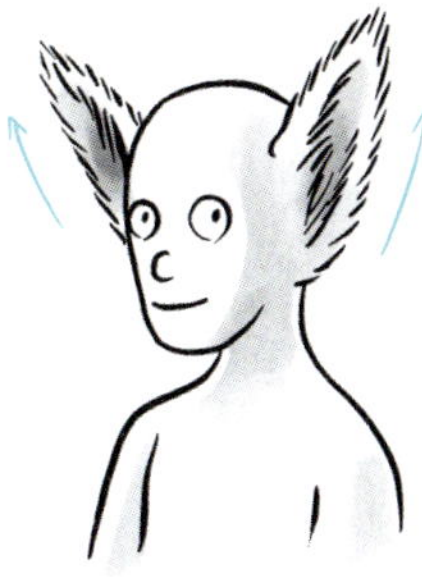

[auf Haltungsänderungen, Atemrhythmus achten, ausreichend Zeit geben, bis Veränderungsbewegungen zur Ruhe kommen]
[an dieser Stelle keine verbale Formulierung einfordern, aber spontan möglich]

Wechselspiel

„Und dann lassen Sie die Ohren wieder Richtung Boden runterhängen. Lassen Sie sie nach unten hängen."

[auf Haltungsänderungen, Atemrhythmus achten, ausreichend Zeit geben, bis Veränderungsbewegungen zur Ruhe kommen]

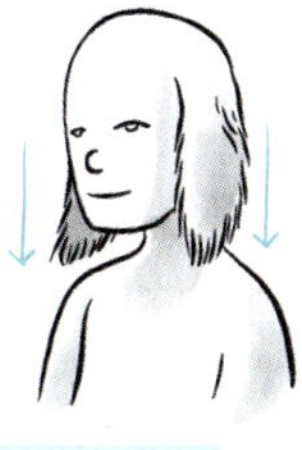

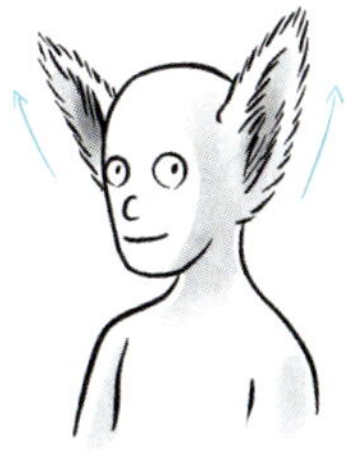

„Wenn Sie nun noch einmal die Ohren spitzen, achten Sie wieder genau darauf, welche Unterschiede Sie zwischen den gespitzten Ohren und den Schlappohren bemerken."

[auf Haltungsänderungen, Atemrhythmus achten, ausreichend Zeit geben, bis Veränderungsbewegungen zur Ruhe kommen]
[an dieser Stelle keine verbale Formulierung einfordern, aber spontan möglich]

Reflexion des Angebotes nach der Durchführung

Den Teilnehmern wird die Analogie der „Spitzohren oder Schlappohren“ vermittelt, um Wahrnehmung und Differenzierung körperlicher Warnsignale im Wechsel von Intero- und Exterozeption zu fördern. Sie werden ermutigt, wann immer sie Zeit finden, einmal darauf zu achten, ob sie gerade eher auf die innere oder äußere Wahrnehmung fokussiert sind. Im Sinne einer guten Selbstfürsorge werden die Patienten motiviert, das Angebot in Verbindung mit „Sicheren Boden finden“ (Sitzung 3) im Laufe der kommenden Woche zu wiederholen. Dies kann z. B. folgendermaßen angeleitet werden:

„Sicher haben einige von Ihnen wahrnehmen können, dass das Hängenlassen der Ohren die Anspannung der Stirnmuskulatur mildert. Ein Spitzen der Ohren lässt manchen die Stirn in Falten legen, der Kiefer spannt an, der Kopf wird über den Nacken aufgerichtet, der Atem fließt stärker in den Brustkorb. So reagiert auch der Cockerspaniel, der seine langen, nach unten hängenden Ohren gar nicht nach oben heben kann.

Wann aber spitzt ein Hund die Ohren?“

[Antworten abwarten]

„Vielleicht wenn er etwas wittert. Irgendetwas lässt den Hund aufmerksam sein. Er beurteilt, ob eine Situation Gefahr bedeutet. Soll er sich für eine Verteidigung oder Flucht vorbereiten? Bleibt er vielleicht wie angewurzelt, zitternd stehen?

Wann aber lässt der Hund die Ohren hängen?“

[Antworten abwarten]

„Wenn eine Situation keine Gefahr bedeutet. Alles ist in Ordnung, er kann weiterlaufen oder es sich gemütlich machen.“

In einem nächsten Schritt bietet es sich an, gemeinsam zusammenzutragen, ob die individuellen psychogenen Anfälle bestimmte Warnsignale „von innen oder außen“ vorausgehen. Erfahrungsgemäß wird diese Beurteilung den Patienten schwerfallen. Daher sollten die Behandler ermuntern, auch kleinsten Spuren nachzugehen, welche in der oft sehr bruchstückhaften Erinnerung von psychogenen Anfällen geschildert werden. Die erschwerte bewusste Wahrnehmung eigener Anfallsauslöser kann als zusätzliche Motivation dafür vermittelt werden, sich auf die Schulung der eigenen Körperwahrnehmung einzulassen.

6.4.3 Hauptteil: Theorie

Nach dem Körperangebot werden die folgenden theoretischen Inhalte aus dem Modul Anfallsregulation vermittelt.

Modul Anfallsregulation: Ziel 2 – Verständnis des Konzeptes der Trigger

Zur Einführung ins Thema Anfallstrigger empfehlen wir den Begriff zu definieren (s. Kap. 5.3.2) und dann die Patienten zu fragen, welche Trigger ihnen schon bekannt sind bzw. welche sie an sich bereits kennen. Dann vermittelt der Therapeut - hier gerne bezugnehmend auf die vorherige Übung „Schlappohren“ - welche Arten von Triggern es gibt, die zu einer verstärkten Anspannung führen.

Übung: Gemeinsames Sammeln der den Teilnehmern bereits bekannten Trigger in einer Mind-Map an der Flipchart.

Im Anschluss kann vertiefend auf die theoretischen Modelle, die sich auf ein „Triggern“ beziehen, eingegangen werden (vgl. Kap. 5.3.2). Hier kann insbesondere die Unterteilung nach LaFrance in körperliche, äußerliche und innere Trigger besprochen werden mit dem Hinweis, dass die „inneren Trigger“ oft am schwierigsten zu erkennen sind (vgl. Kap. 5.3.2).

Arbeitsblatt 4: Trigger

Das Arbeitsblatt 4 wird den Patienten ausgehändigt. Dieses Arbeitsblatt dient der Anregung und Inspiration zur Erkennung möglicher eigener Trigger (**Abb. 6-5**). Das Arbeitsblatt kann schon während der Gruppenstunde ausgefüllt werden. Es kann aber auch mit nach Hause gegeben werden und dort ausgefüllt werden. In diesem Fall kann das Arbeitsblatt in der darauffolgenden Woche besprochen werden.

Merke

Wesentlich ist hier, dass die Patienten lernen – ausgehend von den theoretisch beschriebenen Triggern – die eigenen Trigger wahrzunehmen und zu benennen. Die Erfahrung zeigt, dass insbesondere bei diesem Thema der Austausch in der Gruppe förderlich für die Erkennung der eigenen Trigger ist.

Modul Anfallsregulation: Ziel 3 – Konzept Spannungskurve

In dieser Sitzung soll besonders darauf eingegangen werden, dass vielen psychogenen Anfällen eine hohe physiologische Erregung vorausgeht, auch wenn manche Patienten dies eventuell nicht bei sich wahrnehmen. Eine Hilfestellung bietet die wahrnehmungsorientierte Körperschulung, insbesondere auch das Angebot dieser Stunde, auf welches Bezug genommen werden kann. So können die Patienten angeregt werden sich zu fragen, ob sie in der Situation gerade mit „Spitzohren oder Schlappohren“ herumlaufen und ob sie dies ändern wollen. Bei einer zu hohen Anspannung wird dies aller-

Arbeitsblatt 4: Triggerschema

Name: ____

Welche Trigger kenne ich bei mir?

Körperliche Trigger (Schlafmangel, Hunger, Durst, Erschöpfung, Sport, Faulenzen, Über-/Untererregung (Spannungskurve!), Alkohol, Drogen, Koffein, ...):

____

____

Äusserliche Trigger (Kritik, Streit, Diskussion, Beziehungsthemen, berufliche Probleme, Zeitdruck, Themen bei Ausbildung/Beruf, Schule, Partnerschaft, Ehe, finanzielle Probleme, Überarbeitung, ...):

____

____

Innere Trigger (Wut, Trauer, Angst, Sorge, Anspannung, Langeweile, Niedergeschlagenheit, Aufregung, Minderwertigkeitsgefühle, Erschöpfung, Einsamkeit, Ausgelassenheit, Ekstase, Verletzlichkeit, ...):

____

____

Wenn Sie **Trigger** beobachten können bei sich: Welche Trigger halten Sie für **veränderbar** oder **beeinflussbar**?

____

____

An welchem **Trigger** möchten Sie gerne arbeiten/welchen Trigger möchten Sie gerne **beeinflussen**?

____

____

Wie könnten Sie diese Trigger bearbeiten/beeinflussen? **Eigene Ideen** und **Handlungsmöglichkeiten** aufführen!

____

____

Wenn Sie noch keine Trigger bei sich finden konnten: Folgende Anregungen können helfen, eigene Trigger zu erkennen. Kreuzen Sie bitte an, was Sie in Zukunft davon ausprobieren möchten.

- direkt nach dem nächsten Anfall überlegen: Was könnte der Auslöser gewesen sein?
- nach dem nächsten Anfall dieses Arbeitsblatt zur Hand nehmen und überlegen: Was könnte der Auslöser gewesen sein?
- einen vertrauten Menschen, der Sie gut kennt, fragen, was er für Ideen und Vermutungen zu Anfallsauslösern bei Ihnen hat.
- Ich möchte im Moment nicht mehr über meine Anfallsauslöser herausfinden, weil:

____

____

Abbildung 6–5: Arbeitsblatt 4: Trigger erkennen und beeinflussen. Die Inhalte dieses Arbeitsblatts wurden zitiert aus dem Arbeitsmaterial „Selbst handeln bei Epilepsie" des Epilepsiezentrums Klein-Wachau mit der freundlichen Genehmigung der Autoren (G. Heinen, R. Michaelis,S. Brückner, S. Weiss). Das deutschsprachige Arbeitsmaterial „Selbst-Handeln bei Anfällen" (Heinen G, Michaelis R, Elsas S (2020) Selbst-Handeln bei Anfällen (12 Arbeitshefte). Hippocampus, Bad Honnef, und Pabst Science Publishers,Lenkerich) ist bis zur Veröffentlichung über die Kommission Psychosomatische Epileptologie der DGfE erhältlich.

dings gar nicht mehr möglich sein. Daher ist es wichtig, ein quantitatives Maß für die eigene Anspannung bereit zu haben.

Um die Selbstbeobachtung zu erhöhen, wird deshalb die Grafik einer Spannungskurve an eine Flipchart gemalt und erklärt (s. Abbildung 5-4, S. 67). 0 % bezeichnet einen entspannten Zustand, 30 % eine leichte Erregungszunahme, bei 70 % erkennen die Patienten möglicherweise, dass ein Anfall naht (Aura) und bei 90 % besteht eine so hohe physiologische Erregung, dass das Anfallsprogramm beinahe automatisch zur Gegenregulation getriggert wird. Die Patienten fühlen sich unfähig, dieses anzuhalten, sie sind nicht mehr zu logisch-rationalem Denken und Handeln fähig. Die Patienten mögen denken, dass ihre physiologische Erregung plötzlich von 0 auf 100 % springt und der Anfall sehr plötzlich getriggert wird. Bei näherer Betrachtung wird jedoch meistens deutlich, dass sich die physiologische Erregung stufenweise verändert und es Frühwarnzeichen gibt, die wahrgenommen werden können.

Merke

Es wird an dieser Stelle darauf hingewiesen, dass das Erkennen von Frühwarnzeichen ein wichtiger Baustein in der Verhinderung des Anfallsgeschehens ist, da man damit den unmittelbaren Beginn eines Anfalls erspüren kann.

Die Patienten werden eingeladen, eigene Erfahrungen einzubringen, wie sich bei ihnen Entspannung, eine 30 %ige, 70 %ige und 90 %ige Anspannung kurz vor einem Anfall anfühlen. Abschließend werden die Patienten gebeten, bis zum nächsten Mal ihre persönliche Spannungskurve im Alltag zu beobachten.

6.4.4 Abschluss

Zum Abschluss werden die theoretischen Inhalte der Sitzung rekapituliert und noch offene Fragen zum Thema „Trigger“ und „Spannungskurve“ beantwortet.

Die Patienten werden dann eingeladen, ihr Befinden mitzuteilen und wahlweise auch einzuschätzen, wie sie die Sitzung empfunden haben und was sie mitnehmen. Gegebenenfalls kann dies wieder mit Herumgabe eines Balls o. Ä. erfolgen.

Es wird erneut an die Bedeutung der Körperangebote und deren Durchführung (z. B. mit der Audio-Datei) sowie das Führen des Symptomtagebuchs erinnert (Thema Motivation, Erinnerung an die „Motivationsurkunde“ aus Sitzung 1).

6.5 Sitzung 5

Übersicht

Einführung:

- Wahrnehmungsangebot zum „Ankommen"
- Befindensrunde
- Was passiert heute?
- Symptomtagebücher besprechen

Hauptteil:

Körperorientierte Angebote:
- „Die Basis – Sicheren Boden finden"
- „Äußere Grenzen"

Theorie:
- Modul Anfallsregulation: Ziel 3 – Frühwarnzeichen
- Modul Anfallsregulation: Ziel 4 – Verständnis der multikausalen akuten Anfallsentstehung

Abschluss:

- Rekapitulation der Sitzung
- Befindensrunde
- Hausaufgaben (Tagebuch, Körperangebote)
- Was wird benötigt?
- Flipchart

6.5.1 Einführung

Die fünfte Sitzung wird mit einem Angebot zur Wahrnehmung begonnen. Dies sollte idealerweise durchgeführt werden, sobald sich jeder Teilnehmer hingesetzt hat und alle zum Schweigen gekommen sind, ohne weitere vorherige Einleitung. Das Ziel der Übung ist, dass jeder Teilnehmer durch die Übung „im Raum ankommt" und den Tag hinter sich lassen kann.

Wahrnehmungsangebot

„Stellen Sie Ihre Füße nebeneinander auf den Boden. Schließen Sie die Augen. Legen Sie die Hände locker in den Schoß.

Nun nehmen Sie einen tiefen Atemzug und seufzen Sie die Luft aus.

Nehmen Sie nun wahr, wie Sie hier in diesem Raum sitzen. Versuchen Sie zu spüren, wie es Ihnen jetzt gerade geht, ohne dies zu bewerten. Nehmen Sie wahr, wie Sie sich fühlen, was Sie an Erlebnissen aus dem bisherigen Tag mitbringen, und lassen Sie dieses Gefühl wertfrei zu. Lauschen Sie den Geräuschen um sich herum, und versuchen Sie, Gedanken und Geräusche wertfrei wahrzunehmen. Vielleicht gelingt es Ihnen, Geräusche und Gedanken einfach vorbeiziehen zu lassen und einfach nur im Hier und Jetzt zu sein. Denken Sie nun daran, dass Sie sich selbst etwas Gutes tun, indem Sie hergekommen sind. Gönnen Sie sich nun selbst bewusst diesen Platz hier, in diesem Raum. Dies ist jetzt Ihr Raum, Sie dürfen jetzt hier sein.

Nun nehmen Sie erneut einen tiefen Atemzug und seufzen die Luft wieder aus.

Bitte öffnen Sie jetzt die Augen wieder und kommen Sie wieder mit der Aufmerksamkeit hier in der Gruppe an.“

Nach diesem Angebot zur Wahrnehmung werden die Teilnehmer erneut begrüßt und sie haben Gelegenheit zu berichten, wie es ihnen geht und zu wie vielen Anfällen es seit der letzten Sitzung kam. Weiterhin gibt der Gruppenleiter einen kurzen Überblick über die Themen der heutigen Sitzung.

Dann werden die Symptomtagebücher gemeinsam angeschaut und besprochen (analog zur vorherigen Sitzung).

6.5.2 Hauptteil: Körperorientierte Angebote

Die Sitzung beginnt mit der Basisübung im Stand. Darauf folgt das Angebot „Die äußeren Grenzen“.

Modul Körperwahrnehmung: Angebot „Die Basis – Sicheren Boden finden“

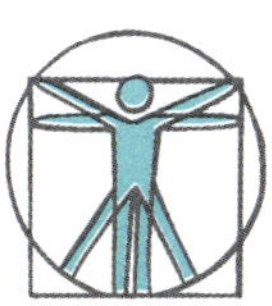

Es erfolgt die Anleitung des Basisangebotes im Stand. Der Verlauf ist unter Sitzung 3 beschrieben.

Modul Körperwahrnehmung: Angebot „Die äußeren Grenzen“

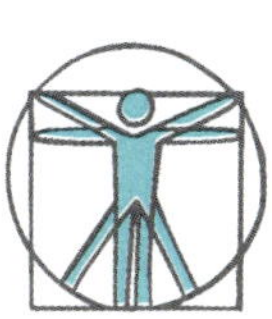

Die Formulierung dieses Angebotes basiert auf dem Präventionskurs zum Stressmanagement der Arbeitsgemeinschaft für Funktionelle Entspannung [104].

„Ich möchte heute mit Ihnen ein paar Experimente in der Gruppe machen.“

Körperwahrnehmung

Teil 1: „Zur Mitte gehen“

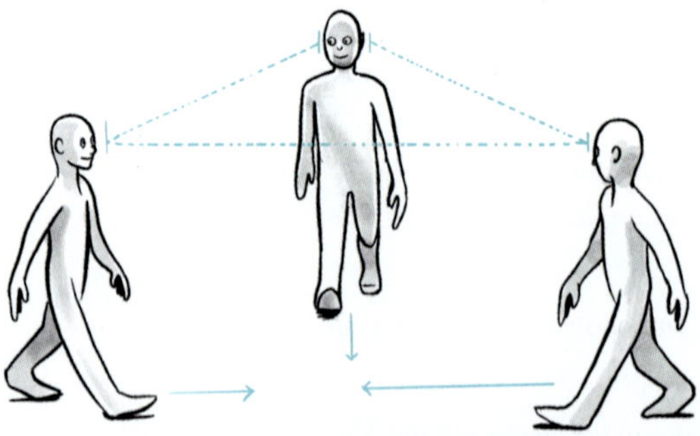

Stand

„Wenn Sie alle einen guten Stand gefunden haben, dann nehmen Sie einmal bewusst den Abstand gegenüber Ihren Nachbarn wahr.

Nun bewegen wir uns alle auf den Mittelpunkt des Raumes zu. Gehen Sie so weit, wie es für Sie angenehm ist und bleiben Sie dann stehen.“

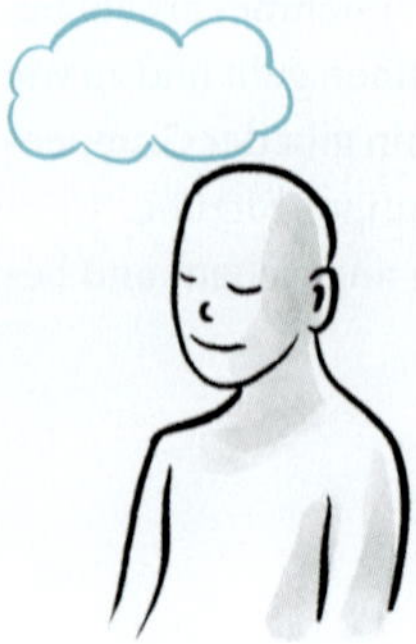

Kontakt

„Nehmen Sie nun bewusst Ihren Stand im Raum wahr. Wie fühlt es sich für Sie an, dort wo Sie stehen? Sind Sie rechtzeitig stehen geblieben oder wünschen Sie sich etwas mehr Abstand oder Nähe? Stehen Sie vielleicht gar nicht gerne im Kreis und möchten lieber außerhalb stehen?“

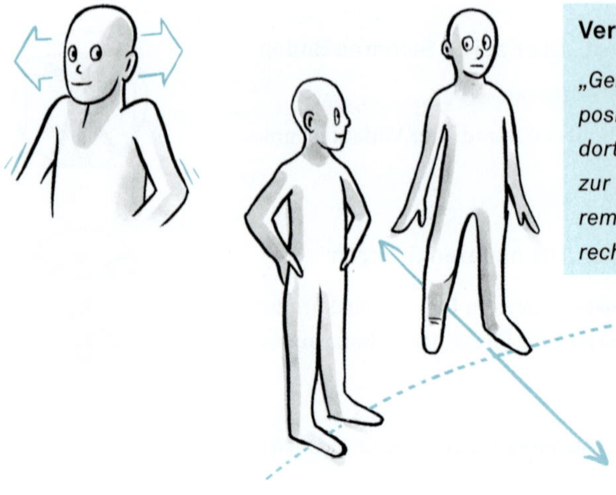

Verändern

„Gehen Sie noch einmal auf Ihre Ausgangsposition zurück. Spüren Sie, wie es sich dort anfühlt. Nun wiederholen wir den Weg zur Mitte des Raumes. Versuchen Sie, Ihrem eigenen Bedürfnis folgend wiederum rechtzeitig stehen zu bleiben.“

Nachspüren

„Was haben Sie verändert? Wie fühlt es sich jetzt für Sie an auf Ihrer neuen Position? Haben Sie gegenüber dem ersten Versuch einen näheren oder weiter entfernten Standpunkt eingenommen? Sind Sie langsamer, vorsichtiger oder selbstbewusster und zügig zu Ihrem Standpunkt gekommen?“

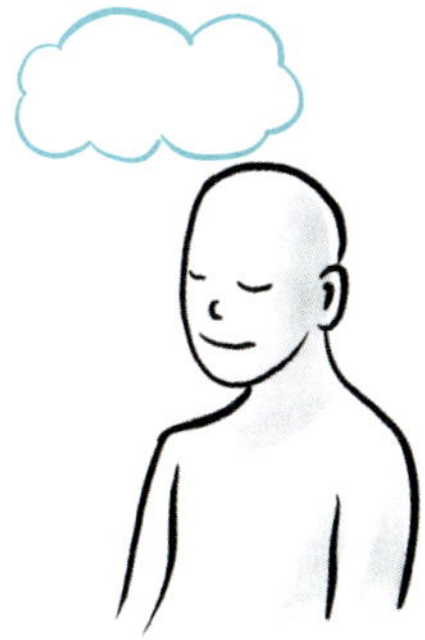

Ebenenwechsel

„Versuchen Sie die Erfahrung einmal in wenige Worte oder Sätze zu fassen! Was nehmen Sie von diesem Experiment mit?“

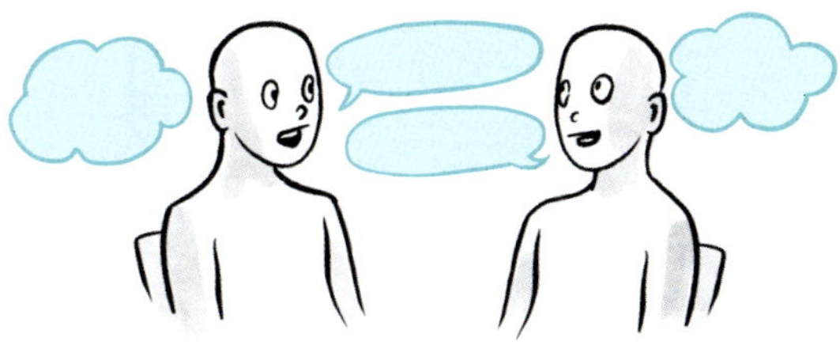

Teil 2: „Im Raum gehen“

Laufen

„Bitte bewegen Sie sich durch den Raum. Suchen Sie sich ein Tempo, das Ihnen gefällt.“

[den Teilnehmern ausreichend Zeit lassen, bis jeder sein Tempo gefunden hat]

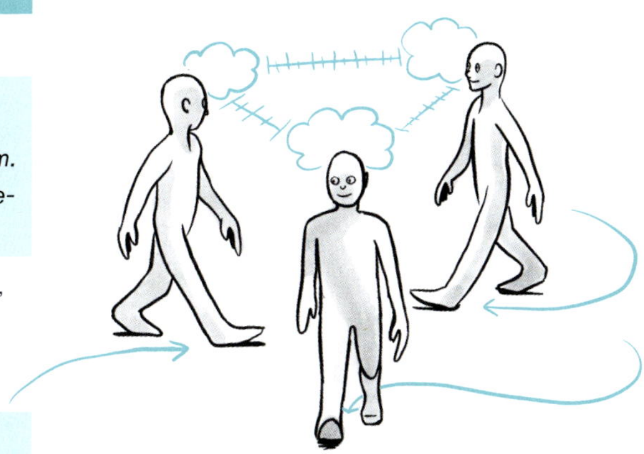

Kontakt

„Achten Sie nun einmal auf sich. Wie viel Raum nehmen Sie sich für Ihre Bewegungen? Nehmen Sie Kontakt auf mit den anderen Teilnehmern? Verändert sich etwas an der Bewegung, wenn Sie die anderen begrüßen? Wie fühlt es sich an, wenn Sie einander ausweichen? Was ist es für ein Gefühl, wenn Sie sich beim Umhergehen berühren?

Denken Sie an die Schlappohren und die Spitzohren! Fragen Sie sich also: Sind Sie mehr bei sich oder bei den Bewegungen der anderen?“

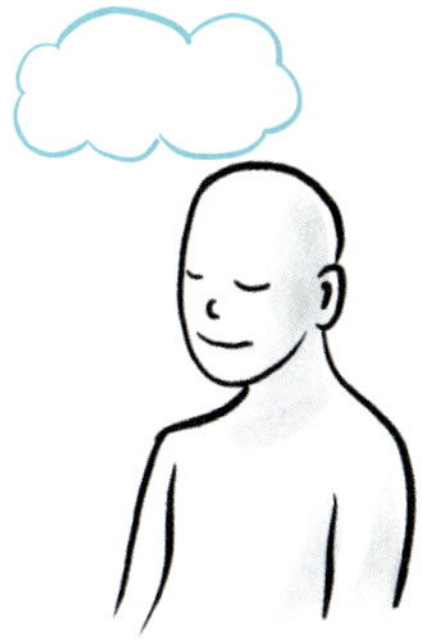

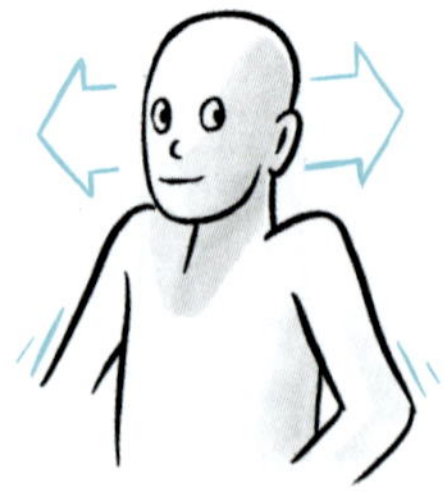

Verändern

„Passen Sie Ihre Bewegung Ihren Bedürfnissen an. Suchen Sie für sich einen guten Abstand zueinander! Achten Sie auf sich und die anderen für das passende Maß an Austausch und Kontakt miteinander."

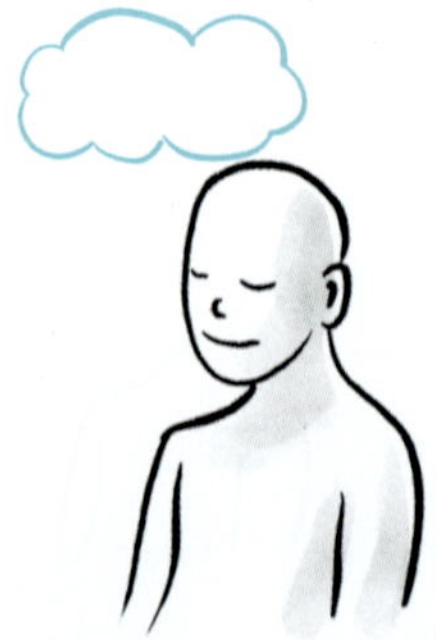

Nachspüren

„Wie fühlt sich die veränderte Bewegung im Raum nun für Sie an?"

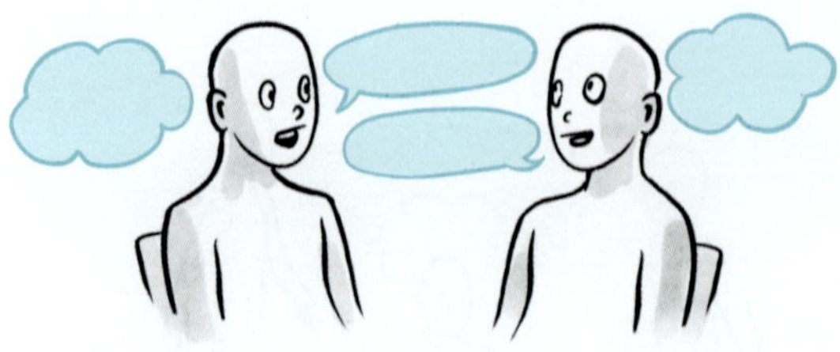

Ebenenwechsel

„Versuchen Sie, auch diese Erfahrung einmal in wenige Worte oder Sätze zu fassen! Was nehmen Sie von diesem Experiment mit?"

Teil 3: „Partnerübung"

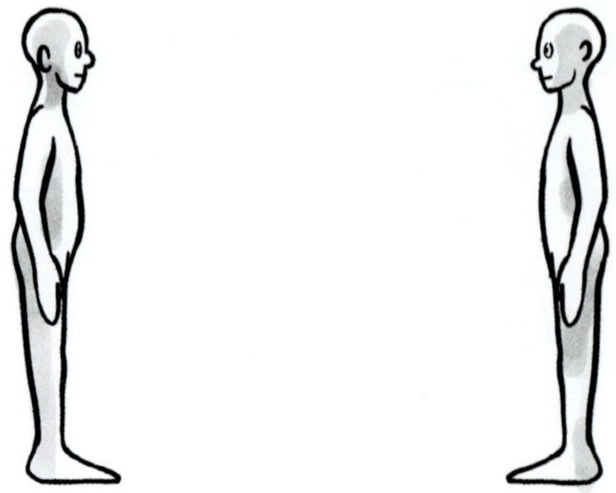

Als Paar aufstellen

„Bilden Sie nun Paare miteinander! Stellen Sie sich einander an beiden Enden des Raumes gegenüber."

Kontakt

„Nun läuft ein erster Teilnehmer auf den anderen zu! Sorgen Sie wiederum dafür, im für Sie richtigen Abstand stehen zu bleiben. Wie fühlt sich der Abstand an? Haben Sie ein gutes Maß gefunden? Möchten Sie lieber einen Schritt zurück oder nach vorne gehen? Verändern Sie die Rollen!"

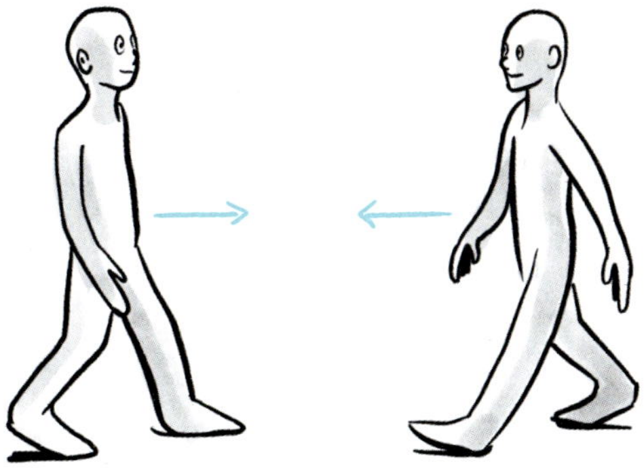

Verändern

„Nehmen Sie sich den Freiraum dafür! Suchen Sie miteinander einen guten Abstand und ein Ausmaß an Kontaktaufnahme, mit dem Sie sich wohlfühlen. Wechseln Sie nun einmal den Übungspartner untereinander und finden Sie erneut den für Sie passenden Abstand."

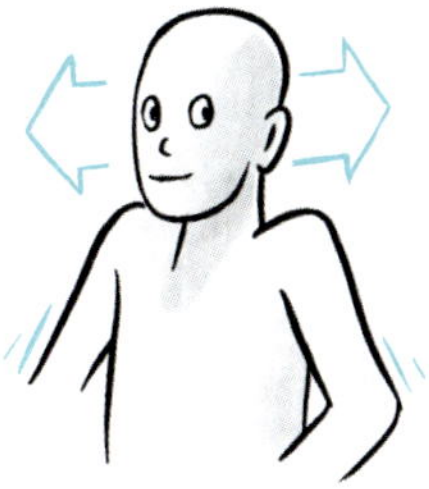

Nachspüren

„Wie fühlen Sie sich auf Ihrem Standpunkt?"

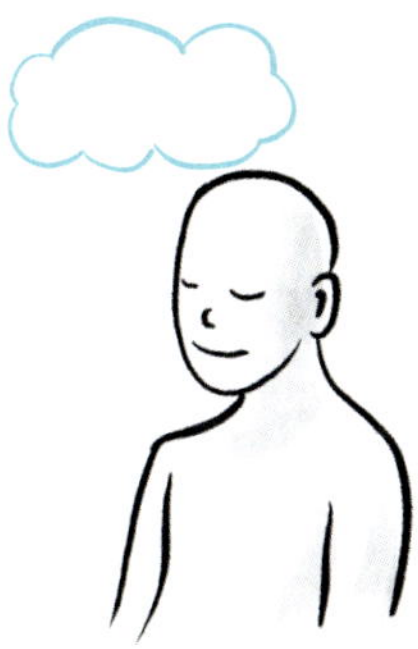

Ebenenwechsel

„Versuchen Sie, auch diese Erfahrung einmal in wenige Worte oder Sätze zu fassen! Was nehmen Sie von diesem Experiment mit?"

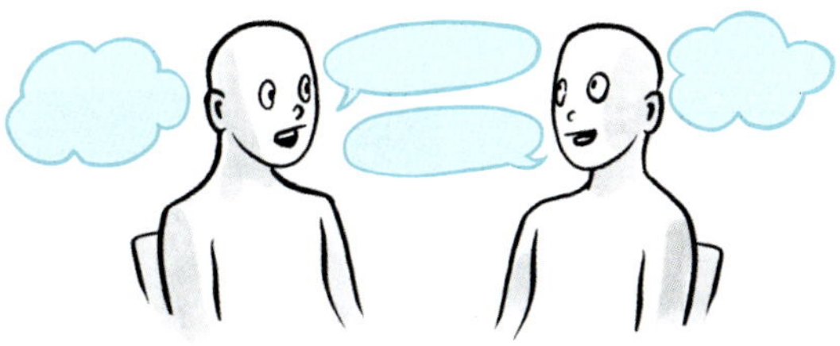

Reflexion des Angebotes nach der Durchführung

Die Patienten sollen angeleitet werden, sich in der Selbsteinschätzung zu gewünschter Nähe und Distanz zu üben. Patienten haben häufig Grenzüberschreitungen etwa durch Traumatisierungen oder in negativen Beziehungserfahrungen erlebt. Sie leiden nicht selten unter den resultierenden Schwierigkeiten einer mangelhaften Wahrnehmung von sich selbst und ihrem Gegenüber (Selbst-Objekt-Differenzierung). Dies hat Spannungszustände zur Folge, welche Anfälle direkt oder indirekt mitbedingen können.

Die Rückmeldungen der Patienten sollten dahingehend untersucht und zusammengefasst werden. Dies kann z. B. folgendermaßen angeleitet werden:

„Sie haben geschildert, wie sich die Gruppenexperimente heute angefühlt haben. Ein wichtiges gemeinsames Thema ist die Suche nach dem richtigen Maß aus Nähe und Distanz. Dies kann – abhängig von der Situation und den Personen, die Sie umgeben – deutlich unterschiedlich ausfallen und muss jedes Mal neu gefunden werden. Die Versuche heute können dazu anregen, auch im Alltag – etwa bei der Wahrnehmung von Unbehagen in der Gegenwart anderer Menschen – für einen Moment ‚innezuhalten' und sich zu vergewissern, ob Sie ein gutes Maß von Nähe und Distanz gefunden haben."

6.5.3 Hauptteil: Theorie

Im Folgenden werden theoretische Inhalte aus dem Modul Anfallsregulation vermittelt.

Modul Anfallsregulation: Ziel 3 – Frühwarnzeichen

Zur Einleitung kann hier Bezug auf das Thema „Spannungskurve", das Thema der vorherigen Sitzung, genommen werden: Gemeinsam kann erneut das Konzept der Spannungskurve rekapituliert werden. Nun wird darauf aufbauend das Konzept der Frühwarnzeichen vermittelt: Diese sind sozusagen „die letzte Warnstelle", bevor das System endgültig in den Anfall mündet, da die „Krampfschwelle" überschritten wird (hier Rückbezug auf das VSM, Modul Erklärungsmodelle, möglich).

Merke

Es soll vermittelt werden, dass dem Erkennen der Frühwarnzeichen als „letzte Möglichkeit des Eingreifens" eine besondere Bedeutung zukommt.

Denn wenn die Patienten ihre Frühwarnzeichen der Erregung erkennen lernen, dann können sie auch rechtzeitig „eingreifen", d.h. sie lernen dann, ihre „Skills" einzusetzen. Der Begriff „Skills" kann hier vorgreifend auf die nächste Sitzung bereits genannt und kurz definiert werden.

Zur Erarbeitung der Frühwarnzeichen kann eine Mind-Map angezeichnet werden, in welcher die Patienten mögliche Frühwarnzeichen, die sie von sich kennen, zusammentragen.

Modul Anfallsregulation: Ziel 4 – Verständnis der multikausalen akuten Anfallsentstehung

Nachdem in den bisherigen Sitzungen zunächst ein allgemeines psychosomatisches Krankheitsmodell mit multikausaler Krankheitsgenese eingeführt wurde, wurden im Anschluss die für die akute Anfallsentstehung relevanten Themen „Trigger", „Spannungskurve" sowie „Frühwarnzeichen" besprochen. Es kann nun an dieser Stelle darauf hingewiesen werden, dass hiermit die wichtigsten Faktoren für die Anfallsentstehung bereits besprochen wurden. In den folgenden Sitzungen wird der Fokus nun auf Techniken der Anfallsunterbrechung und -verhinderung liegen. Hierfür ist es wesentlich, genau über die eigene Anfallsentstehung Bescheid zu wissen.

Merke

Um die gesamten Themen der Anfallsentstehung zusammenzufassen, kann das Modell der akuten, multikausalen Anfallsentstehung (Kap. 5.3.4, Abbildung 5–5) besprochen werden.

Das Modell kann hierfür an die Flipchart angezeichnet werden, es kann alternativ aber auch aus dem Modulhandbuch kopiert oder in der Gruppe herumgereicht werden.

Bildlich kann hier der Vergleich zu einem Sinfonieorchester gezogen werden: Eine einzelne Geige macht noch kein Konzert! Erst das gesamte Orchester vollbringt es, eine bestimmte Stimmung (z.B. Bedrohung, Freude, Trauer, Hektik ...) zu entfalten, die dann ein Gefühl beim Zuhörer auslöst (analog zum Gefühl, welches durch das „Triggerkonzert" ausgelöst wird).

6.5.4 Abschluss

Zum Abschluss werden die theoretischen Inhalte der Sitzung rekapituliert und noch offene Fragen zum Thema „Frühwarnzeichen" und „akute multikausale Anfallsentstehung" beantwortet.

Die Patienten werden dann eingeladen, ihr Befinden mitzuteilen und wahlweise auch einzuschätzen, wie sie die Sitzung empfunden haben und was sie mitnehmen. Gegebenenfalls kann dies wieder mit Herumgabe eines Balls erfolgen.

Es wird erneut auf die Bedeutung der Körperangebote und deren Erinnerung (z.B. mit Audio-Datei) sowie das Führen des Symptomtagebuchs hingewiesen (Thema Motivation, Erinnerung an die „Motivationsurkunde" aus Sitzung 1).

6.6 Sitzung 6

Übersicht

Einführung:

- Wahrnehmungsangebot zum „Ankommen“
- Befindensrunde
- Was passiert heute?
- Symptomtagebücher besprechen

Hauptteil:

Körperorientierte Angebote:

- „Die Basis – Sicheren Boden finden“
- „Meisterübung“

Theorie:

- Modul Anfallsregulation: Ziel 5 – Konzept der Skills und Erprobung ihres Einsatzes

Abschluss:

- Rekapitulation der Sitzung
- Befindensrunde
- Hausaufgaben (Tagebuch, Körperangebote)

Was wird benötigt?

- Skills-Koffer und Skills-Liste

6.6.1 Einführung

Die sechste Sitzung wird mit einem Angebot zur Wahrnehmung begonnen. Dies sollte idealerweise durchgeführt werden, sobald sich jeder Teilnehmer hingesetzt hat und alle zum Schweigen gekommen sind, ohne weitere vorherige Einleitung. Das Ziel der Übung ist, dass jeder Teilnehmer durch die Übung „im Raum ankommt“ und den Tag hinter sich lassen kann.

Wahrnehmungsangebot

„Stellen Sie Ihre Füße nebeneinander auf den Boden. Schließen Sie die Augen. Legen Sie die Hände locker in den Schoß.

Nun nehmen Sie einen tiefen Atemzug und seufzen Sie die Luft aus.

Nehmen Sie nun wahr, wie Sie hier in diesem Raum sitzen. Versuchen Sie zu spüren, wie es Ihnen jetzt gerade geht, ohne dies zu bewerten. Nehmen Sie wahr, wie Sie sich fühlen, was Sie an Erlebnissen aus dem bisherigen Tag mitbringen, und lassen Sie dieses Gefühl wertfrei zu. Lauschen Sie den Geräuschen um sich herum, und versuchen Sie, Gedanken und Geräusche wertfrei wahrzunehmen. Vielleicht gelingt es Ihnen, Geräusche und Gedanken einfach vorbeiziehen zu lassen und einfach nur im Hier und Jetzt zu sein. Denken Sie nun daran, dass Sie sich selbst etwas Gutes tun, indem Sie hergekommen sind. Gönnen Sie sich nun selbst bewusst diesen Platz hier, in diesem Raum. Dies ist jetzt Ihr Raum, Sie dürfen jetzt hier sein.

Nun nehmen Sie erneut einen tiefen Atemzug und seufzen die Luft wieder aus.

Bitte öffnen Sie jetzt die Augen wieder und kommen Sie wieder mit der Aufmerksamkeit hier in der Gruppe an.“

Nach diesem Angebot zur Wahrnehmung werden die Teilnehmer erneut begrüßt und sie haben Gelegenheit zu berichten, wie es ihnen geht und zu wie vielen Anfällen es seit der letzten Sitzung kam. Weiterhin gibt der Gruppenleiter einen kurzen Überblick über die Themen der heutigen Sitzung.

Dann werden die Symptomtagebücher gemeinsam angeschaut und besprochen (analog zur vorherigen Sitzung).

6.6.2 Hauptteil: Körperorientierte Angebote

Die Sitzung beginnt mit dem Basisangebot im Stand. Darauf folgt die „Meisterübung“.

Modul Körperwahrnehmung: Angebot „Die Basis – Sicheren Boden finden“

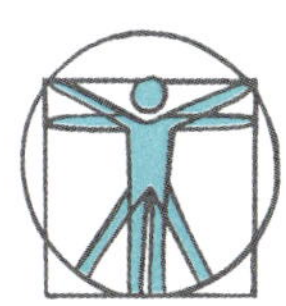

Anleitung des Basisangebotes im Stand. Der Verlauf ist unter Sitzung 3 beschrieben.

Modul Körperwahrnehmung: Angebot „Meisterübung“

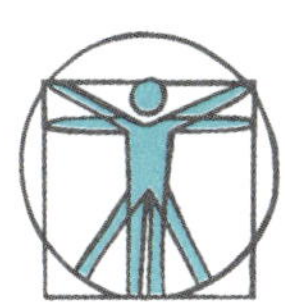

„Ich möchte Sie heute einladen, ein körperlich etwas forderndes Angebot wahrzunehmen. Es ist sportlicher als die Spürangebote, die ich Ihnen bisher vorgeschlagen habe. Es gibt einen sehr festen Ablauf, den wir heute einmal am Anfang der Stunde einüben und ggf. am Ende der Stunde wiederholen werden.“

Körperwahrnehmung

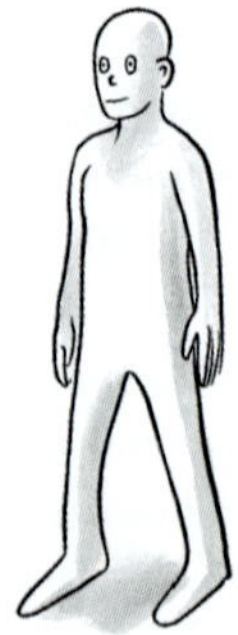

Kontakt

„Überprüfen Sie nochmals Ihren sicheren Stand. Schauen Sie besonders auf die Beine, die etwa hüftbreit auseinander stehen sollten."

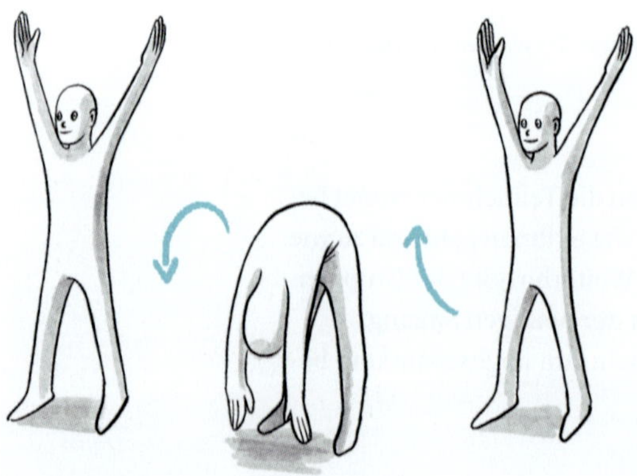

Bewegung

„Nehmen Sie nun mit dem nächsten tiefen Einatmen die Arme gestreckt über den Kopf, sodass sie ein ‚V' formen.

Mit dem nächsten Ausatmen lassen Sie die Arme und den gesamten Oberkörper nach vorne fallen, sodass diese in Richtung Boden hängen.

Darauf folgt wieder ein tiefes Einatmen und die Arme bilden erneut ein ‚V' über dem Kopf.

Diesem Rhythmus folgen wir jetzt für 5 Minuten, ich sage jede Minute an, die wir geschafft haben."

[Es folgen 5 Minuten kontinuierlicher Übung]

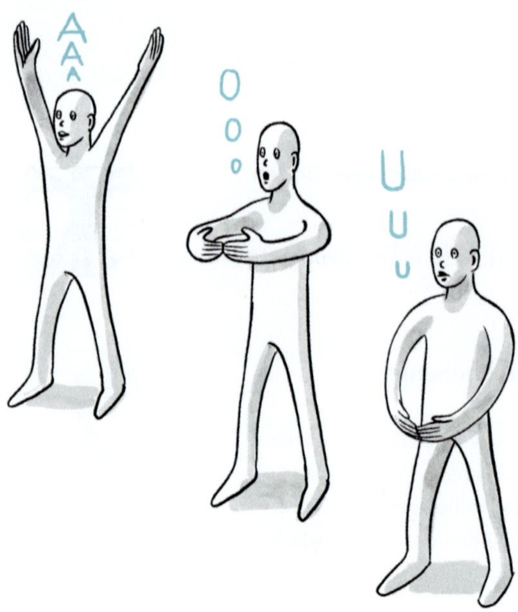

„Mit dem nächsten Einatmen bilden wir nun wieder das ‚V' über dem Kopf. Dann aber bitte ich Sie, aufrecht stehen zu bleiben und auf ein langgezogenes ‚Aaa' auszuatmen.

Mit dem nächsten Einatmen formen die Arme einen Kreis vor dem Oberkörper. Das Ausatmen erfolgt dann auf ein langgezogenes ‚Ooo'.

Die nächste Station für das Einatmen ist ein tiefer gehaltener Kreis vor dem Becken. Das Ausatmen erfolgt auf einem langen ‚Uuu'.

Jetzt bitte ich Sie, die Arme mit dem Einatmen vor dem Oberkörper auszustrecken. Das Ausatmen erfolgt auf einem langen ‚Eee'.

Schließlich können Sie die Arme gerade mit dem Einatmen in die Luft strecken. Das Ausatmen erfolgt auf einem langen ‚Iii'."

[Diesen Ablauf insgesamt dreimal durchführen]

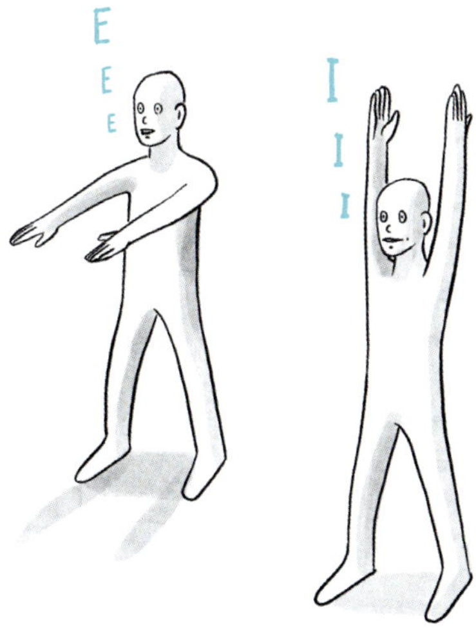

„Jetzt nehmen Sie die Arme mit dem Einatmen wieder zu einem ‚V' über den Kopf, dann aber bitte ich Sie die einzelnen Stationen der Arme mit einem einzigen Ausatmen und miteinander verbundenen Vokalen durchzugehen: ‚Aaa-Ooo-Uuu-Eee-Iii'. Darauf folgt wiederum ein tiefes Einatmen und wir wiederholen den ganzen Durchgang noch zweimal."

[Diesen Ablauf insgesamt dreimal durchführen]

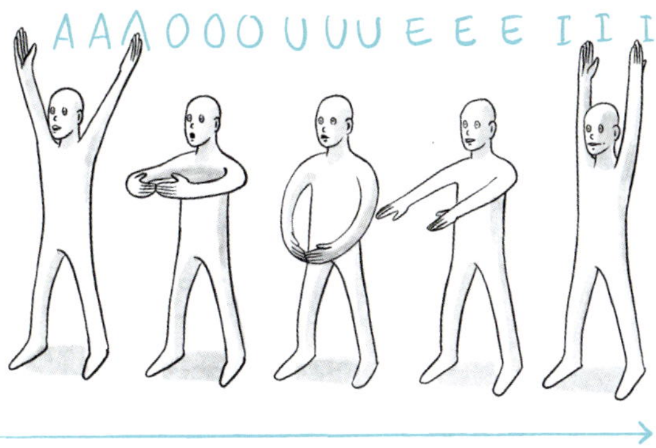

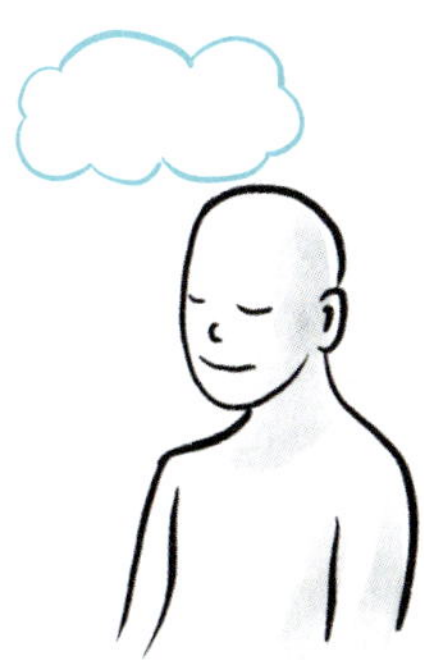

Nachspüren

„Geschafft. Jetzt dürfen Sie sich Ihren Platz so einrichten, wie Sie mögen, und dieser Erfahrung nachspüren."

Ebenenwechsel

„Versuchen Sie, die Veränderung gegenüber der Eingangsübung einmal in wenige Worte oder Sätze zu fassen! Was nehmen Sie von diesem Experiment mit?"

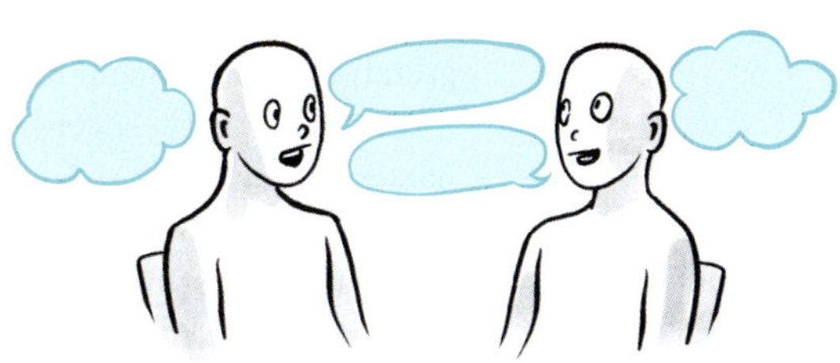

Reflexion des Angebotes nach der Durchführung

In den Rückmeldungen kann hervorgehoben werden, dass mit körperlicher Anstrengung und Erschöpfung auch Spannung reguliert werden kann. Die stark formalisierte Form ist dafür hilfreich, auch wenn prinzipiell jede Form der Anstrengung (Jogging, Kniebeugen etc.) genutzt werden kann. Es handelt sich auch um eine schnell ohne Hilfsmittel verfügbare Möglichkeit der Regulation.

Es ist Konzentration für den Ablauf notwendig, um der Beziehung zum Atemrhythmus zu folgen. Damit entsteht auch gleichzeitig eine Fokussierung auf den Grundrhythmus der Atmung. So werden die Patienten weniger anfällig für ein Aufschaukeln von Affekten und Gedankenkreisen. Zeitgleich wird durch das Neuartige der Übung in dieser Behandlungseinheit bewusst das Risiko begrenzt, bereits bekannte affekt-motorische Schemata (s. Modul Körperwahrnehmung Ziel 3, Kap. 5.5.5) zu aktivieren.

Merke

Die Patienten sollten angeregt werden, sich selbst vor und nach dem Körperangebot auf der Spannungskurve zu verorten.

Eventuell äußern sie spontan Gelegenheiten, bei denen sie sich in ähnlicher Weise (erschöpft, ausgeglichener) fühlen, etwa nach einer sportlichen Betätigung unter der Dusche.

Die Gefahr der Entstehung von Anfällen während der Übung ist gering. Sollte während der Übung kein Anfall vorgekommen sein, kann dies ebenfalls positiv hervorgehoben werden.

Im weiteren Verlauf der Stunde wird wiederholt auf die *Möglichkeit der körperlichen Spannungsreduktion bei Anfallstriggern* Bezug genommen. Diese Möglichkeit der Spannungsreduktion soll explizit als ein mögliches „Skill" erwähnt werden.

6.6.3 Hauptteil: Theorie

Im Folgenden werden theoretische Inhalte aus dem Modul Anfallsregulation besprochen.

Modul Anfallsregulation: Ziel 5 – Konzept Skills und Erprobung ihres Einsatzes

In dieser Sitzung wird das Konzept „Skills" nach dem Verständnis der Dialektisch-Behavioralen Therapie eingeführt. Für den theoretischen Hintergrund verweisen wir auf Kap. 5.3.5.

Um die sinnesbezogenen Skills anschaulich zu machen, bringt der Behandler einen *Skills-Koffer mit verschiedenen Materialien* (Skills-Liste) mit, verteilt diese auf einem großen Tisch oder einem sauberen Tuch auf dem Boden und bittet die Patienten, die Skills spielerisch zu erproben und Fragen dazu zu stellen.

Gruppenarbeit mit Skills-Koffer und Skills-Liste

Die mitgebrachten Skills werden gemeinsam erprobt. Dabei findet das Erproben von Vorschlägen für körpereigene Skills direkt in der Gruppensituation statt (Vorschläge durch Behandler oder Teilnehmer).

Dies kann auch in einer Zweierübung erfolgen. Jeder Patient sucht sich ein Skill heraus und erprobt dieses mit einem „Partner“, einem Mitpatienten. Dabei wird er eingeladen, dem Partner achtsam seine Wahrnehmung beim „Skillen“ mitzuteilen: Was spürt der Patient im Körper? Was denkt er? Was fühlt er? Was würde er am liebsten tun? Dann wird gewechselt und der andere Partner ist dran. Abschließend werden die *Erfahrungen in der Gruppe* ausgetauscht, und zur weiteren Anregung wird die Skills-Liste (Arbeitsblatt 5) ausgeteilt.

Merke

Der Behandler unterstützt den Gruppenprozess optimistisch und spielerisch und relativiert die Erwartung, dass jeder Patient sofort das für ihn passende Skill findet.

Es geht eher darum, dass die Patienten angeregt werden, sich bis zum nächsten Mal entweder ein Skill auszusuchen, das sie mal erproben möchten, oder bis zum nächsten Mal sich Gedanken zu machen, welches Skill für sie hilfreich sein könnte und es ggf. zu kaufen/besorgen (Hausaufgabe).

Spannungsreduktion durch Körperangebote

Nach der Erprobung und Erläuterung der klassischen Skills des Skills-Koffers sollte der Behandler aktiv dazu anregen, die während der Sitzungen erlernten körperorientierten Angebote als Skill zur Spannungsreduktion einzusetzen. Motivation und Hürden dies zu tun, sollten besprochen werden.

In Rückbezug auf das multikausale Entstehungsmodell für Anfälle (s. Kap. 5.3.4, Abbildung 5-5) kann hier die Bedeutung der verschiedenen Trigger und der resultierenden erhöhten Anspannung erwähnt werden.

Es empfiehlt sich, hierbei die letzten beiden Spalten sowie die Skills-Spalte der Symptomtagebücher anzuschauen. Wenn hier noch keine Eintragungen vorgenommen wurden, so sollten die Teilnehmer an dieser Stelle dazu aufgefordert werden, die Spalten zum Thema Skills und Körperangebote in den nächsten Wochen mit auszufüllen.

6.6.4 Abschluss

Zum Abschluss werden die theoretischen Inhalte der Sitzung rekapituliert und noch offene Fragen zum Thema „Skills“ und insbesondere auch „Körperangebote als Skills“ beantwortet.

Die Patienten werden eingeladen, ihr Befinden mitzuteilen und wahlweise auch einzuschätzen, wie sie die Sitzung empfunden haben und was sie mitnehmen. Gegebenenfalls kann dies wieder mit Herumgabe eines Balls o.Ä. erfolgen.

Es wird erneut auf die Bedeutung der Körperangebote und deren Erinnerung (z.B. mit Audio-Datei) sowie das Führen des Symptomtagebuchs einschließlich der Skills-Spalten hingewiesen (Thema Motivation, Erinnerung an die „Motivationsurkunde“ aus Sitzung 1).

6.7 Sitzung 7

Übersicht

Einführung:

- Wahrnehmungsangebot zum „Ankommen“
- Befindensrunde
- Was passiert heute?
- Symptomtagebuch besprechen

Hauptteil:

Körperorientierte Angebote:

- „Die Basis – Sicheren Boden finden“
- „Innere Räume – Der Brustraum“

Theorie:

- Modul Anfallsregulation: Ziel 5 – Skills (Erprobung ihres Einsatzes)

Abschluss:

- Rekapitulation der Sitzung
- Befindensrunde
- Hausaufgaben (Tagebuch, Körperangebote)

Was wird benötigt?

- Flipchart
- Skills-Koffer (Skills-Liste)

6.7.1 Einführung

Die siebte Sitzung wird mit einem Angebot zur Wahrnehmung begonnen. Dies sollte idealerweise durchgeführt werden, sobald sich jeder Teilnehmer hingesetzt hat und alle zum Schweigen gekommen sind, ohne weitere vorherige Einleitung. Das Ziel der Übung ist, dass jeder Teilnehmer durch die Übung „im Raum ankommt“ und den Tag hinter sich lassen kann.

Wahrnehmungsangebot

„Stellen Sie Ihre Füße nebeneinander auf den Boden. Schließen Sie die Augen. Legen Sie die Hände locker in den Schoß.

Nun nehmen Sie einen tiefen Atemzug und seufzen Sie die Luft aus.

Nehmen Sie nun wahr, wie Sie hier in diesem Raum sitzen. Versuchen Sie zu spüren, wie es Ihnen jetzt gerade geht, ohne dies zu bewerten. Nehmen Sie wahr, wie Sie sich fühlen, was Sie an Erlebnissen aus dem bisherigen Tag mitbringen, und lassen Sie dieses Gefühl wertfrei zu. Lauschen Sie den Geräuschen um sich herum, und versuchen Sie, Gedanken und Geräusche wertfrei wahrzunehmen. Vielleicht gelingt es Ihnen, Geräusche und Gedanken einfach vorbeiziehen zu lassen und einfach nur im Hier und Jetzt zu sein. Denken Sie nun daran, dass Sie sich selbst etwas Gutes tun, indem Sie hergekommen sind. Gönnen Sie sich nun selbst bewusst diesen Platz hier, in diesem Raum. Dies ist jetzt Ihr Raum, Sie dürfen jetzt hier sein.

Nun nehmen Sie erneut einen tiefen Atemzug und seufzen die Luft wieder aus.

Bitte öffnen Sie jetzt die Augen wieder und kommen Sie wieder mit der Aufmerksamkeit hier in der Gruppe an."

Nach diesem Angebot zur Wahrnehmung werden die Teilnehmer erneut begrüßt und sie haben Gelegenheit zu berichten, wie es ihnen geht und zu wie vielen Anfällen es seit der letzten Sitzung kam. Weiterhin gibt der Gruppenleiter einen kurzen Überblick über die Themen der heutigen Sitzung.

Dann werden die Symptomtagebücher gemeinsam angeschaut und besprochen (analog zur vorherigen Sitzung).

6.7.2 Hauptteil: Körperorientierte Angebote

Die Sitzung beginnt mit dem Basisangebot im Stand. Darauf folgt das Angebot „Innere Räume".

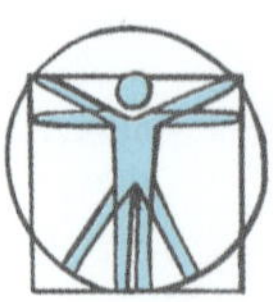

Modul Körperwahrnehmung: Angebot „Die Basis – Sicheren Boden finden"

Es erfolgt die Anleitung des Basisangebotes, wie unter Sitzung 3 beschrieben.

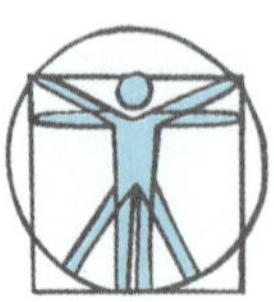

Modul Körperwahrnehmung: „Innere Räume – Der Brustraum"

Die Formulierung dieses Angebotes basiert auf dem Präventionskurs zum Stressmanagement der Arbeitsgemeinschaft für Funktionelle Entspannung [104].

Körperwahrnehmung

Position finden

„Wählen Sie nach dieser Vorbereitung, ob Sie sich heute im Sitzen oder auf dem Boden liegend einrichten möchten."

[den Teilnehmern ausreichend Zeit lassen, bis die Suchbewegungen für eine gute Position nachlassen]

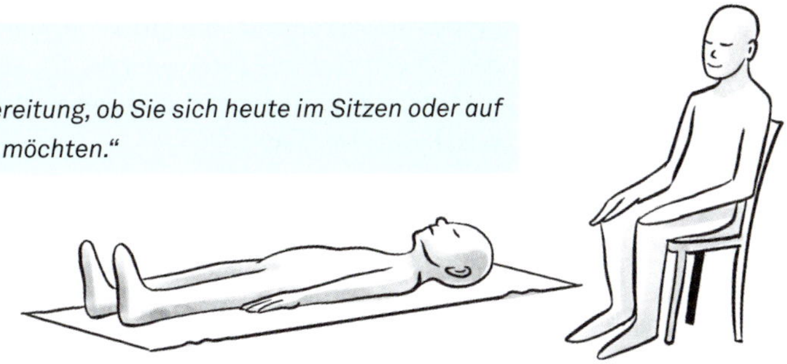

Kontakt

„Spüren Sie dorthin, wo Sie den Untergrund wahrnehmen. Lassen Sie diesen Kontakt mit einem Seufzer dann noch größer werden. Ein langgezogenes ‚Puhhh' oder ‚Brrrr' kann dabei helfen. Sagen Sie zu sich: Das ist jetzt mein Platz, auf dem ich zur Ruhe kommen kann."

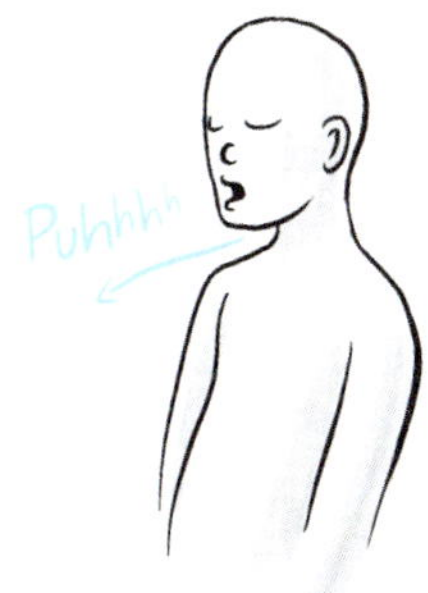

[den Teilnehmern ausreichend Zeit lassen, bis die Suchbewegungen für eine gute Position nachlassen]

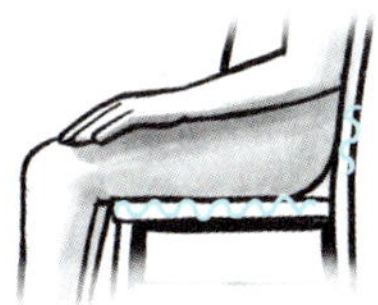

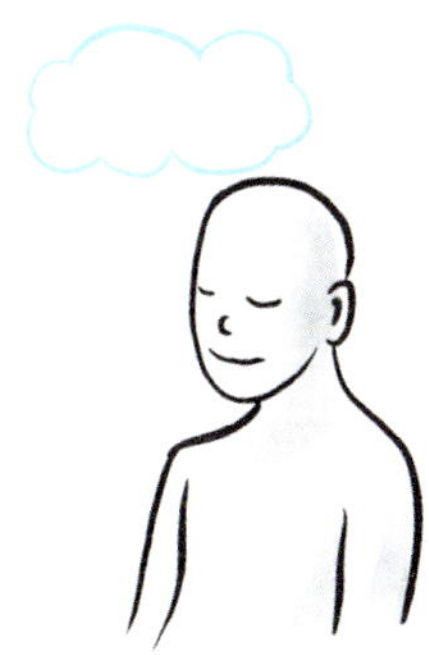

„Sie müssen gar nichts tun. Gönnen Sie sich einen Moment der Ruhe und spüren Sie der Bewegung in Ihrem Körper nach. Wo bewegt Ihr Körper sich, wenn Sie so ruhig daliegen?"

[den Teilnehmern ausreichend Zeit lassen, bis die Suchbewegungen nachlassen]

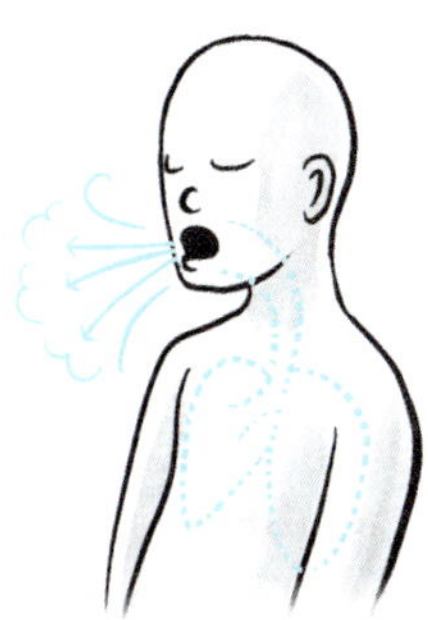

„Spüren Sie einmal an den Brustkorb.

- *Wo ist der Raum begrenzt nach außen?*
- *Welche Bewegungen macht er, ganz von alleine?*
- *In welche Richtung geht die Bewegung im Ein- und im Ausatmen?*
- *Was machen die Schultern, das Brustbein?"*

[verbale Formulierung nach Möglichkeit durch alle Gruppenteilnehmer einzeln, ein kurzes Statement]

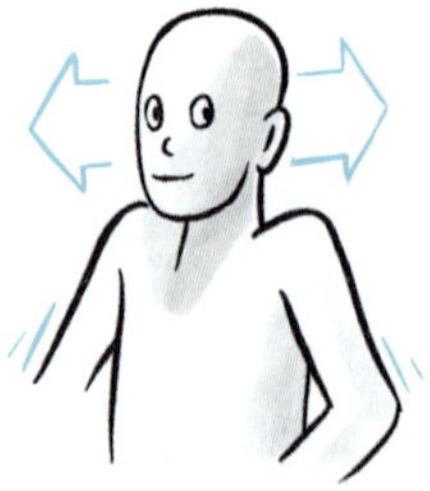

Verändern

„Geben Sie sich diesem Bewegt-Sein in Ruhe hin. Wenn Sie Lust haben, können Sie ein wenig mit Veränderungen spielen. Versuchen Sie einmal, ganz tief Luft zu holen und wieder herzugeben. Oder nutzen Sie ein Einatmen bewusst in die Flanken."

[den Teilnehmern ausreichend Zeit lassen, bis die Suchbewegungen nachlassen]

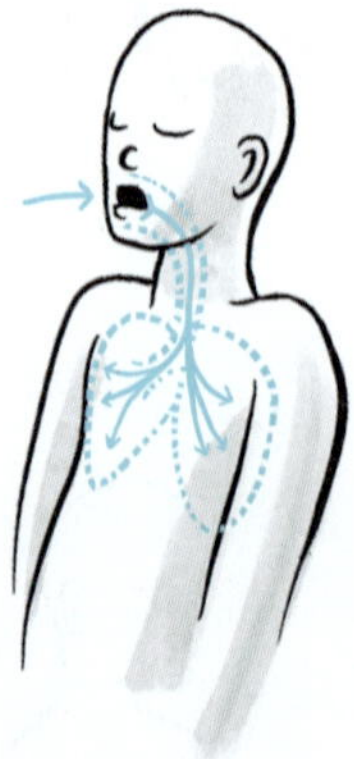

„Wie geht es Ihnen, wenn Sie ganz bescheiden nur wenig Luft holen und wieder ausatmen? Spielen Sie mit dem Raum, den Sie durch das „Bewegt-Werden" bekommen. Wie viel brauchen Sie?"

[den Teilnehmern ausreichend Zeit lassen, bis die Suchbewegungen nachlassen]

Ebenenwechsel

„Versuchen Sie nun, in ein paar Worten zu formulieren, wie sich diese Übung für Sie angefühlt hat. Vielleicht finden Sie ein Bild, um dies zu beschreiben? War es eine angenehme Übung oder gab es auch unangenehme Momente?"

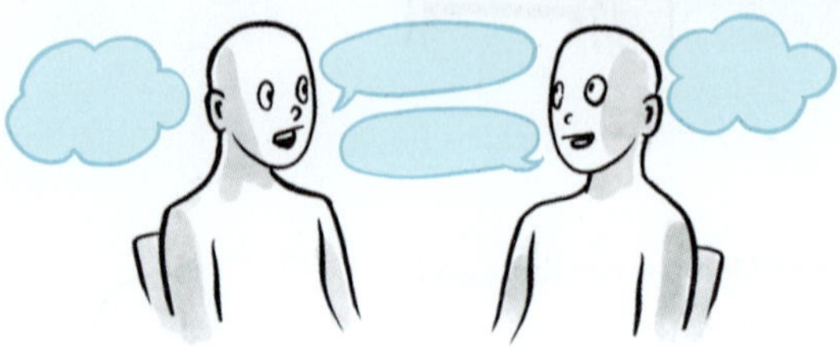

Reflexion des Angebotes nach der Durchführung

Dieses Angebot widmet sich der Wahrnehmung innerer Räume des Körpers. Hier zeigen sich besonders oft körperlich vermittelte Gefühlsregungen, die sich oft in Sprichwörtern wiederfinden, wie etwa „mir stockt vor Angst der Atem". Eine gute „Erdung" im Basisangebot ist ebenso wichtig wie eine bis zu diesem Zeitpunkt erreichte Vertrautheit in der Gruppe. Sollte die Gruppe durch Patienten mit Neigung zu sehr starken Gefühlen und noch nicht hinreichender Stabilisierung besetzt sein, empfiehlt es sich, auf eine liegende Position zu verzichten.

Positiv besetzte innere Räume: Im Rahmen des Behandlungsprogramms liegt die Konzentration eindeutig auf den positiv besetzten inneren Räumen, die sich z. B. durch ein freudiges, vitales Gefühl, eine innere Vertrautheit etc.

auszeichnen. Der Körper und gespeicherte Gefühle sollten als eine Ressource betrachtet werden, einem stabilisierenden Vorgehen entsprechend. Sollte sich dies nicht von selber einstellen, so können die Teilnehmer gezielt ermutigt werden, ihre Aufmerksamkeit auf die Körperregionen zu richten, in denen sich eine innere Weite, ein Interesse und eine Lust an der Erkundung andeuten.

Aversive Gefühle: Es kommt bei diesem Angebot aber auch bisweilen zu aversiven Gefühlen wie Angst, Wut, Trauer. Hier ist vorbildhaft ein regulierender Umgang mit diesen Gefühlen anzustreben. Es ist dabei wichtig, feinfühlig anzuleiten und mit den Regungen der Teilnehmer umzugehen. Keinesfalls sollten sie sich gezwungen fühlen, „durchzuhalten". Zentral ist weiterhin, den Teilnehmern zu vermitteln, dass sie „gut für sich sorgen" sollen. Das beinhaltet auch, sich zurückziehen zu dürfen, sollten die aversiven Gefühle zu stark werden. Weiterhin eignet sich ein solcher Moment auch dazu, modellhaft die vermittelten Skills zur Emotionsregulation anzuwenden. So kann ein vom Patienten erlerntes Skill erprobt werden. Der *Skills-Koffer* sollte bereitliegen. Wichtig ist auch die Reflexion eigener Ängste und Erfahrungen im Umgang mit „starken" Emotionen. Ein ängstlicher und vermeidender Umgang mit diesen Gefühlen vonseiten der Behandler wäre kontraproduktiv.

Merke

Es sollte versucht werden, das positive Körpererleben der Patienten bei deren Rückmeldungen hervorzuheben und zu verstärken. Die Übungen können so individuell angepasst werden, dass das körperliche Wohlbefinden gefördert wird.

6.7.3 Hauptteil: Theorie

Modul Anfallsregulation: Ziel 5 – Konzept Skills und Erprobung ihres Einsatzes (Wiederholung)

In dieser Sitzung soll in Bezug auf die letzte Sitzung darüber gesprochen werden, ob es gelang, einige Skills von der Skills-Liste bzw. aus dem Skills-Koffer anzuwenden, und wie die diesbezüglichen Erfahrungen der Patienten waren. Es kann auch darauf eingegangen werden, ob ein Skill in einer Anfallssituation zum Einsatz kommen könnte oder bereits gekommen ist.

Es soll in dieser Stunde ausreichend Gelegenheit für Fragen und Probleme zum Thema Skills geben. Hier können gezielt praktische Dinge angesprochen werden, wie z. B. *Alltagstauglichkeit* in einer Situation, Überlegungen wie „Wo kann ich Skill xy bekommen/kaufen?" „Wann besorge ich mir dieses Skill?" „Wie transportiere ich es/habe ich es einsatzbereit?" etc.

Merke

Je alltagsnäher und pragmatischer die Skills-Auswahl und der -Einsatz besprochen werden, desto höher ist die Wahrscheinlichkeit, dass diese auch tatsächlich gelingen.

Ebenso sollen in dieser Sitzung alle offenen Fragen und auch kritische Äußerungen zur Wirkung, dem Sinn und dem Einsatz der körperorientierten Angebote besprochen werden. Die Fragen der letzten Woche können erneut aufgegriffen werden:

- Haben Sie das Gefühl, es gelingt Ihnen, Spannung und Entspannung in Ihrem Körper wahrzunehmen?
- Welche Angebote empfinden Sie als angenehm, welche als unangenehm?
- Hat Ihnen ein Körperangebot oder ein Skill bereits vor, während oder nach einem Anfall geholfen?

Der Einsatz der Skills sowie der körperorientierten Angebote sollte immer in Rückbezug auf die bisherigen theoretischen Inhalte besprochen werden: das Vulnerabilitäts-Stress-Modell sowie die Anfallstrigger, die Spannungskurve und die Frühwarnzeichen.

Somit dient die Sitzung 7 im Wesentlichen einer vertieften Erprobung der Skills, der Körperangebote sowie einer Rekapitulation der bisherigen theoretischen Inhalte.

6.7.4 Abschluss

Zum Abschluss werden die vorherigen Inhalte zusammengefasst und die Patienten werden ermutigt Fragen zum Thema zu stellen, die beantwortet werden.

Dann werden die Patienten gebeten, ihr Befinden mitzuteilen und wahlweise auch einzuschätzen, wie sie die Sitzung empfunden haben und was sie mitnehmen. Gegebenenfalls kann dies wieder mit Herumgabe eines Balls (oder eines anderen Gegenstands) erfolgen.

Es wird erneut auf die Bedeutung der Körperangebote und deren Erinnerung (z. B. mit Audio-Datei) sowie das Führen des Symptomtagebuchs hingewiesen (Thema Motivation, Erinnerung an die „Motivationsurkunde“ aus Sitzung 1).

6.8
Sitzung 8

Übersicht

Einführung:

- Wahrnehmungsangebot zum „Ankommen“
- Befindensrunde
- Was passiert heute?
- Symptomtagebuch besprechen

Hauptteil:

Körperorientierte Angebote:
- „Die Basis – Sicheren Boden finden“
- „Innere Räume – Der Bauchraum“

Theorie:
- Modul Emotion und Kognition: Ziel 1 – Wahrnehmen von Gefühlen anhand eines einfachen Emotionskonzeptes

Abschluss:

- Rekapitulation der Sitzung
- Befindensrunde
- Hausaufgaben (Tagebuch, Körperangebote)

Was wird benötigt?

- Flipchart

6.8.1
Einführung

Die achte Sitzung wird mit einem Angebot zur Wahrnehmung begonnen. Dies sollte idealerweise durchgeführt werden, sobald sich jeder Teilnehmer hingesetzt hat und alle zum Schweigen gekommen sind, ohne weitere vorherige Einleitung. Das Ziel der Übung ist, dass jeder Teilnehmer durch die Übung „im Raum ankommt“ und den Tag hinter sich lassen kann.

Wahrnehmungsangebot

„Stellen Sie Ihre Füße nebeneinander auf den Boden. Schließen Sie die Augen. Legen Sie die Hände locker in den Schoß.

Nun nehmen Sie einen tiefen Atemzug und seufzen Sie die Luft aus.

Nehmen Sie nun wahr, wie Sie hier in diesem Raum sitzen. Versuchen Sie zu spüren, wie es Ihnen jetzt gerade geht, ohne dies zu bewerten. Nehmen Sie wahr, wie Sie sich fühlen, was Sie an Erlebnissen aus dem bisherigen Tag mitbringen, und lassen Sie dieses Gefühl wertfrei zu. Lauschen Sie den Geräuschen um sich herum, und versuchen Sie, Gedanken und Geräusche wertfrei wahrzunehmen. Vielleicht gelingt es Ihnen, Geräusche und Gedanken einfach vorbeiziehen zu lassen und einfach nur im Hier und Jetzt zu sein. Denken Sie nun daran, dass Sie sich selbst etwas Gutes tun, indem Sie hergekommen sind. Gönnen Sie sich nun selbst bewusst diesen Platz hier, in diesem Raum. Dies ist jetzt Ihr Raum, Sie dürfen jetzt hier sein.

Nun nehmen Sie erneut einen tiefen Atemzug und seufzen die Luft wieder aus.

Bitte öffnen Sie jetzt die Augen wieder und kommen Sie wieder mit der Aufmerksamkeit hier in der Gruppe an."

Nach diesem Angebot zur Wahrnehmung werden die Teilnehmer erneut begrüßt und sie haben Gelegenheit zu berichten, wie es ihnen geht und zu wie vielen Anfällen es seit der letzten Sitzung kam. Weiterhin gibt der Gruppenleiter einen kurzen Überblick über die Themen der heutigen Sitzung.

Dann werden die Symptomtagebücher gemeinsam angeschaut und besprochen (analog zur vorherigen Sitzung).

6.8.2 Hauptteil: Körperorientierte Angebote

Modul Körperwahrnehmung: Angebot „Die Basis – Sicheren Boden finden"

Das Basisangebot wird angeleitet wie unter Sitzung 3 beschrieben.

Modul Körperwahrnehmung: „Innere Räume – Der Bauchraum"

Die Formulierung dieses Angebotes basiert auf dem Präventionskurs zum Stressmanagement der Arbeitsgemeinschaft für Funktionelle Entspannung [104].

Körperwahrnehmung

Position finden

„Wählen Sie nach dieser Vorbereitung, ob Sie sich heute im Sitzen oder auf dem Boden liegend einrichten möchten."

[den Teilnehmern ausreichend Zeit lassen, bis die Suchbewegungen für eine gute Position nachlassen]

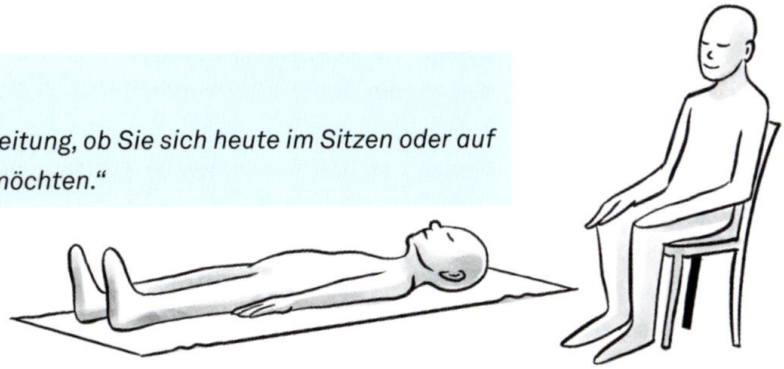

Kontakt

„Spüren Sie dorthin, wo Sie den Untergrund wahrnehmen. Lassen Sie diesen Kontakt mit einem Seufzer dann noch größer werden. Ein langgezogenes ‚Puhhh' oder ‚Brrrr' kann dabei helfen. Sagen Sie zu sich: Das ist jetzt mein Platz, auf dem ich zur Ruhe kommen kann."

[den Teilnehmern ausreichend Zeit lassen, bis die Suchbewegungen für eine gute Position nachlassen]

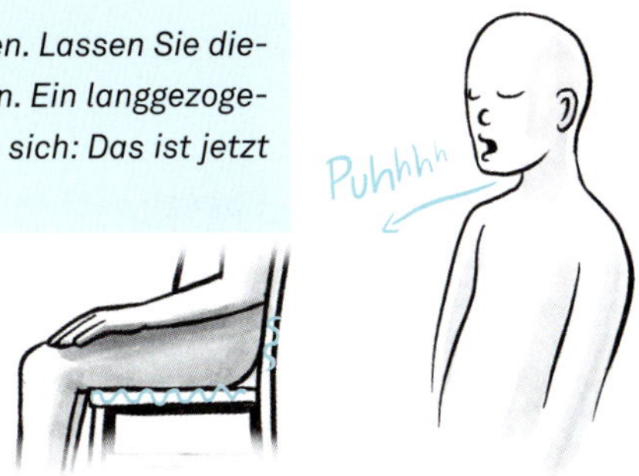

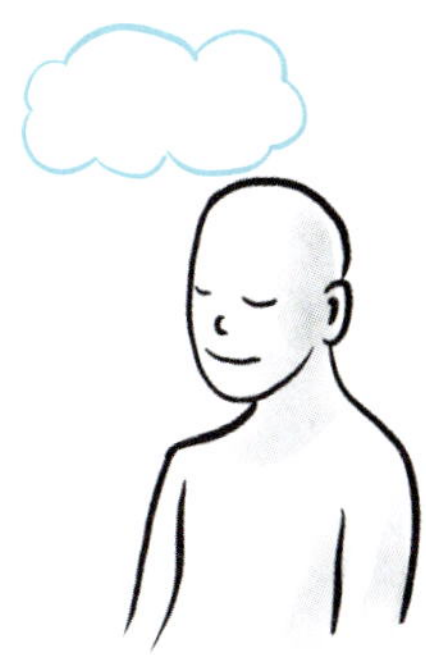

„Sie müssen gar nichts tun. Gönnen Sie sich einen Moment der Ruhe und spüren Sie der Bewegung in Ihrem Körper nach. Wo bewegt Ihr Körper sich, wenn Sie so ruhig daliegen?"

[den Teilnehmern ausreichend Zeit lassen, bis die Suchbewegungen nachlassen]

„Spüren Sie in Ihren Bauchraum.

- *Wo ist der Raum begrenzt nach außen?*
- *Wo bewegt er sich?*
- *Wie ist der Kontakt zur Unterlage und wie verändert er sich?*
- *Wird er leichter, schwerer?*
- *Welchen Druck spüren Sie?"*

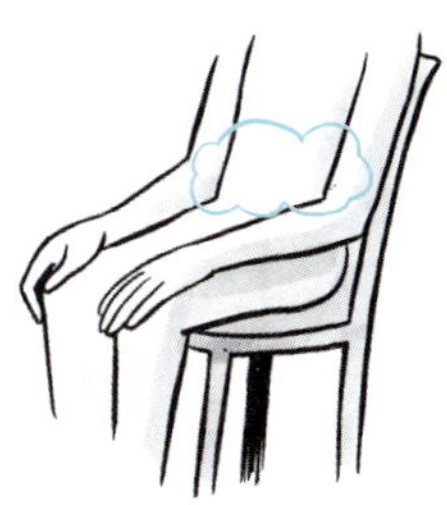

[den Teilnehmern ausreichend Zeit lassen, bis die Suchbewegungen nachlassen]

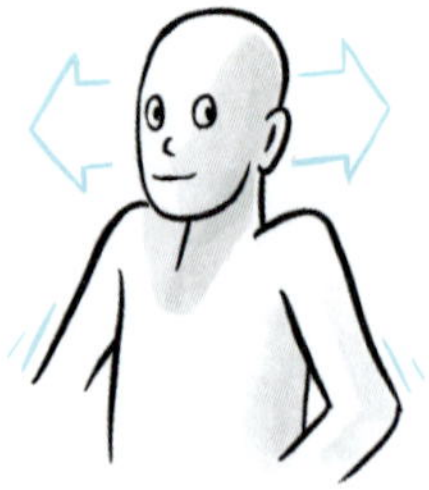

Verändern

„Geben Sie sich diesem Bewegt-Sein in Ruhe hin. Wenn Sie Lust haben, können Sie ein wenig mit Veränderungen spielen. Versuchen Sie mal bewusst, die Grenzen des Bauches wahrzunehmen. Die Bauchdecke nach vorne, die Flanken an den Seiten. Wo ist die Grenze nach außen, beginnend mit der Haut, dem Fettgewebe, der Muskulatur, dem inneren Bindegewebe? Wo und wie ist der Kontakt zum Boden?"

[den Teilnehmern ausreichend Zeit lassen, bis die Suchbewegungen nachlassen]

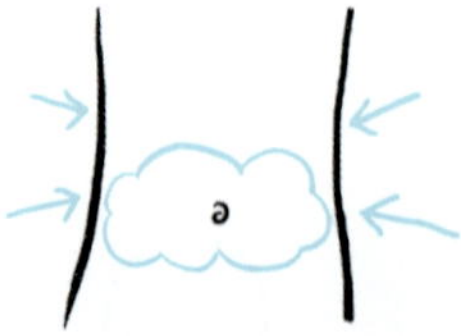

„Was verändert sich, während Sie die Grenzen des Bauchraumes wahrnehmen? Wie fühlt es sich dort an?"

[den Teilnehmern ausreichend Zeit lassen, bis die Suchbewegungen nachlassen]

Ebenenwechsel

„Versuchen Sie nun, in ein paar Worten zu formulieren, wie sich diese Übung für Sie angefühlt hat. Vielleicht finden Sie ein Bild, um dies zu beschreiben? War es eine angenehme Übung oder gab es auch unangenehme Momente?"

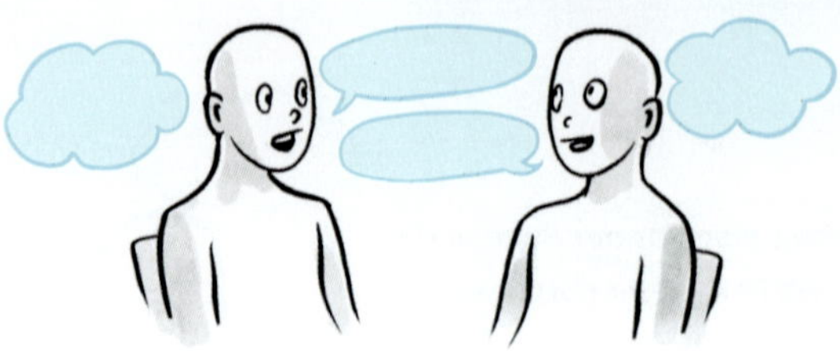

Reflexion des Angebotes nach der Durchführung

Diese Übung widmet sich der Wahrnehmung innerer Räume des Körpers. Hier zeigen sich besonders oft körperlich vermittelte Gefühlsregungen, die sich oft in Sprichwörtern wiederfinden, wie etwa „ein gutes oder mulmiges Bauchgefühl haben". Eine gute „Erdung" im Basisangebot ist ebenso wichtig wie eine bis zu diesem Zeitpunkt erreichte Vertrautheit in der Gruppe. Sollte die Gruppe durch Patienten mit Neigung zu sehr starken Gefühlen und noch nicht hinreichender Stabilisierung besetzt sein, empfiehlt es sich, auf eine liegende Position zu verzichten.

Im Übrigen sind bei der Reflexion des Angebotes zum Bauchraum ebenfalls die Aspekte aus der vorangegangenen Sitzung 7 zum Brustraum hilfreich.

6.8.3 Hauptteil: Theorie

Im Folgenden werden theoretische Inhalte aus dem Modul Emotion und Kognition vermittelt.

Modul Emotion und Kognition: Ziel 1 – Vermittlung eines einfachen Emotionskonzeptes

In den Sitzungen 8 und 9 werden die Themen „Emotion und Kognition" besprochen (s. Kap. 5.4). Sie sollen die Patienten anregen, ihre Gefühle und Gedanken, die im Rahmen eines Anfalls auftreten können und die Anfallswahrscheinlichkeit beeinflussen können, wahrzunehmen. Es soll eine Neugier auf die eigenen Gefühle und Gedanken gefördert werden, um die Motivation für eine anschließende ambulante Psychotherapie zu fördern und damit den Weg zu einer vertieften Bearbeitung von Emotionen und Kognitionen zu ebnen.

In Sitzung 8 wird das Thema „Emotion" besprochen. Zunächst soll den Patienten vermittelt werden, dass Emotionen eine wesentliche Rolle in der Entstehung dissoziativer Störungen spielen. Wir verweisen für den theoretischen Hintergrund hier auf die Inhalte des Moduls Emotion und Kognition, Ziel 1 (Kap. 5.4.1).

Brainstorming „Gefühle"

Zum Einstieg empfehlen wir, mit den Patienten ein Brainstorming zu machen, welche Gefühle sie kennen. Hier sei darauf hingewiesen, dass Patienten mit dissoziativen Störungen manche Gefühle abspalten, d.h. eventuell Schwierigkeiten haben, diese zu erleben. Folgendes Vorgehen kann hier helfen:

- Wir empfehlen, zu Beginn der Beschäftigung mit dem Thema die Spalte „Gefühle" im Symptomtagebuch anzuschauen.
- Hier kann es hilfreich sein, eine Mind-Map mit verschiedenen Gefühlen zu erstellen, die die Patienten in ihre Symptomtagebücher eingetragen haben.

Der Behandler kann bei diesem Vorgang versuchen, die Emotionswahrnehmung und -differenzierung der Patienten durch folgende vertiefende Fragen zu fördern:

- Welche Gefühle treten vor/während/nach einem Anfall auf?
- Welche Gefühle kennen Sie allgemein? Welche Gefühle haben Sie häufig im Alltag?
- Welche Gefühle kennen Sie wenig/nicht? Welche Gefühle meiden Sie?
- Welche Gefühle sind angenehm/unangenehm/scheinen unaushaltbar?
- Wie gehen sie bislang mit Gefühlen um?

Abschließend kann den Patienten angeboten werden, gemeinsam zu beobachten, welche Gefühle zur Entstehung ihrer individuellen PNES-Erkrankung beitragen könnten. Es sollte bei der Besprechung kontinuierlich auf die Spalte „Gefühle" in den Symptomtagebüchern Bezug genommen werden.

Merke

Die Patienten sollen eingeladen werden, die Selbstbeobachtung ihrer Gefühle, die vor/während und nach einem Anfallsgeschehen auftreten, mitzuteilen. Es geht hier zunächst einmal nur um die Gefühlswahrnehmung und -differenzierung, die Regulation der Emotion steht hierbei nicht im Vordergrund.

Besprechen des Gefühlssterns nach Stavemann

Im Anschluss an das Brainstorming zum Thema „Gefühle" soll vermittelt werden, dass es eine Bandbreite unterschiedlicher Gefühle gibt. Die Benennung und Regulation wird im Rahmen verschiedener „Emotionskonzepte" auch wissenschaftlich als einflussreich für die Gesundheit betrachtet.

Wir empfehlen hier die Besprechung des Emotionskonzeptes anhand des Gefühlssterns nach Stavemann, welcher in Kap. 5.4.1 beschrieben wurde (Abb. 5-6, S. 74). Der Gefühlsstern kann entweder abgezeichnet oder auch in der Gruppe herumgegeben werden. Es handelt sich um eine mögliche Einordnung von Gefühlsbegriffen, die natürlich individuell abgewandelt werden kann. Der Gefühlsstern kann den Patienten als grobe Orientierung dienen. Manche Patienten profitieren davon, sich an einem Konzept „festhalten" zu können und sich und die eigenen Gefühle in einem solchen „Gerüst" einordnen zu können. Ebenso bietet der Gefühlsstern die Möglichkeit, über unterschiedliche Gefühlsintensitäten zu sprechen. Die Patienten werden darin gefördert, wahrzunehmen, dass Gefühle in unterschiedlicher Intensität über einen Zeitraum entstehen können und nach einer gewissen Zeit auch immer wieder vergehen.

Merke

In dieser Sitzung soll also die Aufmerksamkeit auf die Gefühlswelt der Patienten gelenkt werden und sie sollen motiviert werden, sich dieser in einer anschließenden individuellen Psychotherapie näher zu widmen.

Exkurs/Vertiefung – u. a. für die anschließende ambulante Psychotherapie

Sollte das im jeweiligen klinischen Setting individuelle Gruppenprogramm auch mehr als 10 Sitzungen beinhalten können oder eine ambulante Einzelanschlusstherapie erfolgen und eine Vertiefung des Moduls „Emotion" erwünscht sein, sind am Ende von Kap. 5.4.1 Vertiefungsmöglichkeiten des

Themas „Emotion“ beschrieben. So können Patienten über mehrere Sitzungen hinweg unterstützt werden, ihre Gefühle z. B. mit der dort beschriebenen Emotionsfokusübung wahrzunehmen und auszutauschen, welche Gefühle ihren Anfall triggern können. Zweitens kann vertieft erarbeitet werden, wie es gelingen kann, die Gefühle zuzulassen (statt in den Anfall zu „rutschen“), diese auszudrücken und sie zu regulieren, statt einen Anfall zu erleiden. Und drittens kann auch die soziale Funktion bzw. ein mögliches Bedürfnis, welches durch den Anfall erfüllt wird (Krankheitsgewinn), therapeutisch herausgearbeitet werden. Langfristiges therapeutisches Ziel einer ambulanten Einzeltherapie ist es dann, dass der Patient lernt, wie er seine Gefühle und Bedürfnisse (z. B. nach Zuwendung, Sicherheit etc.) anders/gesund, ohne Anfall zukünftig ausdrücken kann. Details für eine solche Vertiefung finden Sie am Ende von Kap. 5.4.1 im Abschnitt „Exkurs/ Vertiefung“.

Merke

Wesentlich ist bei der Besprechung des Themas „Gefühle“ immer auch der Rückbezug auf die bisher besprochenen Themen (im Sinne einer zusammenfassenden Funktion der Sitzungen 7–10):

- Trigger
- Spannungskurve
- Frühwarnzeichen
- Körperwahrnehmung
- Skills und deren Einsatz

6.8.4 Abschluss

Zum Abschluss werden die vorherigen Inhalte zusammengefasst und die Patienten eingeladen, Fragen zum Thema „Emotionen“ zu stellen, die beantwortet werden.

Dann werden die Patienten gebeten, ihr Befinden mitzuteilen und wahlweise auch einzuschätzen, wie sie die Sitzung empfunden haben und was sie mitnehmen. Gegebenenfalls kann dies wieder mit Herumgabe eines Balls o. Ä. erfolgen.

Es wird erneut auf die Bedeutung des Symptomtagebuchs hingewiesen – insbesondere werden die Patienten gebeten, als „Hausaufgabe“ bis zur nächsten Sitzung ihre Gefühle, die im Zusammenhang mit dem Anfall auftreten, genau zu beobachten und in das Symptomtagebuch einzutragen. Zudem werden die Patienten eingeladen, die für sie hilfreich erscheinenden Skills und Angebote zur Körperwahrnehmung bis zur nächsten Sitzung weiter im Alltag zu erproben.

6.9 Sitzung 9

Übersicht

Einführung:

- Wahrnehmungsangebot zum „Ankommen“
- Befindensrunde
- Was passiert heute?
- Symptomtagebuch besprechen

Hauptteil:

Körperorientierte Angebote:

- „Die Basis – Sicheren Boden finden“
- „Gruppenentscheidung“

Theorie:

- Modul Emotion und Kognition: Ziel 2 – Kennenlernen und Beobachten negativer automatischer Gedanken

Abschluss:

- Rekapitulation der Sitzung
- Befindensrunde
- Hausaufgaben (Tagebuch, Körperangebote)

Was wird benötigt?

- Flipchart

6.9.1 Einführung

Die neunte Sitzung wird mit einem Angebot zur Wahrnehmung begonnen. Dies sollte idealerweise durchgeführt werden, sobald sich jeder Teilnehmer hingesetzt hat und alle zum Schweigen gekommen sind, ohne weitere vorherige Einleitung. Das Ziel der Übung ist, dass jeder Teilnehmer durch die Übung „im Raum ankommt“ und den Tag hinter sich lassen kann.

Wahrnehmungsangebot

„Stellen Sie Ihre Füße nebeneinander auf den Boden. Schließen Sie die Augen. Legen Sie die Hände locker in den Schoß.

Nun nehmen Sie einen tiefen Atemzug und seufzen Sie die Luft aus.

Nehmen Sie nun wahr, wie Sie hier in diesem Raum sitzen. Versuchen Sie zu spüren, wie es Ihnen jetzt gerade geht, ohne dies zu bewerten. Nehmen Sie wahr, wie Sie sich fühlen, was Sie an Erlebnissen aus dem bisherigen Tag mitbringen, und lassen Sie dieses Gefühl wertfrei zu. Lauschen Sie den Geräuschen um sich herum, und versuchen Sie, Gedanken und Geräusche wertfrei wahrzunehmen. Vielleicht gelingt es Ihnen, Geräusche und Gedanken einfach vorbeiziehen zu lassen und einfach nur im Hier und Jetzt zu sein. Denken Sie nun daran, dass Sie sich selbst etwas Gutes tun, indem Sie hergekommen sind. Gönnen Sie sich nun selbst bewusst diesen Platz hier, in diesem Raum. Dies ist jetzt Ihr Raum, Sie dürfen jetzt hier sein.

Nun nehmen Sie erneut einen tiefen Atemzug und seufzen die Luft wieder aus.

Bitte öffnen Sie jetzt die Augen wieder und kommen Sie wieder mit der Aufmerksamkeit hier in der Gruppe an.“

Nach diesem Angebot zur Wahrnehmung werden die Teilnehmer erneut begrüßt und sie haben Gelegenheit zu berichten, wie es ihnen geht und zu wie vielen Anfällen es seit der letzten Sitzung kam. Weiterhin gibt der Gruppenleiter einen kurzen Überblick über die Themen der heutigen Sitzung.

Dann werden die Symptomtagebücher gemeinsam angeschaut und besprochen (analog zur vorherigen Sitzung).

6.9.2 Hauptteil: Körperorientierte Angebote

In der Sitzung 9 entscheidet die Gruppe, welche der bisher angeleiteten Übungen nach der Basisübung durchgeführt werden soll.

Modul Körperwahrnehmung: Angebot „Die Basis – Sicheren Boden finden“

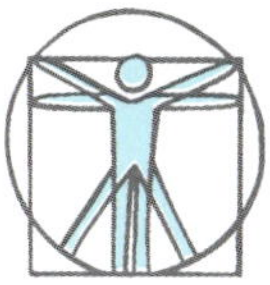

Es erfolgt die Anleitung des Basisangebotes (im Sitzen), wie unter Sitzung 3 beschrieben.

Modul Körperwahrnehmung: Angebot „Gruppenentscheidung“

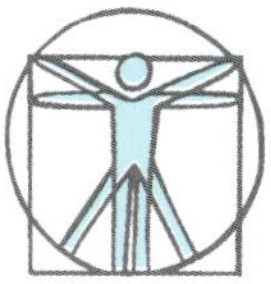

In dieser Stunde soll gemeinsam in der Gruppe entschieden werden, welches Angebot wiederholt wird. Hierfür kann der Austausch über die Wünsche und Begründungen von den Behandlern moderiert werden. Wenn keine Einigung erzielt werden kann, bietet es sich an, die nicht zu vereinbarenden Wünsche zu thematisieren – was drückt sich in der Uneinigkeit aus? Können Sie eine gemeinsame Entscheidung finden, die unterschiedliche Wünsche berücksichtigt?

Ein flexibler und kreativer Umgang ist hier vorbildhaft zu empfehlen. Dabei können auch der generelle Verzicht auf ein Angebot, die zeitliche Aufteilung oder unterschiedliche Schwerpunkte für die Wahrnehmung diskutiert werden! Welche Angebote waren möglicherweise besonders „unbeliebt“ und warum?

6.9.3 Hauptteil: Theorie

Im Folgenden werden theoretische Inhalte aus dem Modul Emotion und Kognition vermittelt.

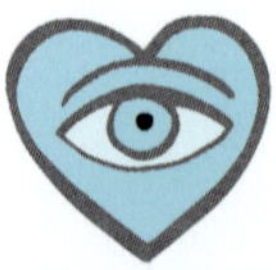

Modul Emotion und Kognition: Ziel 2 – Negative automatische Gedanken

In der neunten Sitzung soll das Thema „Kognition“ eingeführt werden. Die Patienten sollen lernen, ihre Gedanken zu beobachten, neugierig auf ihre Gedanken werden, insbesondere auf die Gedanken, welche im Rahmen eines Anfalls eine Rolle spielen könnten.

Merke

Es soll vermittelt werden, dass Gedanken Gefühle beeinflussen und es negative automatische Gedanken (NAG) und Grundannahmen geben kann, die einen Anfall beeinflussen können.

Zudem kann den Patienten Wissen über „kognitive Fehler“ nach Beck [5] [6] [7] vermittelt werden, die in NAG und Grundannahmen auftreten können. Für den theoretischen Hintergrund verweisen wir auf das Ziel 2 im Modul Emotion und Kognition (Kap. 5.4.2).

Exploration von Gedanken

Folgendes Vorgehen kann hier helfen:
- Wir empfehlen, zu Beginn die Spalte „Gedanken“ im Symptomtagebuch anzuschauen.
- Hier kann es hilfreich sein, eine Mind-Map mit verschiedenen Gedanken zu erstellen, welche die Patienten in ihre Symptomtagebücher eingetragen haben.

Fragen zur Exploration von Gedanken sind:
- Was ging Ihnen in dieser Situation durch den Kopf?
- Gibt es bestimmte Gedanken oder Vorstellungen, die Sie vor/während/nach einem Anfall haben? Wiederholen sich diese?
- Was glauben Sie, woran Sie gedacht haben?
- Wie bewerten Sie einen Anfall? Was für eine Bedeutung hat er für Sie?

- Was haben Sie in diesem Moment zu sich selbst gesagt? Welches innere Selbstgespräch lief in Ihnen ab?
- Welche Erwartungen/Befürchtungen hatten Sie in dem Moment?
- Welche Bedeutung haben die Frühwarnzeichen für Sie? (Deuten sich hier z. B. katastrophisierende Bewertungen an, können diese aufgegriffen werden.)

Erläuterung von NAG und negativen Grundannahmen

Nach diesem Einstieg kann darüber gesprochen werden, dass es „negative Gedanken“, die „automatisch“ und schnell in einer Situation entstehen, und „negative Grundüberzeugungen“ gibt, welche stabile, kognitive Verarbeitungsmuster sind, die sich in der Kindheit und Jugend herausgebildet haben. Beide Kognitionen können für das Anfallsgeschehen relevant sein. Zudem kann den Patienten erklärt werden, dass NAG und negative Grundüberzeugungen kognitive Verzerrungen („kognitive Fehler“) beinhalten können, die in einer nachfolgenden ambulanten Psychotherapie bearbeitet werden können.

Beispiele für NAG, Grundannahmen oder kognitive Fehler, die anfallsauslösend/aufrechterhaltend sein können, finden sich in Kap. 5.4.2 und nachfolgend.

Ein NAG könnte sein „Hilfe, mir wird schummerig. Gleich habe ich einen Anfall.“ Dieser löst Erwartungsangst aus, die zu physiologischer Erregung führt und anfallsauslösend sein kann. Oder eine Patientin erlebt, dass ihr Ehemann ihr Bedürfnis nach Unterstützung nicht wahrnimmt, was kongruent zu ihrer Grundannahme „Meine Bedürfnisse werden im Leben nicht erfüllt, wenn ich sie äußere“ ist (womit ein konsekutiver Anfall die Funktionalität der Herstellung von Unterstützung haben kann). Ein Beispiel für eine anfallsaufrechterhaltende Kognition nach einem Anfall ist: „Ich werde immer wieder Anfälle haben und daran versterben.“ Auch dieser Gedanke schürt Erwartungsängste und erhöht die Wahrscheinlichkeit für darauffolgende Anfälle.

Selbstbeobachtung von Gedanken

Anhand dieser Beispiele und der Eintragungen in der Spalte „Gedanken“ in den Symptomtagebüchern soll mit den Patienten die Wahrnehmung für die eigenen Gedanken geschärft werden. Es geht hier vor allem darum, dass die Patienten einen ersten Eindruck bekommen, dass man eigene Gedanken beobachten kann und diese nicht unbedingt den „wahren“ Tatsachen entsprechen müssen, auch wenn sie sich stimmig anfühlen (Stichwort „emotionale Beweisführung/Schlussfolgerung“). Während positive, bewältigungsorientierte, selbstwirksame Gedanken hilfreich für eine Reduktion der Anfallsfrequenz sein können, da sie das Hyperarousal beruhigen und positive Gefühle auslösen, können dysfunktionale Gedanken die Anfallsfrequenz durch das Triggern von Hyperarousal/negativen Emotionen erhöhen. Dieser Zusammenhang zwischen Kognitionen, Gefühlen und Körperaktivierung sollte den Patienten vermittelt werden. Die Selbstbeobachtung der Gedanken kann bereits zu einer Veränderung der Gedanken führen (muss sie aber nicht).

Merke

Sollten die Patienten Gedanken wahrnehmen, die für einen Anfall auslösend/aufrechterhaltend sein können, sollten sie ermutigt werden, diese – wenn möglich zu verändern (s. nächster Abschnitt) – oder daran in einer anschließenden Psychotherapie zu arbeiten.

Exkurs/Vertiefung – u. a. für die anschließende ambulante Psychotherapie

Sollte das im jeweiligen klinischen Setting individuelle Gruppenprogramm mehr als 10 Sitzungen beinhalten können oder eine ambulante Einzelanschlusstherapie erfolgen und eine Vertiefung des Moduls „Kognition" erwünscht sein, empfehlen wir, die Patienten über mehrere Sitzungen einzuladen, ihre Gedanken zu beobachten, auszutauschen und zu bearbeiten/hinterfragen sowie hilfreiche Kognitionen zu entwickeln.

Hilfreiche Kognitionen können z. B. mit der Technik des kognitiven Umstrukturierens nach Ellis [32] [33] entwickelt werden. Dabei werden anfallsbezogene dysfunktionale Gedanken der Patienten nach der in Kap. 5.4.2 (Abschnitt „Exkurs/Vertiefung") detailliert beschriebenen Methode des kognitiven Umstrukturierens mithilfe des Gruppenbehandlers z. B. an der Flipchart und/oder als Hausaufgabe mit entsprechendem Arbeitsblatt bearbeitet.

6.9.4 Abschluss

Zum Abschluss werden die Inhalte dieser Sitzung zusammengefasst und den Patienten wird Raum für Fragen gegeben.

Dann werden die Patienten eingeladen, ihr Befinden und Erleben der Sitzung mitzuteilen. Dies kann ggf. wieder mit Herumgeben eines Balls o. Ä. erfolgen.

Es wird erneut auf die Bedeutung des Symptomtagebuchs hingewiesen – hier nun mit der Hausaufgabe, besonders die Gedanken, die vor/nach einem Anfall auftreten, zu beobachten und in das Symptomtagebuch zu schreiben. Zudem werden die Patienten eingeladen, weiter die für sie hilfreich erscheinenden Skills und Wahrnehmungsangebote bis zur nächsten Sitzung im Alltag zu erproben.

6.10
Sitzung 10

Übersicht

Einführung:

- Wahrnehmungsangebot zum „Ankommen“
- Befindensrunde
- Was passiert heute?
- Symptomtagebuch besprechen

Hauptteil:

Körperorientierte Angebote:
- „Die Basis – Sicheren Boden finden“
- „Gruppenentscheidung“

Theorie:
- Modul Emotion und Kognition: Ziel 3 – Motivationsförderung für individuelle Psychotherapie

Abschluss:

- Bilanzierung des Behandlungsprogramms
- Verabschiedung
- Infomaterial und Kontakte zur ambulanten Psychotherapie

Was wird benötigt?

- Flipchart

6.10.1
Einführung

Die zehnte Sitzung wird mit einem Angebot zur Wahrnehmung begonnen. Dies sollte idealerweise durchgeführt werden, sobald sich jeder Teilnehmer hingesetzt hat und alle zum Schweigen gekommen sind, ohne weitere vorherige Einleitung. Das Ziel der Übung ist, dass jeder Teilnehmer durch die Übung „im Raum ankommt“ und den Tag hinter sich lassen kann.

Wahrnehmungsangebot

„Stellen Sie Ihre Füße nebeneinander auf den Boden. Schließen Sie die Augen. Legen Sie die Hände locker in den Schoß.

Nun nehmen Sie einen tiefen Atemzug und seufzen Sie die Luft aus.

Nehmen Sie nun wahr, wie Sie hier in diesem Raum sitzen. Versuchen Sie zu spüren, wie es Ihnen jetzt gerade geht, ohne dies zu bewerten. Nehmen Sie wahr, wie Sie sich fühlen, was Sie an Erlebnissen aus dem bisherigen Tag mitbringen, und lassen Sie dieses Gefühl wertfrei zu. Lauschen Sie den Geräuschen um sich herum, und versuchen Sie, Gedanken und Geräusche wertfrei wahrzunehmen. Vielleicht gelingt es Ihnen, Geräusche und Gedanken einfach vorbeiziehen zu lassen und einfach nur im Hier und Jetzt zu sein. Denken Sie nun daran, dass Sie sich selbst etwas Gutes tun, indem Sie hergekommen sind. Gönnen Sie sich nun selbst bewusst diesen Platz hier, in diesem Raum. Dies ist jetzt Ihr Raum, Sie dürfen jetzt hier sein.

Nun nehmen Sie erneut einen tiefen Atemzug und seufzen die Luft wieder aus.

Bitte öffnen Sie jetzt die Augen wieder und kommen Sie wieder mit der Aufmerksamkeit hier in der Gruppe an."

Nach diesem Angebot zur Wahrnehmung werden die Teilnehmer erneut begrüßt und sie haben Gelegenheit zu berichten, wie es ihnen geht und zu wie vielen Anfällen es seit der letzten Sitzung kam. Weiterhin gibt der Gruppenleiter einen kurzen Überblick über die Themen der heutigen Sitzung.

Dann werden die Symptomtagebücher gemeinsam angeschaut und besprochen (analog zur vorherigen Sitzung).

6.10.2
Hauptteil: Körperorientierte Angebote

Die Sitzung 10 beginnt mit dem Basisangebot und dann entscheidet die Gruppe, welches weitere Angebot aus dem gelernten Repertoire der vorherigen Sitzungen wiederholt werden soll.

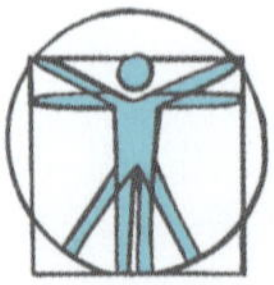

Modul Körperwahrnehmung: Angebot „Die Basis – Sicheren Boden finden"

Es erfolgt die Anleitung des Basisangebotes (im Sitzen), wie unter Sitzung 3 beschrieben.

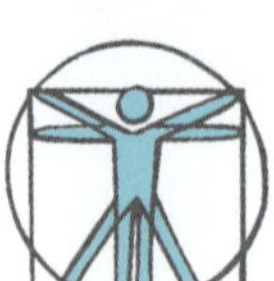

Modul Körperwahrnehmung: Angebot „Gruppenentscheidung"

In der abschließenden Stunde soll erneut gemeinsam in der Gruppe entschieden werden, welches Angebot wiederholt wird. Hierfür kann der Austausch über die Wünsche und Begründungen von den Behandlern moderiert werden. Wenn keine Einigung erzielt werden kann, bietet es sich an, die nicht zu vereinbarenden Wünsche zu thematisieren – was drückt sich in der Uneinigkeit aus? Können Sie eine gemeinsame Entscheidung finden, die unterschiedliche Wünsche für diese letzte Stunde berücksichtigt? Ein flexibler und kreativer Umgang ist hier vorbildhaft zu empfehlen. Dabei können auch der generelle Verzicht auf ein Angebot, die zeitliche Aufteilung oder unterschiedliche Schwerpunkte für die Wahrnehmung diskutiert werden.

6.10.3 Hauptteil: Theorie

Der Hauptteil der zehnten Sitzung besteht aus einer intensiven, rekapitulierenden Runde. Wir empfehlen, in dieser abschließenden Sitzung Raum für einen Rückblick, eine Bilanz, den Alltagstransfer des Gelernten und einen Ausblick auf die Zeit nach dem Gruppenprogramm - vor allem mit Fokus auf die Aufnahme einer ambulanten Psychotherapie (s. nachfolgender Abschnitt) - zu geben. Abschließende Fragen zu den besprochenen Inhalten sowie zu den Angeboten sollten geklärt werden.

Der Abschluss der zehnten Sitzung ist zentraler Teil der Sitzung, sodass andere Themen in dieser Sitzung begrenzt werden sollten. Insbesondere sollte genug Zeit für offene Fragen gegeben werden.

Modul Emotion und Kognition: Ziel 3 – Motivationsförderung für individuelle Psychotherapie

In Kap. 4 „Ziele und Inhalte des vorliegenden Programms" wird dargelegt, dass ein wesentliches Ziel des vorliegenden Programms die Motivationsförderung zur Aufnahme einer individuellen ambulanten Psychotherapie ist. Das Behandlungsprogramm soll die Schwelle zum Übergang von der Erstversorgung zur individuellen Einzelpsychotherapie verringern, d.h. bei der Anbahnung einer ambulanten Einzelpsychotherapie helfen. Hierfür ist die gemeinsame Entwicklung eines psychogenen Krankheitsmodells mit den Patienten zentral, die erneut reflektiert werden kann. Weiterhin spielen organisatorische Aspekte eine bedeutsame Rolle. Diesem Themenbereich sollte in der letzten Sitzung ausreichend Zeit und Raum eingeräumt werden.

Zur Motivationsklärung/-förderung können die Patienten z.B. in Form einer Pro-Kontra-Liste Argumente für und gegen eine individuelle Psychotherapie sammeln und gemeinsam mit dem Behandler abwägen. Vielleicht können auch einige Teilnehmer anhand von Erfahrungen aus vergangenen Psychotherapien berichten und/oder Informationen über Zugangswege beitragen.

Konkrete Hilfestellungen

Der Behandler sollte den Patienten konkret Hilfestellung bei der Organisation einer individuellen Psychotherapie im Anschluss an dieses Programm geben. Hierzu kann der Behandler allgemein über verschiedene Psychotherapieformen (Tiefenpsychologische Therapie, Psychoanalyse, Verhaltenstherapie) informieren oder Hinweise zur Psychotherapeutensuche geben (z.B. die Telefonnummer oder das Online-Suchportal der Kassenärztlichen Vereinigung [KV] des jeweiligen Bundeslandes angeben). Ebenso ist es wünschenswert, dass der Behandler eigene Netzwerke von Psychotherapeuten und Vermittlungsstellen aufbaut, um Patienten an ambulant psychotherapeutisch tätige Kollegen zu verweisen, die Erfahrung in der Behandlung dissoziativer Störungen haben.

6.10.4 Abschluss

Die Abschlussrunde nimmt bei der letzten Sitzung einen wesentlichen Stellenwert ein, da sie auch die Abschiedsrunde der Patientengruppe ist. Die Patienten, die über 10 Wochen mitunter sehr vertraut miteinander therapeutisch gearbeitet haben, müssen sich voneinander und dem/den Behandlern verabschieden. Hierzu sollte genügend Zeit und Raum eingeplant werden.

Zudem sollte in der Abschlusssitzung auch genügend Zeit bleiben, Fragen, Rückmeldungen, Kritik und Anmerkungen der Teilnehmer zu besprechen.

Wir empfehlen, folgende Unterpunkte in der Abschlussrunde anzusprechen, bei Bedarf kann dies selbstverständlich je nach dem Bedürfnis der Gruppe variiert/ergänzt/gekürzt werden:

- Wie haben Sie das Programm während der letzten 10 Wochen erlebt?
- Was nehmen Sie mit/haben Sie für sich erreicht (Therapiefortschritte würdigen!)
- Wurden Ihre Wünsche/Erwartungen von dem Programm erfüllt?
- Was hat Ihnen gefallen/nicht gefallen?
- Was würden Sie besser und/oder anders machen?
- Wie geht es weiter (ambulante Psychotherapie)?
- Vereinbarung einer Katamnese in 1–3 Monaten

Die Sitzung wird dann mit einer Befindensrunde sowie mit einer Verabschiedung aller Teilnehmer geschlossen.

Es sei angemerkt, dass in manchen Gruppenprogrammen die Patienten sich so nahe fühlen, dass das Bedürfnis nach einer Fortführung der Gruppe, z.B. als private Treffen oder als Selbsthilfegruppe, bei den Patienten entsteht. Der Wunsch nach fortgeführten Treffen einzelner Teilnehmer oder auch als (Teil-)Gruppe sollte von den Behandlern aufgenommen und bearbeitet werden (s. Hinweise am Ende von Kap. 5.4.3).

Literaturverzeichnis

[1] Allendorfer JB, Nenert R, Hernando KR, DeWolfe JL, Pati S, Thomas AE et al. FMRI response to acute clinical stress differentiates patients with psychogenic nonepileptic seizures from healthy controls – A biochemical and neuroimaging biomarker study. Neuroimage Clin. 2019 Aug 6;24:1019672019.

[2] Arbeitskreis PISO, Hrsg. Somatoforme Störungen. Psychodynamisch-Interpersonelle Therapie (PISO). Göttingen: Hogrefe; 2012.

[3] Bakal D. Minding the body: Clinical uses of body awareness. New York: Guilford; 1999.

[4] Bakvis P, Spinhoven P, Giltay EJ, Kuyk J, Edelbroek PM, Zitman FG et al. Basal hypercortisolism and trauma in patients with psychogenic nonepileptic seizures. Epilepsia. 2010; 51(5):752–9.

[5] Beck AT, Rush AJ, Shaw BF, Emery G. Kognitive Therapie der Depression. Weinheim: Beltz; 1999.

[6] Beck AT. Cognitive Therapy and the Emotional Disorders. Madison, CT: International Universities Press; 1975.

[7] Beck J. Praxis der Kognitiven Verhaltenstherapie: Mit Online-Materialien. 2. Aufl. Weinheim: Beltz; 2013.

[8] Beghi M, Negrini PB, Perin C, Peroni F, Magaudda A, Cerri C et al. Psychogenic non-epileptic seizures: so-called psychiatric comorbidity and underlying defense mechanisms. Neuropsychiatr Dis Treat. 2015;11:2519–27.

[9] Benbadis SR, Agrawal V, Tatum WO. How many patients with psychogenic nonepileptic seizures also have epilepsy? Neurology. 2001; 57(5):915–7.

[10] Benbadis SR, Allen Hauser W. An estimate of the prevalence of psychogenic non-epileptic seizures. Seizure. 2000;9(4):280–1.

[11] Beutel ME, Reich G, Leichsenring F, Doering S. Psychodynamische Psychotherapie: Störungsorientierung und Manualisierung in der therapeutischen Praxis. Bern: Hogrefe; 2010.

[12] Bezzel E, Prinzinger R. Ornithologie. UTB Große Reihe. Stuttgart: Ulmer; 1990.

[13] Bogousslavsky J. Hysteria: the rise of an enigma. Basel: Karger; 2014: p. 2–9.

[14] Bohus M, Wolf M. Interaktives SkillsTraining für Borderline-Patienten. Manual zur CD-ROM für die therapeutische Arbeit. Stuttgart: Schattauer; 2009.

[15] Boon S, Steele K, Van der Hart O. Traumabedingte Dissoziation bewältigen. Ein Skills-Training für Klienten und ihre Therapeuten. Handouts und Arbeitsblätter auf CD. Paderborn: Junfermann; 2013.

[16] Bowman ES. Why conversion seizures should be classified as a dissociative disorder. Psychiatr Clin North Am. 2006;29:186–211.

[17] Breuer J, Freud S. Studies on hysteria (1893–1895). In: Strachey J, Strachey A, editors. The standard edition of the complete psychological works of Sigmund Freud. Vol. II. London: Hogarth Press and the Institute of Psycho-Analysis; 1955.

[18] Brown RJ, Reuber M. Towards an integrative theory of psychogenic non-epileptic seizures (PNES). Clin Psychol Rev. 2016;47:55–70.

[19] Brown RJ, Syed TU, Benbadis S, LaFrance WC Jr, Reuber M. Psychogenic nonepileptic seizures. Epilepsy Behav. 2011;22(1):85–93.

[20] Chopich EJ, Paul M. Arbeitsbuch: Aussöhnung mit dem Inneren Kind. Berlin: Ullstein; 2005.

[21] Cornwell AW. Focusing – Der Stimme des Körpers folgen. Hamburg: Rowohlt; 1997.

[22] De Paola L, Terra VC, Silvado CE, Teive HA, Palmini A, Valente KD et al. Improving first responders' psychogenic nonepileptic seizures diagnosis accuracy: Development and validation of a 6-item bedside diagnostic tool. Epilepsy Behav. 2016;54:40–6.

[23] Deutschsprachige Gesellschaft für Psychotraumatologie (DeGPT) [Internet]. 2012 [abgerufen am 06.12.2019]. Curriculum „Spezielle Psychotraumatherapie" (überarbeitete Fassung). Verfügbar unter: http://www.degpt.de/curricula/spezielle-psychotraumatherapie.html

[24] Didi-Hubermann G. Erfindung der Hysterie. München: Wilhelm Fink; 1997: S. 13ff.

[25] Diez I, Ortiz-Téran L, Williams B, Jalilianhasanpour R, Ospina JP, Dickerson BC et al. Corticolimbic fast-tracking: enhanced multimodal integration in functional neurological disorder. J Neurol Neurosurg Psychiatry. 2019;90(8):929–38.

[26] Diprose W, Sundram F, Menkes DB. Pscyhiatric comorbidity in psychogenic nonepileptic seizures compared with epilepsy. Epilepsy Behav. 2016;56:123–30.

[27] Dornes M. Der kompetente Säugling: die präverbale Entwicklung des Menschen. Frankfurt a.M.: Fischer-Taschenbuch; 1993.

[28] Downing G. Körper und Wort in der Psychotherapie. 3. Aufl. München: Kösel; 1996.

[29] Ebner-Primer UW, Mauchnik J, Kleindienst N. Emotional Learning During Dissociative States in Borderline Personality Disorder. J Psychiatry Neurosci. 2009;34(3):214–22.

[30] Eckhardt-Henn A, Hoffman SO, Hrsg. Dissoziative Bewusstseinsstörungen. Theorie, Symptomatik, Therapie. Stuttgart: Schattauer; 2004.

[31] Eckhardt-Henn A, Spitzer C, Hrsg. Dissoziative Bewusstseinsstörungen. Grundlagen, Klinik, Therapie. 2. Aufl. Stuttgart: Schattauer; 2017: S. 110–3.

[32] Ellis A. Group rational-emotive and cognitive behavioural therapy. Int J Group Psychotherapy. 1992;42(1):63–80.

[33] Ellis A. Grundlagen und Methoden der Rational-emotiven Verhaltenstherapie. München: Pfeiffer; 1997.

[34] Fiedler P. Dissoziative Störungen und Konversion: Trauma und Traumabehandlung. Weinheim: Beltz PVU; 2001: S. 16 u. 26.

[35] Fiedler P. Verhaltenstherapie in Gruppen: Psychologische Psychotherapie in der Praxis. 2. Aufl. Weinheim: Beltz; 2005.

[36] Frauenheim M, Labudda K, Brandt C. Dissoziative Anfälle. Informationen über dissoziative Anfälle für Patienten und Angehörige. Bielefeld: Epilepsiekliniken Mara; 2015 (Übersetzung des Originals: Reuber M, NEST – Non-Epileptic seizures Treatment Group. Non-Epileptic Attacks. Information for patients. Sheffield, UK: Royal Hallamshire Hospital; 2011).

[37] Fuchs M. Funktionelle Entspannung: Theorie und Praxis eines körperbezogenen Psychotherapieverfahrens. 7. Aufl. Berlin: Pro Business digital; 2013.

[38] Gander M, Juen F, Buchheim A. Klinische Bindungsforschung mit dem Adult Attachment Projective Picture System: Methodik, klinische Anwendung und Perspektiven. Psychotherapie Forum. 2014;19(2):42–9.

[39] Gebauer C, Daniels J, Thiel F, Spitzer C. Neurobiologie der Dissoziation. PiD – Psychotherapie im Dialog. 2017;18(3):29–33.

[40] Geuter U. Körperpsychotherapie: Grundriss einer Theorie für die klinische Praxis. Heidelberg: Springer; 2015.

[41] Goldstein LH, Chalder T, Chigwedere C, Khondoker MR, Moriarty J, Toone BK et al. Cognitive-behavioral therapy for psychogenic nonepileptic seizures. A pilot RCT. Neurology. 2010;74(24):1986–94.

[42] Goldstein LH, Deale AC, Mitchell-O'Malley SJ, Toone BK, Mellers JDC. An evaluation of cognitive behavioral therapy as a treatment for dissociative seizures: a pilot study. Cogn Behav Neurol. 2004;17(1):41–9.

[43] Goldstein LH, LaFrance C, Chigwedere C, Mellers JDC, Calder T. Cognitive behavioral treatments. In: Schachter SC, LaFrance WC, editors. Gates and Rowan's Nonepileptic Seizures. 3rd. ed. Section 5, Chapter 29. Cambridge: Cambridge University Press; 2009.

[44] Goldstein LH, Mellers JDC, Landau S, Stone J, Carson A, Medford N. Cognitive behavioural therapy vs standardized medical care for adults with Dissociative non-Epileptic Seizures (CODES): a multicentre randomized controlled trial protocol. BMC Neurol. 2015;15:98.

[45] Greenberg LS. Emotionsfokussierte Therapie: Lernen, mit den eigenen Gefühlen umzugehen. Tübingen: DGVT-Verlag; 2006.

[46] Gregory RP, Oates T, Mery RT. Electroencephalogram epileptiform abnormalities in candidates for aircrew training. Electroencephalogr Clin Neurophysiol. 1993;86(1):75–7.

[47] Gul A, Ahmad H. Cognitive deficits and emotion regulation strategies in patients with psychogenic nonepileptic seizures: a task – switching study. Epilepsy Behav. 2014;32:108–13.

[48] Harden CL. Pseudoseizures and dissociative disorders: A common mechanism involving

traumatic experiences. Seizure. 1997;6(2): 151–5.

[49] Herholz I, Johnen R, Schweitzer D. Funktionelle Entspannung: das Praxisbuch. Stuttgart: Schattauer; 2009.

[50] Hesse E, van Ijzendoorn M. Parental loss of close family members and propensities towards absorption in offspring. Dev Sci. 1998;1(2):299–305.

[51] Hoeschel K, Guba K, Kleindienst N, Limberger MF, Schmahl C, Bohus M. Oligodipsia and dissociative experiences in borderline personality disorder. Acta Psychiatr Scand. 2012;117(5):390–3.

[52] Huebsch, C, Baumann C, Hingray C, Gospodaru N, Vignal JP, Vespignani H et al. Clinical classification of psychogenic non-epileptic seizures based on video-EEG analysis and automatic clustering. J Neurol Neurosurg Psychiatry. 2011;82(9):955–60.

[53] Hustvedt S. Die zitternde Frau. Reinbek: Rowohlt 2010: 17–19.

[54] International League Against Epilepsy (ILAE) [Internet]. November 2019 [cited 2019 Dec 06]. EpilepsyDiagnosis.org. Available from: http://www.epilepsydiagnosis.org/

[55] Jedrzejczak J, Owczarek K, Majkowski J. Psychogenic pseudoepileptic seizures: clinical and electroencephalogram (EEG) video-tape recordings. Eur J Neurol. 1999;6(4):473–9.

[56] Johnen R. Wo? Wie? Was? – Die Subjektive Anatomie – Skizze eines Kurses. In: Herholz I, Hrsg. Funktionelle Entspannung – Das Praxisbuch. Stuttgart: Schattauer; 2009: S. 283–9.

[57] Kanfer FH, Saslow G. Verhaltenstheoretische Diagnostik. In: Schulte D, Hrsg. Diagnostik in der Verhaltenstherapie. München: Urban & Schwarzenberg; 1974: S. 24–59.

[58] Kanner AM. Psychogenic nonepileptic seizures are bad for your health. Epilepsy Curr. 2003;3(5):181–2.

[59] Karpman S. Fairy tales and script drama-analysis. Transactional Analysis Bulletin. 1968;7(26):39–43.

[60] Knefel M, Tran US, Lueger-Schuster B. The association of posttraumatic stress disorder, complex posttraumatic stress disorder, and borderline personality disorder from a network analytical perspective. J Anxiety Disord. 2016;43:70–8.

[61] Krause-Utz A, Frost R, Winter D, Elzinger BM. Dissociation and Alterations in Brain Function and Structure: Implications for Borderline disorder. Curr Psychiatry Rep. 2017;19(1):6.

[62] LaFrance WC, Baker GA, Duncan R, Goldstein LH, Reuber M. Minimum requirements for the diagnosis of psychogenic nonepileptic seizures: a staged approach: a report from the International League Against Epilepsy Nonepileptic Seizure Task Force. Epilepsia. 2013; 54:2005–18.

[63] LaFrance WC, Grayson L, Baird MS, Barry JJ, Blum AS. Multicenter pilot treatment trial for psychogenic nonepileptic seizures. A randomized clinical trial. JAMA Psychiatry. 2014;71(9): 997–1005.

[64] LaFrance WC, Miler I, Ryan CE. Cognitive behavioral therapy for psychogenic nonepileptic seizures. Epilepsy Behav. 2009;14(4):591–6.

[65] LaFrance WC, Reuber M, Goldstein LH. Management of psychogenic nonepileptic seizures. Epilepsia. 2013;54(Suppl 1):53–67.

[66] LaFrance WC, Wincze JP. Treating Nonepileptic Seizures. Therapist Guide. Oxford: Oxford University Press; 2015.

[67] LaFrance WC. CBT NES Treatment Manual. Providence, RI: Brown Medical School; 2005.

[68] Lahmann C. Körperorientierte Ansätze: Entspannung, Biofeedback, Körperpsychotherapie. In: Rief W, Henningsen P, Hrsg. Psychosomatik und Verhaltensmedizin. Stuttgart: Schattauer; 2015: S. 381–97.

[69] Langkafel M, Tagay S, Senf W. Entwicklungstheorien. In: Senf W, Broda M, Hrsg. Praxis der Psychotherapie. Stuttgart: Thieme; 2005: S. 70–91.

[70] Lanius RA, Vermetten E, Loewenstein RJ, Brand B, Schmahl C, Bremner JD et al. Emotion modulation in PTSD: Clinical and neurobiological evidence for a dissociative subtype. Am J Psychiatr. 2012;167(6):640–7.

[71] Lempert T, Schmdit D. Natural history and outcome of psychogenic seizures: a clinical study in 50 patients. J Neurol. 1990;237:35–8.

[72] Levine PA. Vom Trauma befreien. München: Kösel; 2008.

[73] Linehan MM. Dialektisch Behaviorale Therapie der Borderline-Persönlichkeitsstörung. München: CIP-Medien; 1996.

[74] Liotti G. Phobias of attachment – related inner states in the psychotherapy of adult survivors of childhood complex traumas. J Clin Psychol. 2013;69(11):1136–47.

[75] Ludwig L, Pasman JA, Nicholson T, Aybek S, David AS, Tuck S et al. Stressfull life events

and maltreatment in conversion (functional neurological) disorder: systematic review and meta-analysis of case-control studies. Lancet Psychiatry. 2018;5:307–20.

[76] Martlew J, Pulman J, Marson AG. Psychological and behavioural treatments for adults with non-epileptic attack disorder. Cochrane Databse Syst Rev. 2014;11(2):CD006370.

[77] Mayor R, Brown RJ, Cock H, House A, Howlett S, Singhal S et al. Short-term outcome of psychogenic non-epileptic seizures after communication of the diagnosis. Epilepsy Behav. 2012;25(4):676–81.

[78] Milch W. Kleinkindforschung und psychosomatische Störungen. Psychotherapeut. 2000; 45:18–24.

[79] Myers L, Vaidya-Mathur U, Lancman M. Prolonged exposure therapy for the treatment of patients diagnosed with psychogenic-nonepileptic seizures (PNES) and post-traumatic stress disorder (PTSD). Epilepsy Behav. 2017;66:86–92.

[80] Nijenhuis ER, Vanderlinden J, Spinhoven P Animal defensive reactions as model for trauma-induced dissociative reactions. J Trauma Stress. 1998;11:241–60.

[81] Noeker M, Petermann M. Resilienz: funktionale Adaption an widrige Lebensbedingungen. ZPPP. 2008;56:255–63.

[82] Ogden P, Minton K, Pain C. Trauma und Körper: ein sensumotorisch orientierter psychotherapeutischer Ansatz. Paderborn: Junfermann; 2010.

[83] Oto M, Espie C, Pelosi A, Selkirk M, Duncan R. The safety of antiepileptic drug withdrawal in patients with non-epileptic seizures. J Neurol Neurosurg Psychiatry. 2005;76(12):1682–5.

[84] Petramfar P, Yaghoobi E, Nemati R, Asadi-Pooya AA. Serum creatine phosphokinase is helpful in distinguishing generalized tonic-clonic seizures from psychogenic nonepileptic seizures and vasovagal syncope. Epilepsy Behav. 2009;15(3):330–2.

[85] Plug L, Sharrack B, Reuber M. Seizure metaphors differ in patients' accounts of epileptic and psychogenic nonepileptic seizures. Epilepsia. 2009;50(5):994–1000.

[86] Porges SW. The polyvagal theory: New insights into adaptive reactions of the autonomic nervous system. Cleve Clin J Med. 2009;76(Suppl 2):S86–S90.

[87] Priebe K, Schmahl C, Stiglmayr C. Dissoziation: Theorie und Therapie. Heidelberg: Springer; 2013.

[88] Priebe K, Stiglmayr C. Verhaltenstherapeutische Ansätze bei Dissoziation. In: Spitzer C, Eckhardt-Henn A, Hrsg. Dissoziative Bewusstseinsstörungen. 2. Aufl. Stuttgart: Schattauer; 2017.

[89] Priebe K. Dissoziative Störungen. PiD – Psychotherapie im Dialog. 2017;18(03):39–43.

[90] Rawlings GH, Reuber M. Health care practitioners' perceptions of psychogenic nonepileptic seizures: A systematic review of qualitative and quantitative studies. Epilepsia. 2018; 59(6):1109–23.

[91] Razvi S, Mulhern S, Duncan R. Newly diagnosed psychogenic nonepileptic seizures: health care demand prior to and following diagnosis at a first seizure clinic. Epilepsy Behav. 2012;23(1):7-9.

[92] Reuber M, Brown JR. Understanding psychogenic non-epileptic seizures – phenomenology, semiology and the Integrative Cognitive Model. Seizure. 2017;44:199–205.

[93] Reuber M, Pukrop R, Bauer J. Outcome in psychogenic nonepileptic seizures: 1 to 10-year follow-up in 164 patientes. Ann Neurol. 2003;53(3):305–11.

[94] Reuber M, Fernández G, Bauer J, Singh DD, Elger CE. Interictal EEG abnormalities in patients with psychogenic nonepileptic seizures. Epilepsia. 2002;43(9):1013–20.

[95] Reuber M, Pukrop R, Mitchell AJ, Bauer J, Elger CE. Clinical significance of recurrent psychogenic nonepileptic seizure status. J Neurol. 2003;250(11):1355–62.

[96] Rindermann H. Emotionale Kompetenz. In: Sarges W, Hrsg. Management Diagnostik. Göttingen: Hogrefe; 2012: S. 443–51.

[97] Roenneberg C, Sattel H, Schaefert R, Henningsen P, Hausteiner-Wiehle C. Clinical practice guideline: functional somatic symptoms. Dtsch Arztebl Int. 2019;116:553–60.

[98] Rogers CR. Therapeut und Klient. Grundlagen der Gesprächspsychotherapie. Frankfurt a.M.: Fischer; 1983.

[99] Rothschild B. The body remembers: the psychophysiology of trauma and trauma treatment. New York: W.W. Norton; 2000.

[100] Rudolf G, Horn H, Cierpka M. Strukturbezogene Psychotherapie: Leitfaden zur psychody-

namischen Therapie struktureller Störungen. Stuttgart: Schattauer; 2013.

[101] Sack M, Sachsse U, Overkamp B, Dulz B. Trauma-related disorders in patients with borderline personality disorders. Results of a multicenter study. Nervenarzt. 2013;84(5):608–14.

[102] Schmitz B, Tettenborn B. Paroxysmale Störungen in der Neurologie. Heidelberg: Springer; 2004.

[103] Schwabe M, Reuber M, Schöndienst M, Gülich E. Listening to people with seizures: How can linguistic analysis help in the differential diagnosis of seizure disorders? Commun Med. 2008;5(1):59–72.

[104] Schweitzer D, Herholz I, Wurzbacher S. Gelassen im Alltag mit Funktioneller Entspannung. Präventionskurs zum Stressmanagement. Kursmanuskript. 2016.

[105] Senf-Beckenbach P, Hinkelmann K, Hoheisel M, Devine J, Rose M (2020). Pilotäre Zwischenergebnisse zur Evaluation eines störungsspezifischen, körperpsychotherapeutisch orientierten Gruppenbehandlungsprogramms für Menschen mit psychogenen Anfällen. Psychother Psychosom Med Psychol. DOI: 10.1055/a-1146-3208

[106] Senger K. Dissoziative Störungen. PiD – Psychotherapie im Dialog. 2017;18(03):16–7.

[107] Sigurdardottir KR, Olaffson E. Incidence of psychogenic seizures in adults: a population-based study in Iceland. Epilepsia. 1998;39:749–52.

[108] Spring B, Zubin J. Vulnerability – a new view of schizophrenia. J Abnorm Psychol. 1977;86:103–26.

[109] Stavemann HH. Integrative KVT. 5. Aufl. Weinheim: Programm PVU Psychologie Verlags Union der Verlagsgruppe Beltz; 2014.

[110] Stone J, Carson A, Duncan R, Coleman R, Roberts R, Warlow C et al. Symptoms "unexplained by organic disease" in 1144 new neurology out-patients: how often does the diagnosis change at follow-up? Brain. 2009;132(10):2878–88.

[111] Stone J, Warlow C, Sharpe M. The symptom of functional weakness: a controlled study of 107 patients. Brain. 2010;133(5):1537–51.

[112] Strauß B, Mattke D. Gruppenpsychotherapie. Lehrbuch für die Praxis. Heidelberg: Springer; 2012.

[113] Szaflarski JP, Ficker DM, Cahill WT, Privitera MD. Four-year incidence of psychogenic nonepileptic seizures in Hamilton County, OH. Neurology. 2000;55:1561–63.

[114] Tagay S, Erim Y, Möllering A, Stoelk B, Mewes R, Senf W. Das Essener Trauma-Inventar (ETI) – ein Screeninginstrument zur Identifikation traumatischer Ereignisse und Posttraumatischer Störungen. Psychother Psych Med. 2006;56(02):A98.

[115] Trautmann-Voigt S, Voigt B. Grammatik der Körpersprache: Körpersignale in Psychotherapie und Coaching entschlüsseln und nutzen. Stuttgart: Schattauer; 2009.

[116] Uexküll T von. Subjektive Anatomie: Theorie und Praxis körperbezogener Psychotherapie. Stuttgart: Schattauer; 1997.

[117] Urbanek M, Harvey M, McGowan J, Agrawal N. Regulation of emotions in psychogenic nonepileptic seizures. Epilepsy Behav. 2014;37:110–5.

[118] Van der Hart O, Nijenhuis ER, Steele K. Das verfolgte Selbst: Strukturelle Dissoziation und die Behandlung chronischer Traumatisierung. Paderborn: Junfermann; 2008.

[119] van der Kloet D, Merckelbach H, Giesbrecht T, Lynn SJ. Fragmented sleep, fragmented mind: The role of sleep in dissociative symptoms. Perspect Psychol Sci. 2012;7(2):159–75.

[120] van der Kolk B, Kierdorf T, Höhr H. Der Körper vergißt nicht. Gehirn, Geist und Körper bei der Heilung von Traumata. Lichtenau/Westfalen: Probst, G.P. Verlag; 2015.

[121] van der Kolk B. The body keeps the score: Memory and the evolving psychobiology of posttraumatic stress. Harv Rev Psychiatry. 1994;1(5):253–65.

[122] Williams C, Kent C, Smith S, Carson A, Sharpe M, Cavanagh J. Overcoming functional neurological symptoms: a five areas approach. London: Hodder Arnold; 2011.

[123] Williams IA, Levita L, Reuber M. Emotion dysregulation in patients with psychogenic nonepileptic seizures: A systematic review based on the extended process model. Epilepsy Behav. 2018;86:37–48.

[124] Wöller W. Dissoziative Phänomene. Psychoanalytische Perspektiven und Theorien. PiD – Psychotherapie im Dialog. 2017;18(03):24–8.

[125] Young JE, Klosko JS, Weishaar ME. Schematherapie. Ein praxisorientiertes Handbuch. Paderborn: Junfermann; 2008.

Sachwortverzeichnis

A

Abschlussrunde 168
Abspaltung 50, 59, 73
Abstraktion, selektive 80
Adult Attachment Projective Picture System 33
Affektregulation 89, 98
Aktivierungsniveau 89
Alexisomie 87
Alterationszustand, psychischer 23
Ambulanz für dissoziative Anfälle 22
Anamnese 31
- psychosomatische, biografische 32
Anfall
- dissoziativer 9, 16, 22
- epileptischer 41
  - Differenzialdiagnose 30
  - Differenzierungshilfe 42
- fokaler 31
- nicht epileptischer, psychogener (PNES)
  - Anfallsaufrechterhaltung 78
  - Aufrechterhaltung 55, 59, 72
  - Auftretenswahrscheinlichkeit 59
  - Behandlung 28
  - Definition 15
  - Diagnosevergabe 30
  - Diagnosevermittlung 24
  - Differenzialdiagnose 16, 42
  - Epidemiologie 16, 60
  - Erklärungsmodell 54
  - Fehlbehandlung 21
  - Folge, negative 60
  - Frühwarnzeichen 68
  - Funktionalität 59, 63, 64, 78
  - Gruppensitzung 41
  - Handlungsschema 44
  - Historisches 16
  - Inzidenz 16, 61
  - Komorbidität 29
  - Letalität 21
  - Modell, multiätiologisches 34
  - Negativ-Diagnose 33
  - Phänotyp 45
  - Praxisrelevanz 23
  - Prognose 16
  - Schutzfunktion 63, 123
  - Schwellenwert 56
  - Simultandiagnostik 29, 31
  - Stigmatisierung 26, 58
  - Symptomentstehung, unwillkürliche 25
  - Therapieansatz 18
  - Toleranzfenster 57
  - Trigger 29, 41
  - Verstärkung 60, 62
- tonisch-klonischer, generalisierter 31, 42
Anfallsauslösung 48, 59
- Gedanken, dysfunktionale 78
- Kognition 72
- Spannungskurve 67
Anfallsbeschreibung 31, 61, 123
Anfallsentstehung
- Einflussfaktor 69
- multikausale 68, 69, 98, 139
Anfallsfrequenz 29, 163
- Reduktion 18, 37, 70
  - Commitment 64, 65
Anfallsgeschehen
- beobachten 62
- Ebene, internale 63
Anfallsregulation 38, 47, 69
- Anfallsentstehung 139
- Frühwarnzeichen 138
- Modul 64, 98
- Motivationsförderung 103
- Skills 144

- Spannungskurve 129
- Triggerkonzept 129
Anfallsschwelle 56
Anfallssemiologie 31
Angebot, körperorientiertes 86
- Äußere Grenze 133
- Ausweitung 117
- Einführung 103
- Gruppenentscheidung 161, 166
- Innerer Raum 148, 154
- Meisterübung 141
- Schlappohren 126
- Sicheren Boden finden 111
- Wiederholung 161, 166
Angehörige 62
Angst 68, 105
Ankommen 109
Anspannung 67, 69
- Reduktion 123
- Regulation 94
Anstrengung, körperliche 144
Antikonvulsiva 29
Arbeitsblatt 1 100, 101
Arbeitsblatt 2 103, 104
Arbeitsblatt 3 114, 115
Arbeitsblatt 4 129, 130
Arbeitsgemeinschaft der wissenschaftlichen medizinischen Fachgesellschaften e.V. (AWMF) 28
Arbeit, therapeutische 39
Arzt, Haltung 33
Assoziation 50, 51
Atemrhythmus 94, 144
Atemübung 82
Audio-Datei 92, 105
Aufmerksamkeitsverschiebung 70
Aura 45, 67
Aura-Symptom 68
Ausgrenzung 84
Äußere Grenze 94, 98, 133

B

Basisübung 22
Bauchraum 98
Bedrohung, innere 26, 27
Bedside-Tool 43
Bedürfnis 76, 119, 159
Befindensrunde 99, 108
Befund, psychopathologischer 31
Behandler 38
- Beobachtungsaufgabe 86
- Haltung, wertschätzende, wohlwollende 75
- Kompetenz 38
Behandlung 23
- Leitlinie 28
- multimodale 28
Behandlungsabbruch 21
Behandlungsmanual 37
- Entwicklung 21
- Intervention 22, 37
- Methode, didaktische 39
- modularisiertes 34
- Struktur 38
- Studie 22
- Zeitpunkt der Durchführung 37
Behandlungsphase 35
Behandlungsprogramm
- Angebot, körperpsychotherapeutisches 93
- Beginn 99
- deutschsprachiges 18
- englischsprachiges 18
- Material 38, 99
- Sicheren Boden finden 93
- Vorstellung 100
Behandlungsziel 37
Belastung 121
Belastungsgrenze 56
Belastungsstörung, somatische 28
Beobachten, objektives, distanziertes 123
Beschwerden, psychische 26
Bewegungsarmut 45
Bewegungsmuster, dystones 45
Bewegungssturm 45
Bewusstseinszustand, veränderter 55
Beziehungsaufbau 99
Beziehungsebene 94
Bezugsperson 92
Bildgebung 30
Bindungsstil, unsicherer 33
Bindungsverhalten 92
Borderline-Persönlichkeitsstörung (BPS) 73
Brainstorming 157
Brustraum 98, 148

C

Co-Behandler 38, 45
Cochrane-Review 18
CODES-Studie 18
Commitment 64, 65
Cortisol 31
Creatinkinase (CK) 31

D

Denken, dichotomes 79
Depersonalisation 32, 45
Derealisation 32, 45
Diagnose
- Akzeptanz 33
- Kommunikation 34
Diagnosevermittlung 34
Diagnostik 24
- psychologische 31
- somatische 29
- überbordende 28
Dissoziation 16, 17
- Abspaltungsprozess 50
- Aufrechterhaltung 59
- chronische 52
- Definition 50
- Emotionsregulation 73
- Erklärungsmodell 114
- Gruppensitzung 100
- illustrieren 98, 114, 115
- Neurobiologie 53
- Pharmakotherapie 58
- Schutzfunktion 53, 63
- Selbstfürsorge 58
- Stressforschung 17
- Trauma 52
- Überforderung, akute 51
- Umgang 41
Dissoziationsbegriff 50, 93, 98
Dissoziationsschwelle 53, 57, 120
- nach oben verschobene 121
- Überschreitung 121
Dissoziative Störung, Entstehung 26
Distress, emotionaler 55
Drama-Dreieck 52
Dysregulation, emotionale 53
Dystonie, axiale 45

E

Ebenenwechsel 87, 91
- Übung 107
Einzelanschlusstherapie, ambulante 76, 80
Elektroenzephalogramm (EEG) 30
Emotion 38
- aversive 59, 73
  - Körperangebot 151
  - Schutz 63
- Down-Regulation 53
- Modul 157
- sich aufschaukelnde 91
- Vertiefung 158
Emotionalität
- gesteigerte 54
- Unterdrückung 53
Emotionsabfuhr 63
Emotionsdifferenzierung 94, 157
Emotionskonzept 74, 98
- Vermittlung 72, 157
Emotionsregulation
- gestörte 73
- Schema, affekt-motorisches 92
- Technik 77
- Vetiefungsteil 73
Emotionsregulationsstörung 32
Emotionsverarbeitung 33
Emotionswahrnehmung 94, 157
Emotionswahrnehmungsübung 76
Entfremdung 45
Entkatastrophisierung 60, 61, 63
- Stigma 123
Entlastung, emotionale 59
Entspannung 88
Epilepsie
- komorbide 15, 29, 41
- Krampfschwelle 120
Epilepsiezentrum 18
Erdungserfahrung 93
Erklärungsmodell 38, 47, 50, 54
- biopsychosoziales 25
- Dissoziationsbegriff 113
- Modul 98
- Selbstfürsorge 114
- Stigma 122
- Vulnerabilitäts-Stress-Modell 120
Erkrankung
- psychiatrische 32
- psychische, komorbide 29
Ernährung 58
Erregung 67
- Regulation 55
- Spannungskurve 131
- Toleranzfenster 89
Erstkontakt 23
Essener Traumainventar 33

F

Familie 63, 65
Fehler, kognitiver 162, 163
Fehlzeit 100
Fertigkeit 47, 69
Flashbacks 54

- sensomotorische 55
Flüssigkeitsaufnahme 58
Formulierung, sprachliche 91, 93, 107
- Sitzübung 113
Fragestil, offener 32
Fragmentierung 51
Frühwarnzeichen 68, 131, 138
Funktionelle Entspannung 76, 86, 87
- Angebot, körperorientiertes 105, 107, 111
- Arbeitsgemeinschaft 86
- äußere Grenze 133
- Ebenenwechsel 87
- Körperbereich 88
- Spielregel 88, 111, 113
Funktionelle Störung 33
Funktionsstörung, körperliche 23

G

Gedächtnisinhalt, Abspaltung 51
Gedanke
- automatischer, negativer (NAG) 79, 162, 163
- bewältigungsorientierter 163
- dysfunktionaler 78, 81
- Exploration 162
- funktionaler 72
- hilfreicher 81
- Selbstbeobachtung 163
Gedankenlesen 79
Gedankenwelt 72, 80
Gefühl
- bedrohliches 94
- Brainstorming 157
- negatives 66
Gefühlsbegriff 74
Gefühlsregulation; Siehe Emotionsregulation
Gefühlsregung, körperlich vermittelte 150
Gefühlssensation 68
Gefühlsstern nach Stavemann 74, 158
Gefühlswahrnehmung 72, 76
Gegenwartsanker 70
Gesprächsführung 87
Gewalt, elterliche 52
Grenze, äußere 94, 98, 133
Grenzüberschreitung 137
Grounding-Erlebnis 93
Grounding-Übung 70
Grundüberzeugung, negative 79, 163
Grundversorgung 35
- erweiterte 28, 34
- initiale 28, 29
Gruppenentscheidung 98, 161, 166
Gruppenfähigkeit 46
Gruppengefühl 61
Gruppeninteraktion 22
Gruppenkohäsion 75, 84
Gruppenleiter 99
Gruppenpsychotherapie, verhaltenstherapeutische 40
Gruppenregel 40, 99, 100
- Verletzung 46
Gruppensitzung
- Ablauf 97
- Ankommen 109
- Umgang mit Anfall 41, 100
- Verlassen 45
Gruppensitzung-1 99
Gruppensitzung-2 109
Gruppensitzung-3 116, 120
Gruppensitzung-4 125
Gruppensitzung-5 132
Gruppensitzung-6 140
Gruppensitzung-7 147
Gruppensitzung-8 153
Gruppensitzung-9 160
Gruppensitzung-10 165
Gruppenteilnehmer
- Symptomentwicklung 46
- Treffen, privates 83
Gruppentherapie
- Abschiedsrunde 168
- Fehltermin 45
- Ziel 98
Gruppentherapieprogramm Kördis 10, 34
- Anwendungsbereich 35
- Ziel 37

H

Halt
- äußerer 88, 89, 93
- innerer 88, 89
Haltung, selbstfürsorgliche 107, 108
Handlung, körperliche 91
Hausaufgabe 39, 99
Hilfestellung, konkrete 167
Hyperarousal 54, 89, 163
Hyperventilation 45
Hypoarousal 89
Hysterie 17

I

ICD-10 16
ICD-11 28
Ich-Botschaft 41
Ich-Störung 51
Informationsbroschüre 114
Informationsvermittlung 39
Innerer Raum 22, 94, 148
- Bauchraum 154
- Gefühl, aversives 151
- positiv besetzter 150
- Reflexion 156
Interaktionserfahrung 91
Internationale Liga gegen Epilepsie (ILAE) 28
Intrusion 53

K

Katastrophisieren 80
Kennenlernen 99, 100
Kognition 38, 48, 72
- anfallsaufrechterhaltende 163
- dysfunktionale 72
- empraktisch kodierte 91
- Gedanke, automatischer, negativer 162
- hilfreiche 80, 164
- Modul 78
- Sollte/Müsste-Kognition 80
- Vertiefung 164
- Wahrnehmung 78, 98
Kognitionsmodul 80
Kommunikation 24, 34, 41
Kommunikationsstörung 15
Kommunikationstechnik 39
Komorbidität 32, 38
Kompetenz, therapeutische 38
Konflikt, innerpsychischer 55
Kontaktaufnahme 92, 94
Konversion 16, 17, 55
Konversions-Modell 27
Kördis Gruppentherapieprogramm 34, 35, 37
Körperaktivierung 164
Körperangebot
- Gefühl, aversives 151
- Spannungsreduktion 145
Körperbeschwerden, funktionelle 17, 27
Körpererfahrung 107, 113
Körperfunktionsstörung, psychogene 15
Körperposition 119
Körperpsychotherapie
- psychodynamisch fundierte 22
- wahrnehmungsorientierte 85
Körpersymptom 85
Körperwahrnehmung 38, 48
- Bauchraum 154
- Brustraum 148
- Ebenenwechsel 107
- Einführung 103
- Förderung 85
- Formulierung, sprachliche 87
- Gruppenentscheidung 161
- Meisterübung 141
- Modul 98
- Schlappohren 126
- Schulung 87
- Sicheren Boden finden 105, 117
- Verbalisierung 90
- Zugang 94
Krampfschwelle 120
Krankheitsakzeptanz, verbesserte 34
Krankheitsentstehung 120
Krankheitsgewinn 64, 78

L

Lähmung 23, 27
Langzeit-Video-EEG 30
Lebensqualität 37
Leitlinie 28
Licht, flackerndes 68
Limbisches System 54
Literaturbeispiel 62, 123

M

Marker, serologischer 31
Meisterübung 22, 94, 98, 141
Mind-Map 40
Missbrauch 72
Modell der emotionalen Dysregulation 53, 54
Modifikation 92
Modul 38
- Anfallsregulation 47, 64, 98, 129
- Emotion und Kognition 48, 72, 98
  - Emotionskonzept 157
  - Gedanke, automatischer, negativer 162
  - Motivationsförderung 167
- Erklärungsmodell 47, 50, 98
- Gruppensitzung 98
- Kognition 72, 78
- Körperwahrnehmung 48, 85, 98
- Übersicht 47
- Vorstellen 100
Modulhandbuch 92

Motivationsförderung 64, 167
- Arbeitsblatt 103
- Psychotherapie, individuelle 82
Motivationshürde 65
Motivationsurkunde 98, 103, 104

N

Nähe-Distanz-Übung 94, 137
Neurologie 23
Neurologische Störung, dissoziative mit nicht epileptischen Anfällen 16
Notfall 23
Notfallbehandlung 21

O

Ohren spitzen 127

P

Partnerübung 136
Patient 24
- Haltung, selbstbeobachtende, distanzierte 62
- Verlassen der Gruppensitzung 45
Patientenbroschüre 25, 34
Personalisierung 79
Persönlichkeitsstörung 32
- emotional instabile 73
PNES-Erkrankung
- dokumentierte 30
- klinisch-gesicherte 30
- mögliche 30
- wahrscheinliche 30
PNES-Patient 26
- Diagnosevermittlung 24
- Diagnostik 28
- Versorgung 28, 29
PNES (psychogenic non-epileptic seizures); Siehe Anfall, nicht epileptischer, psychogener
Polyvagal-Theorie 26
Positiv-Diagnose 33
Posttraumatische Belastungsstörung (PTBS) 33, 53
- Konzeptualisierung 55
Primitivgeste 45
Prolaktin 31
Pseudosynkope 45
Psychisch 26
Psychoedukation 50
Psychotherapie 21, 28, 34
- Angebot, niedrigschwelliges 83
- Emotionsregulation 77
- individuelle 98
  - Hilfestellung 167
  - Motivation 75, 82, 167
  - Vertiefung 76
- langfristig kausale 35
- multimodale 34
- Ziel 83
Publikation 28

R

Ratschlag 39
RCT-Studie 18
Referieren 39
Reflexion 40
Regulation, autonome 88
Rehabilitation 28
Reizabschirmung 26
Rekapitulieren, gemeinsames 40
Resilienz 55, 121
Ressourcenaktivierung 85, 89
Routine-EEG-Untersuchung 30

S

Schema
- affekt-motorisches 90, 91, 98
- Kontaktaufnahme 92
Schlafmangel 58
Schlappohren 22, 93, 126
Schlussfolgerung, willkürliche 79
Schutzfunktion 53, 63
Schutzmechanismus 25
Schwarz-weiß-Denken 79
Schweigepflicht 41
Schwellenwert 56
Selbstbeobachtung 62, 64, 131
- Gedanke 163
- Gefühl 158
- Symptomtagebuch 66
Selbstfürsorge 47, 57, 98
- Erklärungsmodell 114
- Körpererfahrung 107
Selbsthilfe 35
Selbsthilfegruppe 61
Selbst-Objekt-Differenzierung 138
Selbstregulation 39, 86, 89
Selbstwahrnehmung 85
Selektion, negative 79
Sensibilitätsstörung 23
Sicheren Boden finden 93, 98
- Ausweitung 116, 117

- Formulierung 105
- Reflexion 119
Sicherheitsvorkehrung 68
Simultandiagnostik 27, 29, 31
Sinnesfunktionsstörung 23
Sitzplatz-Angebot 106, 111, 113
Skills 47, 69
- Alltagstauglichkeit 151
- Anfallsregulation 144
- Einsatz 144
- Gruppensitzung 98
- handlungsbezogene 70
- körperbezogene 70
- sinnesbezogene 70, 144
- Wirkung 152
Skills-Koffer 39, 70, 71
- Gruppenarbeit 145
Somatisierung 16, 55
SORKC-Modell 59
Spannungskurve 67, 98, 129
Spannungsreduktion 70, 144, 145
Spannungsregulation 144
Sprichwort 150, 156
Stand 133, 141
Stigma 26, 58
- Erklärungsmodell 122
Stimmungsumschwung 68
Stimulus 59
Störungsmodell 47
Stress
- Krankheitsgenese 56
- psychischer 15
Stressforschung 17
Stressmanagement 105, 111, 133
Stressor, akuter 121, 122
Stressprävention 22
Stressreduktion 47
Stresswahrnehmung 66
Stroke mimics 27
Studie, Förderung 22
Sturz 15
Sympathikusaktivität 54
Symptom 26
- Entstehung, unwillkürliche 25
Symptomtagebuch 39, 66, 98
- Ausfüllen 102
- besprechen 110
- Erklären 100, 101

T

Test, psychometrischer 32
Therapie
- kognitiv-behaviorale 85
- körperorientierte 87
  - Ebenenwechsel 91
  - Schema, affekt-motorisches 90
Therapieinhalt, Erarbeiten 40
Therapiesitzungsvorbereitung 38
Toleranzfenster 70, 89
Totstellreflex 26
Trauma 32
Traumafolgestörung 23, 40
Traumatherapie 78
- körperorientierte 87
Traumatisierung, chronische 52
Trigger 29, 47
- Arbeitsblatt 129, 130
- äußerlicher 65
- Beziehungsebene 94
- Dissoziationsschwelle 53
- Identifikation 66
- innerer 66
- körperlicher 65
- Stress 26
- Wahrnehmung 37, 86
Triggerkonzept 98, 129
Triggersituation, negative 60
Trinkmenge 115
Tunnelblick 79

U

Überflutung, emotionale 73
Überflutungsreaktion 50
Überforderung, akute 51
Übergeneralisierung 79
Übung
- gemeinsame 40
- körperorientierte 76
- motorische 92
Umstrukturieren, kognitives 80, 164
Untersuchung, apparative 30
Ursache, psychische 26, 27

V

Veränderungsansatzpunkt 39
Verhalten, modellhaft gelerntes 55
Verhaltenstherapie, kognitive 22
Verhaltensweise, potenziell schädigende 38
Verleiten 25

Vernachlässigung 72
Versorgung, interdisziplinäre 35
Versorgungsphase 28, 29
Verstärker 60
- Unterbindung 63
Verzerrung, kognitive 79, 163
Videodokumentation 30
Vorerkrankung, psychosomatische 32
Vorstellungsrunde 99
Vulnerabilität 56, 121
Vulnerabilitäts-Stress-Modell 47, 54, 57
- Dissoziationsschwelle 120
- Erklärungsmodell 120
- Fallbeispiel 121
- Gruppensitzung 98
- individualisieren 122
- Krankheitsgenese 56
- Modifikation 55

W

Wahrnehmung, äußere/innere 126, 128
Wahrnehmungsangebot 116
- Ankommen 109, 116, 125, 132
Wahrnehmungsförderung 86, 87
- Gruppensitzung 98
Widerstandsfähigkeit 55, 121
Wiederholungshandlung 92

Z

Zungenbiss 15
Zuwendung 60